パワフル・プラセボ

The Powerful Placebo From Ancient Priest to Modern Physician

古代の祈禱師から現代の医師まで

Arthur K. Shapiro, M.D.＋Elaine Shapiro, Ph.D. 著
赤居正美＋滝川一興＋藤谷順子 訳

協同医書出版社

装幀……岡　孝治＋菅　淳一

THE POWERFUL PLACEBO: From Ancient Priest to Modern Physician
by Arthur K. Shapiro, M.D. and Elaine Shapiro, Ph.D.

私たちの子どもたち——Peter, Moira, Kaethe,
そして彼らの子どもたち——Laura, Elisa, Paigeへ

序文と謝辞

一九五三年医学部の二年生のおり、伝染性単核症で入院し時間を持て余していた私は、精神医学の文献を勉強し始めた。そこで私は、新治療が鳴り物入りで熱狂的に登場し、それを支持する論文がいくつか続くものの、結局は文献から消え去り、違う装いで再登場することが繰り返されていることに興味を持った。同様の現象が精神障害や他の障害の治療においても、最終的発見と称しては反復されていた。

この勉強を通じ、私はヘンリー・ビーチャー、スチュアート・ウォルフ、ハリー・ゴールドの著作に非常に多くの言及がなされていることを知った。彼らの著作を読んでいくにつれ、私の前に新たな関心と驚愕の世界、つまり強力なプラセボ効果の世界が広がることとなった。それはまた私の興味を比較試験法、中でも二重盲検法、つまり治療におけるプラセボ効果の制御法の重要性に向けさせることとなった。二重盲検法は抗精神薬、抗うつ薬、抗不安薬など一九五〇年代に導入された薬剤の多くの試験に使われ、最後は心理療法の研究にも使われた。こうした研究を評価する、信頼でき妥当な方法の開発は、一九五〇年代、六〇年代、七〇年代の主要な研究分野となった。

私はボストン精神病院（現在はマサチューセッツ精神保健センター）でのレジデント課程の間も、プラセボ効果に興味を持ち続けたが、それは同精神保健センター所長のハリー・C・ソロモン博士と研究部長ミルトン・グリーンブラッド博士による素晴らしい指導と支援を受けたためである。（やはり同じ科の）ダニエル・レビンソン先生とグリーンブラッド先生は、一部私もお手伝いをしたプラセボ効果に関する論文を刊行されたが、うれしいことに共著者として私の名前を入れて下さった。グリーンブラッド先生は、独立した研究室などの諸設備やその当時までに私が集めたプラセボ効果に関する膨大な文献ファイルのタイプを手伝ってくれる患者さんのボランティアまで探して下さり、研究を援助してくれた。

私は医療におけるプラセボの歴史に関する論文を書き、レジデント終了前に「米国精神医学雑誌」に採用された。他の論文も幾つかの雑誌に採用された。最もうれしかったのはミシガン大学の「行動科学雑誌」に掲載された長い学術論文「プラセボ効果の歴史への貢献」の刊行であった。この論文は「コングレショナル・レコード」でも二刷を教え、月刊誌「クラシックス・オブ・ザ・マンス」に一回転載された。

プラセボ効果を解明しようとする私の追求の中で重要なことは、コーネル大学医学部精神科科長ウィリアム・ラーモン博士から頂いた支援であった。一九六〇年代にラーモン先生は、妻と私に同科に加わるようにおっしゃった。ついに、私達は自分達の研究に対する学識に富み、興味津々の上司の配慮とともに、激励・研究の場所・金銭的支援の得られる地位を確保することとなった。ほどなくコーネル大学医学部ニューヨーク病院のペイン・ホイットニイ精神科外来にプラセボ研究室（Placebo Studies Laboratory）（後に特別研究室（Special Studies Laboratory）と改称）が正式に開設された。その主目的は治療におけるプラセボ効果とその効果を制御するのに必要な方法を研究することであった。

プラセボ効果に関する私の研究は、当初国立精神衛生研究所からの研究費を受けていた。ホフマン・ラロシェ社からは同社の関心である充分に計画された薬の比較試験ばかりではなく、新薬の評価方法の改善に役立つ研究を支援する多額の研究費を受けた。また年余にわたって他の多くの研究費も受けた。極めて実り多く創造的な時期であった。

私はエルマー・ストリューニング博士と共同でコロンビア大学疫学科でもプラセボ研究の幾つかを続けた。しばらくして私はマウント・サイナイ病院精神科の統計学者であったジェームズ・シュマイドラー博士の助言も受けるようになった。この長年にわたるストリューニング先生の研究参加も、研究費の減少と彼の関心領域が他に移ったことで終わりとなった。独自のプラセボ研究デザインやデータ解析での協力でストリューニング先生には本当にお世話になった。

一九九〇年代になると私はふたたびプラセボに関する本書を計画し始めた。この本の仕事は予想したよりずっと長時間を要した。一九九四年には私は癌にかかり、そのため仕事をする能力が限られてしまい、一九九五年までには執筆を続けることが不可能になってしまった。さらに歴史の研究、データの統計解析、膨大な記録や参考文献を読破してまとめることはとても時間を要した。詳細に調べれば調べるほど、調べなければならない資料が増える結果となった。結局のところ、細部も全てを確認したいとの私の強い欲求は達成不能であると結論せざるを得ないことになった。見落とされた誤謬があるとしても、データからの結論の正しさで補って余りあることを期待する。

私はまた、二重盲検法や臨床比較試験の開発に関し、お話を聞かせてくれた以下の方々に感謝する。ハリー・ゴールド先生、ナサニエル・クウィット先生、マッキーン・カテル先生、ウォルター・モッデル先生、スチュアート・ウォルフ先生、テッド・グレイナー先生、オスカー・ディートヘルム先生、ハリー・マークス先生、ミュリエル・ゴールド・モリス先生、ウォルター・ライカー先生、ジョン・ブル先生、A・ブラッドフォード・ヒル卿、P・ピコ先生、D・ローレンス先生である。コーネル大学の文書係アデル・A・ラーナーは医学記録という迷宮の中で進む道を示してくれた。私は彼ら全員の親切な惜しみない援助に感謝する。また本書の幾つかの章で有益な批評をしてくれたテッド・グレイナー、スチュアート・ウォルフ、ミュリエル・モリスの諸先生にも深謝する。

上記の方々に加え、私はこの研究に貢献された以下の方々に感謝の意を捧げたい。ゲイル・ブロディ、ロイス・モリス、ジェラルド・ラーベ、クルト・ラウィット、セオドア・フィンクル、ジェローム・ハーバー、ジャック・シャサンの諸先生である。

アーサー・K・シャピーロ
マウントサイナイ医科大学
精神科教授
ニューヨーク

私は一九六六年コーネル大学医学部で夫との共同研究を始めた。一九九〇年代に入り、私達はこの膨大な調査、データ解析、本書の執筆を開始した。一九九五年原稿が完成し出版されるのを見る前にあまりにも早く夫が亡くなったことは、私にとって最も悲しい出来事である。プラセボ効果の不思議を解明しようとする四十年もの長きにわたる夫の変わらぬ関心を鑑みて、彼への贈り物として本書を完成させること以外に彼に捧げるものは思いつかなかったのである。本書がそれにふさわしいものとなったことを希望する。

エレイン・シャピーロ
マウントサイナイ医科大学
精神科助教授
ニューヨーク

●目次●

第1章　医学史におけるプラセボ効果

大昔から世界の各地で用いられてきた治療が、今日に至るまでさして知られることもなく、命名されることもなく、意識されることもなかったのは実に不思議である。この治療はあらゆる社会や文化に唯一共通しているから、その不思議さはより一層きわだっている。われわれが医学の長い歴史に注目するとき、ワニの糞を処方したエジプト人の医者とペニシリンを処方する現代の医師との間に唯一共通する特徴でもある。しかもその有効性については、二千年以上にわたって立証されてきている。

この魅惑的な治療法を包む多くの秘密のうちの一つは、その有効性が衰えた際に新たな異なった装いで、また文化的にいっそう適した有効な治療の形をとって、さながら抗生物質に抵抗性を発揮する細菌のごとく、変容を遂げることにある。トゥルソー（一八三三）は十九世紀中頃にこの迷惑ともいうべき転換に気づき、治療者に対し、たとえあるクスリがいまだ有効であるとしても、急遽新しいクスリに変更すべきであると力説した。

しかし治療は薬剤だけとは限らない。経口・非経口、そして局所使用のクスリばかりでなく、魔術・（祈禱や悪魔払いといった）宗教的儀式・呪文・挿管・睡眠儀式・浄化（浣腸・静脈切開・下剤・催吐剤・発汗剤、そして他の形式の脱水法や、身体から邪悪や悪意を取り除くことにより罪を軽くすること）、さらには（精神分析や心理療法で行われるように）、邪悪について徹底的に話し合い精神をきれいにするといった形もあり得る。当然ながらこれら無数の治療法の本質はプラセボであり、その有効性の基盤は強力なプラセボ効果である。

プラセボとは何か。短く定義すると、プラセボとは症状や疾病の改善効果を目指して使用される（薬剤・手術・心理療法・いかさま療法を含む）あらゆる治療法で、実際には無効であるか、治療対象の症状には特異的効果を持たないものをいう。したがってプラセボ効果は基本的には、プラセボによる非特異的な心理的ないし精神生理的治療効果であるが、プラセボをきっかけとする自然の改善作用をいう。プラセボ治療はそれがプラセボであるか否か、その認識の有無とは無関係に行われる。プラセボには、有効性を信じつつも、実際の客観的評価でプラセボと見なされる治療法も含まれることになる。プラセボは、（乳糖剤のように）不活性のもの、あるいは（効果のないクスリや効かないほど少ない用量で用いるクスリのように）活性のものでもあり得、したがって、どれほど潜在的な特異性があるか、誰の処置とかには関係なく、いかなる治療法をも含んでいる。

プラセボの威力に関する認識は一九三〇年代において深まってきた。二つの画期的な論文がプラセボとプラセボ効果に注目した。ゴールドらの最初の研究（一九三七）は、治療におけるプラセボ効果のコントロールとして「盲検試験」について述べ、ヒューストンは次のように、医学史はおおむねプラセボ効果の歴史であると捉えたのであった（一九三八、一四一六－一八頁）。

医者－患者関係の重要性の認識については、かなり時代を下がるものの、やはり長い歴史がある。医学史の初期におけるこの関係は、医者から患者に提供されるものが全てであった。医学がより多くを提供できるようになったのは、ごく最近のことである。医学史をひもとくと数多くの著名な名前に出会うが、患者の利益になるようなものが与えられることは皆無であった。歴史家は古代医学の実用価値を感傷的に扱っている。特別な価値のある治療法を探してヒポクラテスの記述を渉猟しても無駄に終わるだろう。医学史を読むことは、昔の大海原を航行したときの航海日誌を見るようなもので、鯨が潮を吹いた日、トビウオを目撃した日、そして流木の小片についての記載が時にあったとしても、毎日目に入るのが涯しれぬ青海原の水平線であるという、大きく圧倒的事実に関する記述はないのが普通である。そしてこの比喩にいう逃げようのない周囲の海とは、医学史的には「医者‐患者の人間関係」を意味する。一言でいえば、使われた医術はプラセボであった。……つまり医学史から見た重要な教訓は、当時プラセボこそが常に医療行為の規準であって、たまさか特別な偶然から、たとえば新鮮な果実による壊血病の治療といった、真に有効なものが医療に導入される程度であった。……医学史家は、学識豊かでかつ熟練した過去の医者達につき叙述して、われわれを誤解させる傾向がある。……彼らの技術は人間の感情を扱う技術であり、彼ら自身が治療効果を生み出す存在であった。すなわちその治療法は、それ自体に作用がなかろうが、たとえ危険であろうが、その本質はプラセボに過ぎず、彼らへの患者の信頼と彼ら自身の臨床経験からなるシンボリックなものであった。すなわち医学史は医者‐患者関係の力強い作用の歴史である。

この章では、科学的医学に先立つ時代のプラセボ効果の歴史をたどってみる。ここでは、ごく最近までの医療の歴史が実はプラセボ効果の歴史にほかならぬとの仮説に、豊富な証拠を見つけることができる。プラセボ効果の歴史は、治療効果をどう評価するか、プラセボの効果をどう見つけどう研究するかなどについて、示唆と教訓とを与えている。では、この歴史の詳細を省みてみることにしよう。過去をよく知る人でさえ、歴史を繰り返すべく運命づけられているというが、過去を忘れる人は誤りを繰り返す必然性を持つからである。

先史時代のプラセボ効果

ウィリアム・オスラー卿（一九三二）によれば、クスリを服用したがる性癖が、人類を他の動物と区別する特徴の一つであるという。原始社会の研究や初期の医療記録から導かれる合理的仮説によれば、プラセボは文字記録以前の文化においては、主要な治療そのものであった。当時の治療では治験のいかんを問わず、ただ一つプラセボ効果があったといってよいであろう。遥か太古のクスリや医者に関しては何も知られていないが、歴史家は最初の医者の出現をクロマニヨン時代の紀元前二万年頃と想定している（Haggard 1934; Bromberg 1954）。この角と尻尾を持ち、毛深く、獣ともいえる存在に強力な心理的影響力があったとはいえ、使われた治療法は単に心理的効果ないしプラセボ効果の仲介に過ぎず、本質的に有効であったとはとても思えない（Modell 1955）。

バビロニアとアッシリア

医療につき記録された歴史は医学の進歩とも一致しているが、それは同時に驚くべきものであった。紀元前二一〇〇年にさかのぼる、最古のシュメール医学の粘土板に書かれた十五の治療法は、〈ashipu〉（魔術師）と〈asu〉（医者）の治療法であり、あらゆる古代文化の治療と同様にプラセボであった。古代バビロニアとアッシリアの医学に関する現在の知識の大半は、楔形文字で書かれた日干し粘土板の記録によっている。バビロニアとアッシリアの最も初期の医学文書は二百五十の植物由来、およびより少数の動物や鉱物由来のクスリにつき記述している。過去の文化と同様に、動物や人間の排泄物も、いろいろな情況下で用いられた。投与経路はクスリを含んだワインやビール・膏薬・水薬・吸入薬・煎じ薬や燻蒸薬であった（Kremers & Urdang 1940）。頭痛を訴える患者への治療としては、頭を血がにじむまで剃り、煮立てた糞を用いた（Majino 1975）。胃痛には、ひざまずいた患者に焼いたカシア桂皮の樹液を加えた冷水を注いだり、逆立ちさせた患者の頬を強く叩いたり激しくこすったりして、「良くなりますように」と胃をたしなめて治療したのである（Rapport & Wright 1952）。

エジプト

エベルスパピルスは紀元前一五〇〇年頃（Ghalioungui 1963）に書かれたと考えられる最も重要な医学パピルスの一つであり、いくつもの病気の処方箋を編纂したものである。それは八百四十二もの処方を含み、多少の例外を除くと全て価値のない（Kremers & Urdang 1940; Estes 1989）七百以上の鉱物・植物・動物由来の薬剤について述べている。患者は、泥と壁から掻き取ったハエの糞の染みによって治療された。その他の治療法には蜥蜴・猫などの動物の血、鵞鳥・牡牛・猫・蛇・カバ・ネズミ・宦官などの脂肪、つぶした人間の頭骨、仔羊の毛、カブト虫、亀の甲羅、豚の歯、ロバの蹄、洗濯液、パンもしくは水に長く浸した木に生じたカビ、子供や大人の尿、特別の治療効果があるとされた女性の経血、などが含まれていた。

古代エジプトの治療者は糞を好み、ヒト・ワニ・猫・ロバ・豚・犬・羊・カモシカ・ペリカン・ハエといった十八種類の動物の排泄物を推奨した。豚やロバの糞は有害ともされたが、動物や人の糞尿は悪い魂を祓うのに用いられた。高名なエジプト史学者になる以前に薬理学者であったブレステッドは、「アンモニアを含む」との理由で糞を推奨した（Majino 1975, p.109）。種々の直腸疾患の治療法には、糞を含んだ座薬までもがあった。糞がアンモニアを含むからという理由よりもましな説明としては、座薬が男性の情欲抑制になるというのがあるが、その価値を検証する比較試験は今のところない。夫の能力回復のためには、赤ん坊ワニの頭と油で性器を摩擦したりした。

クスリの広範な使用は、投与方法の多様さからも窺うことができる。煎じ薬・注入剤・浣腸剤・トローチ剤・丸薬・板状の薬・包んだ薬・粉薬・水剤・吸入剤・洗滌剤・軟膏・硬膏・燻蒸剤・罨法・座薬であり、食べたり、飲んだり、嚙んだり、飲み込んだり、身体の孔口に挿入したりして、全身に行き渡らせた（Kremers & Urdang

1940)。瀉血は紀元前一〇〇〇年のエジプトで始まった。病気は悪霊が各人にかけた呪いと見なされ、瀉血は悪霊の身体を純化する目的で用いられた(Seigworth 1980)。

古代エジプト人は全てを肛門に結びつけて考えており、肛門が、大便の腐敗した成分である〈ukmedy〉を、身体の他の部分に振りまく循環の、第二の源と考えていた。肛門は古代エジプト以来、八十二の処方で言及されており、ここを鎮静させ、回復させ、燻蒸するとともに、ずらしたりひねったりしないようにと注意された。浣腸は、エジプト医学と科学の神であるトト神に関する神話により神聖視されたが、神は聖なるトキの姿で水中に降り立ち、くちばしを水にひたしては自分の肛門に注入するとして、のちに神の浣腸と呼ばれた。浣腸と利尿用の水ぐすりは、毎月三日間連続で、保健衛生のためのみならず多くの病気に用いられた(Majno 1975)。

エジプト医学はギリシア・ローマや西欧医学に多大な影響を与え、中でもギリシア医学の体液の概念に貢献している。エジプト人は医学教科書を著し、医学用語を使い、人体解剖について観察を行い、疾病に関する事実を体系的に記述し、副子・包帯さらには手術や薬物療法を用い、より合理的な診断・予後・治療の方針決定を行ったが、これは人類史上初めてといえる(Majno 1975; Estes 1989)。また処方のシンボルであるRxは、ホルス神の回復した眼Rx xRの一つを象徴していると考えられていた(Ohashi 1995)。

ギリシア

アスクレピウス

ギリシア医学の歴史は、クスリの教師である半人半馬のケンタウロス、すなわちケイロンにまでさかのぼる。ケイロンの教えを受けたアポロンは、治療についての知識を、その子アスクレピウスに伝えた(Edelstein & Edelstein

1945; Phillips 1987)。アスクレピウス（ローマではエスクラピウスと呼ばれた）は他の全ての治療者をしのぎ、後に医神となった。神話の基となった治療のための三百カ所以上の聖地において（Edelstein & Edelstein 1945; Veith 1972）、その娘ヒギエイアは健康の、パナケイアは治療の象徴であり、この世の全治療法の擬人化であった。

ペルガモンに着き、アスクレピウスの聖地への道をたどる患者達の唯一の道しるべは、魅力的に望まれる二本の柱と、遥か視野の彼方に続くぬかるみの道であった。柱の一本には「死はここに入れず」の言葉が刻まれていた。アスクレピウスの神殿は、健康的かつ牧歌的なロケーションを選んで建てられ、鉱物泉・水浴場・錬成場・庭園・運動場・競走用トラックなどがあったが、エピダウルスには一万二千人収容の劇場もあった。治療のため聖所へ入るについては、手の込んだ儀式が行われた。すなわち患者は最初に沐浴し、そののち厳格な断食・海水浴・燻蒸によって浄化された。患者達は連日神殿の入り口で治療法を記した奉納板を読み上げ、神殿の中庭では金と象牙で作られた神の像の前で供物を捧げた。生け贄を捧げた後、神官・侍者・マッサージ師・水浴の介助者達が、休養のための特別の儀式すなわち神殿での睡眠の準備を行った。患者は、治療のための夢へと誘われる白衣をまとい、神への生け贄となった動物の毛皮を床敷として、その上に横臥した。

睡眠儀式すなわち病気の治癒を得るために神殿内で眠ることは、手の込んだ儀式の一部であった。患者は、アスクレピウスが娘のヒギエイアとパナケイア、そしていつも付き従う蛇と聖なる犬を引き連れて周りを歩く夢を見た。夢うつつの状態の患者は、厳かな口調で神託を語る神のような姿の神官を見た。ジェイン（一九六二）によれば、神官は夜中に患者の部屋を訪れ、症状のある部分に膏薬と効果のある薬草を当て、蛇と犬をそっと眠っている人に近づけて、罹患部位を舐めさせ、その耳に治療法を囁くとされた。神々は患者に病気のことを尋ね、患者に触れたり手を当てて、助言と今後の治療の指示を与えた。患者の資産に応じて、金銭や公禱あるいは歌などで神官への支払いがなされた。供物の多くは金銀であった。アスクレピウスは医療以外にも助言を与えたとされるので、フィリップス（一九八七）は彼を、信者の告白を聴く司祭あるいは心理療法士の先駆者と呼んだ。アスクレピウスの一族、従者、関係者による行き届いた看護や愛情のこもった介護、治療儀式の威力、総合的・多面的な治療、そして感動的な回復については、その後のいかなる避難所・病院・研究所・温泉や大学付属の治療施設といえども、この聖所にはかなわなかった。記録に残る治療例には、五年間にわたり妊娠していた女性の分娩、一夜にして毛が生えた男性の禿、アスクレピウスが頭部の切断後さかさまにして液を捨てふたたび首に取りつけたという浮腫に悩むスパルタの少女などがある。

これらの治療については多くの解釈がなされてきた。奇跡・神の治療・自然回復の応用・動物磁気・夢中遊行・夢の解釈・催眠・暗示・自己暗示などである。いずれにせよこれら治療法の基にある最も強力な要素はプラセボ効果であり、感動に満ちた厳粛な儀式により演出効果が増強されたと思われる。

四つの体液

全てを総括する注目すべき体液説は、ギリシア医学において最初はピタゴラス学派によって唱えられ、次いでヒポクラテス医学の基本概念となり、ガレノスや多くの後世の医師によりさらに強調された（Phillips 1987）。それは物質の基本元素が土・空気・火・水からなるという考え方に基づいている。同様に人間での構成要素は四つの体液からなり、血液（肝臓より分泌）、粘液（肺より分泌）、黄胆汁（胆嚢より分泌）、黒胆汁（脾臓より分泌）であり、脳は粘液のみを分泌する。その性状はそれぞれ湿って温かい、湿って冷たい、乾いて温かい、乾いて冷たいというもので、色調・温度・湿潤度で他と区別された。

主要な体液は、組成ないし気質（temperament：体液の混合を意味するtemperamentumに由来）に関連しており、熱く湿った血液を持つ多血質の人は肥満し楽観的になる傾向があり、冷たい粘液によって鈍重となった粘液質の人は怠惰で不活発となり、熱い黄胆汁に動かされる胆汁質の人は激しやすく、神経質の人は冷たく乾いた黒胆汁によって陰気になり、物思いに沈み気難しく、孤独を好む（Bettmann 1956）。体液の混合は栄養や天気・気候の影響を受け、基本的な状態・気質・健康・疾病が決まる。体液が調和していると人間は健康であるが、適切に混じっていないと病気になる。治療は理論に従い、クスリや瀉血といった他の手段で体液を適切な調和に導く望ましい調整を行うことになる。

理論上、偶然に左右される要素としては、自然そのものが体液間の調整を行って治癒を図るという点がある。この考え方は、自然が偉大な治療者であり、医者の役目は自然を助けることであって、病気の自然経過を妨げないとする格言を生んだ。つまり自然に治る可能性に期待する方が、当時の多くの無効なクスリによる治療より患者に与える害は少なかったということである。

ヒポクラテス

ヒポクラテスの医学は、アスクレピウスのそれとはあからさまに対立することなく共存していたが、（医学の父と呼ばれた）彼によって実践された医学は、「ヒポクラテス大全」を形成するおよそ七十の小論文に記述され、それまで主として神殿の神官達によって行われていた、治療の根拠である宗教的・神秘的・魔術的・空想的な理論に代わり、充分な臨床的観察に基づく常識的な手法に基づくものであった（Hippocrates 1964）。主として植物起源の百九十五から四百のクスリが大全の中で述べられている（Kremers & Urdang 1940）。投与法には湿布・外用剤・うがい薬・膣剤・丸薬・軟膏・油剤・蠟膏・点眼剤・洗滌剤・トローチ剤・吸入剤があった。医学はより実践的、人間的になった。治療は通常、きれいな空気・充分な栄養・大麦の粥の煎じ薬・蜂蜜水・蜂蜜酢・マッサージ・水治療法に限られていたが、実はこのほか六十以上の下剤からなる浄化法や瀉血までもが含まれていた（Garrison 1929; Phillips 1987）。ヒポクラテスは栄養を強調したが、ことさら野菜や果物を推奨することもなかったので、特に金持ちの間ではおそらくビタミン不足を生じたであろう（Majno 1975）。下剤・発汗剤・催吐剤・浣腸液に言及することが多いのは、病気の原因となる体液の浄化を求めるヒポクラテス理論に合致している。

ギド・マイノによれば、創傷そのものの治療は害もなく、かなり良好であった。しかしその後の治療は、「身の毛もよだつ恐ろしさ」であった。「すでにその創から致死量の半分近く出血した人の静脈を切り、浣腸や下剤、嘔吐の効果、ヘレボルス〔訳注：キンポウゲ科やユリ科の植物の根茎と根から得る〕の毒性副作用、そしてこれら全てに断食療法が加わることを想像してほしい」（一九七五、一八八頁）。一方、肉芽の成長のために筋成長剤、組織を刺激する便通を引き出すために発泡剤、潰瘍をきれいにするために消毒剤、瘢痕を軟らかくするために皮膚軟化剤などを使用した。同時にヒポクラテスの自然治癒至上主義の証明として、また施した処置以外の何かが治癒につながっているに違いないという大多数の治療者の洞察を反映して、「自然は教えや知識がなくても必要なことを行う。自然は病気を治す医者である」との観察が述べられた（*Epidemics*. Majnoによる引用 1975, p.200）。

ヒポクラテスの医学は迷信や哲学的束縛から自由であったため、より合理的な治療にその基盤を置くことができ、古代ギリシアの疾病理論はその時代の最も優れた人々によって発展したものの、全般的には概念的でありその治療も大半は無力で、大抵は現在われわれがそうすべきであると知っている方法の逆であった。しかしともかくヒポクラテスの教訓は、二千年以上にもわたって医学の指針となったのである。

中国

古代の体液説（Huard & Wong 1968）に基づく中国医学は、紀元前四～五世紀に老子・孔子の出現を見、「易経」「周礼」および「黄帝内経（素問）」として知られる医学書として開花した。この書物は何世紀にもわたり大きな変更もなく、中国における医学規範となった（Veith 1972; Majno 1975）。ギリシア人と同様に中国人も数字と対称性に魅せられた。彼らは陰陽の伝説的な六十四の組み合わせと同様に、万物は水・火・木・金・土の五要素からなるとする複雑な体系、数の伝承、さらにはこれら要素間の無数の相互関連に基づき、特に鍼灸を発達させた。

単純な病気は五食〔酢・酒・蜜・生姜・塩〕、五穀〔訳注：米・麦・粟・黍・豆。他に麻・稗など諸説あり〕、五薬〔草・木・虫・石・穀〕そして五味〔辛・酸・甘・苦・鹹《かん》〕により治療された。香辛料の利いた食物を肝臓の分解を消散させるのに用い、酸っぱい食物により肝臓の排泄を促し、塩辛い食物を弱った心臓に用い、甘い食物により心臓の排泄を促すとした。中国東部に住み潰瘍になりやすい人は、燧石《フリント》針を使った鍼で治療された。内臓疾患に罹りやすい西部の人は、五つの生物〔毒蛇・蠍・ムカデ・ヒキガエル・蜥蜴〕から採取した毒薬により治療された。寒気にさらされる北部の人は、艾《もぐさ》により治療された。筋肉の痙攣やしびれに悩む南部の人には細い針による鍼が必要であった。国の中央部に住む人は、悪寒・発熱・麻痺に冒されやすいのでマッサージ・気功・四肢の体操により治療された。中国医学は、ほとんど全ての物質を応用し（Morse 1934; Hume 1940）、調剤により一万八千を超すクスリや処方を生み出した。

鍼は、中国では二千五百年間にわたり最も広く用いられてきた治療法であり、今日もなお使用されている。鍼は他の多くの国々でも使用され、素人はもとより一部の専門家により、いろいろな病気に効果があるものと信じられている。しかし米国においては、多くの州で鍼が認可されているにもかかわらず、適切な比較試験によってもその有効性はいまだ確認できないままである。また鍼はこれまで助命したよりも多くの人々を死なせてきた。たとえば、おそらくは消毒されない針の使用により、何世紀にもわたり中国で流行した、同一起源の血清肝炎の原因となったと思われる。

インド

インド医学の主要な著作は、アタルヴァヴェーダ〔訳注：四つのバラモン教聖典の一つ〕、コラカ（チャラカとも）、スシュルタに収められている。着想を記録することに抵抗があったためか、その成立時期は不確かであるが他の古代文明のその種の最も早い著作よりは遅い、紀元前一五〇〇年から紀元後一〇〇〇年のいずれかの時代であろう。古代社会の多くにおける間断なき戦争の結果である創傷の治療は、状態を肉眼で見ることが可能であったため、他の治療法よりもずっと進んでいた。インド人により軍の病院の創設と、ここでの鼻の形成術、白内障の硝子体転位術、四肢切断術、引きちぎれたり引き伸ばされたりした耳介の修復、止血のための熱い油の使用、創の処置や縫合に蟻の頭部を利用することなどが始められたとされる。

古代インドの治療法の基礎には、呪術《マントラ》・栄養法・薬剤、そして不健康な考え方から精神を遠ざけることがあった。他の治療法としては、性・肉食・情動への禁欲、断食・催吐・下剤使用・静脈切開・浣腸があった。浣腸は象に対しても用いられた。象使いの臀部にできた難治性の癰《よう》を治療するときには、象の毒素が人間に伝染したに違いないと信じて、インド人は医学史上最大の浣腸器を発明したといわれている。

インド医学はギリシア医学よりも進んでいなかったし、当時の大半の他の文明と同様に、古代インドでの六百余りのクスリが有効であったとする記録は見当たらない。

アレキサンドリア

アレキサンドリアの医学については、ケルススやプリニウスによる引用や、大図書館の破壊にも残ったいくつかを除くと、ほとんど情報がない。知られているアレキサンドリア医学の主要な貢献は、出血する血管に対する結紮の導入と注入器の発明であった。

ローマ

古代ローマ人は、医者に対して懐疑的で、権威を毀損するような態度をとっていた。その医学史には、アスクレピウス、ケルスス、ガレノスといった、ギリシアから後期ローマ時代にかけての巨星が名を連ねるにもかかわらず、ローマ人は六百年もの間、基本的には民間療法を信じていた。しかもこのことはローマ人にとって、彼らが医者にかかった場合と遜色のない効果あるいは時には、より良い結果をもたらした。こうした風潮は、紀元一世紀にケルススが行った（パラケルススはこの人にちなんで自分を名付けた）合理的な観察に反映されている。ケルススは、手術治療は薬物治療に勝るとした（そしてそれは二十世紀以前の大半の医学史を通じての事実であったと思われる）。「医療技術《アート》の第三の部分は手によって癒される部分である。……投薬や栄養の関与を否定はしないが、大抵は手によってなされている。この治療効果は他のいかなる方法よりも明らかである。病気である限り運が大きく左右して、同じことが、よかったりまったく役に立たなかったりして、回復が果たしてクスリによるのか、体力によるのか、幸運によるのか疑わしい。……しかし手によって癒される部分では、治療に仮に他の方法が多少加わったとしても、主にそれによることは明らかである」(Majno 1975, p.355)。

およそ半世紀後、百人の著者による二千巻の書から、二万項目もの知識を否応なしに集録することになった大プリニウスは、「医者はわれわれの命で実験をし、われわれを危険にさらしてその知識を得ている。……医者は年に六十万セステルス［最低生活の収入の百倍］にのぼる大金を稼ぐ。……これ以上に危険な嘘はないというのに、医者という職業は、誰であろうと自分は医者であると公言すれば［当時認められた医師免許状はなかった］たちどころに信用されてしまう唯一の存在であることは、神のみぞ知る、なのである。われわれ一人一人があまりにも希望的観測という甘い誘惑に捉われているため、危険に注意を払わないだけなのだ」と述べている（Majno 1975, p.348)。

ガレノスは医学史上、創造的で想像力に富む実力抜群の超権威者として知られ、医学のあらゆる領域で三十巻以上の著作があった。彼はまた尊大で独善的で、「私はこれまで、他の高名な医者達のように、治療や予後に関して迷ったことはない。もし誰かが名声を得たいのなら……必要なことは私が築き上げたものを受け入れることだ」と公言した（Haggard 1934, p.98）。彼の治療は反作用の原則に基づいていた。もしあるクスリが熱の原因になったりなると予想されるなら悪寒の治療に使い、もしクスリで嘔吐が起こるなら、便秘の治療に使えというものであった。彼は創の被覆に鳩の糞を使うことを論じた書物やテリアカ（次節参照）についての書物を書いた。五百四十の植物・百八十の動物・百の鉱物、合計八百二十のプラセボ物質からなるガレノス薬局方は、千五百年間にわたる治療体系であった。全ての質問に対するガレノスの回答と全ての現象に対する説明は、権威的かつ確信的に述べられていた。しかしその優越性も徐々に失われ、やがて細菌学の発達と十九世紀のベルナール、パスツール、コッホなどの業績により省みられなくなるのであるが、医療行為に関する彼の理論は牢固かつ隠然たる影響力を有していた。たとえばガレノスは、膿は治癒の過程に必要だと述べた。これが信じられた結果、何千人もの人が感染によって死亡した。とはいえ彼は洞察力に富んだ観察者であり、「信頼されれば治ったも同然」とした（Osler 1892, p.117）。

「ヒポクラテスは書物で理論を展開し、アレキサンドリアの学者がそれを補強したが、最後に関わったガレノスこそが、この血塗れの川さらには人体実験の犠牲者で一杯となった墓地の責任者である」とマイノは述べている（Majno 1975, p.419）。ガレノスに続く医師は実験を忘れてしまった。したがって、アスクレピウスからヒポクラテスを経てガレノス、そしてこの近代に至るまでごくわずかの例外を除き、あらゆる治療は最善でもプラセボ、最悪では意図せずに患者を死なせていたのであるから、医学史はその大部分がプラセボ効果の歴史であったといえよう。

ガレノス医学の時代の古典的プラセボ

医学の万能薬：テリアカ

医学の中で最古であり最も高価である薬物の一つにテリアカがあり、三十三から百を超す物質を含み、調剤に六カ月を要したという（Watson 1966; Majno 1975）。それは毒蛇の肉と魔法の強壮剤を主たる成分とし、これに阿片が追加された。元来、毒薬や毒液に対する解毒剤であったテリアカは、毒殺を恐れていたミトリダテス六世（紀元前一一四～六三年の小アジア・ポントス王）の時代に発達した。ガレノスは、当初ミトリダツムと呼ばれたテリアカについての専門書を著し、吸角治療の吸角よりも強力に毒を吸い出し、メスよりも素早く膿瘍組織を除去できると主張した。彼はその適応を拡大するため、成分数や調剤時間を増やした(1)。ネロの主治医であったアンドロマクスはさらに成分数を六十四にまで増やし、毒蛇の肉片を加え、阿片量を増加させ、混合物を成熟させるまで数カ月から数年をかけた。テリアカの名はその後美しい磁器の壺に〈theriac Andromachus〉、あるいは時として〈theriac galene〉（この命名はアンドロマクスにより、静穏を意味する）などと浮彫りにして記された。テリアカは結局、毒薬や毒液に対する解毒剤としてではなく、「人間のほとんど全ての疾病――慢性頭痛・難聴・視力減弱・立ち昏みや眩暈・癲癇・呼吸困難・喀血・消化不良・嘔気・肝障害・結石に対し用いられた。それは舌を強化し、譫妄を落ち着かせ、優れた催眠性があり、不安や心理的ストレスを鎮め、破傷風の唯一の治療法でもあった」（Watson 1966, p.46）(2)。テリアカは一八七二年のドイツ薬局方および一八七四年のフランス薬局方に収載され、第二次世界大戦直後ウィーンで、ヴェニスの解毒剤として買うことができた。

テリアカはもしその調剤が充分量の阿片を含み、投与用量が適切なら（ただしこれはかなり疑わしいのであるが）、不安・抑うつ・その他の精神症状と同様、疼痛に対しても有効であっただろう。しかし適量であっても、予測しない依存症および禁断症状を生ずる可能性がある。テリアカの多数の成分、調剤に要する時間、おびただしい数の無効成分、その費用、しかし唯一の間接的ではあっても予期せぬ効果があることを斟酌して、ピエール・ジャネ（一九二四）により後に心理療法は精神的テリアカであると譬えられた。

奇妙なプラセボ

六世紀にビザンチンの編集者トラレスのアレキサンドロスは、痛風の治療としてミルラ樹脂〔訳注：カンラン科ミルラノキ属の植物から浸出する芳香性の樹脂、没薬〕を幼豚の盲腸の虫様突起と混ぜ、狼または犬の皮で包み、月が欠ける時期には護符として患者の身につけさせることを推奨した。七世紀にアイギナ島のパウロは、治療における血液の使用を列挙した。たとえば熱い鳩と亀の血を目の周りの痣や開頭術の際に、フクロウの血を呼吸困難に、コウモリの血を処女の乳房を保つために、コウモリ・蛙・カメレオンそして犬のダニの血を乳房の多毛症を防ぐために、山羊の血を水腫や腎結石に、家禽の血を脳出血に、仔羊の血を癲癇に、仔山羊の血を喀血に、熊・カモシカ・雄山羊・雄牛の血を腫瘍に、陸ワニの血を視力に、アヒル・雄鹿・鵞鳥の血を毒物に対して用いた（Rapport & Wright 1952）。ガレノスはこれらの治療を否定したが、同様に奇妙な他のものを推奨している。

浣腸法（清浄化、除去、有害な腸の内容物を除くこと）は今日〈enema〉と呼ばれるが、歴史的には多くの時代に用いられた有名な浄化法の一つである。医学史は浣腸の素晴らしさについての医者の推奨が溢れており、素人レベルでも広く用いられた。ヴォルテールは青年達に、便通を保つため快くすぐに浣腸をしてくれるような妻を娶《めと》るべしと勧めたのであった。この広範な適応にもかかわらず、浣腸は脱水の原因となり、多くの疾患において必要な水分補給とは正反対の情況を生じ、患者を死に追いやる原因となった。米国や他の国々では、一九四〇年代までずっと日常的に用いられたが、今日では診断の過程やある種のクスリを点滴するため、そして便秘の治療に使われるだけである。

瀉血はエジプト人によって最初に用いられたが、ギリシア・ローマに広がり、十九世紀末まで、多くの病気に対し一般的な治療として使用され続けた。蛭は、瀉血するための多様な方法のうちの一つに過ぎない。フランスは自国での供給が不足したため、一八二七年だけでも、三千三百万匹の蛭を輸入している（Sigerist 1958）。

（1）記憶しやすいようにギリシア語の詩で述べられたガレノスのテリアカ煉薬（electuarium theriacale magnum）の成分には、フィレンツェ菖蒲の根、甘草を十二オンスずつ、アラビア土木香、ポントス大黄、キジムシロを六オンスずつ、当帰の根、大黄、ゲンチアナ根（竜胆）を四オンスずつ、ウマノスズクサの根二オンス、スコルジウム草の母植の葉十二オンス、レモングラスの葉〔訳注：葉からレモンの香りのするレモングラス油が採れる〕、ハッカ〔訳注：苦い薬用の液が出て鎮咳剤として用いる〕・クレタ花ハッカ〔訳注：シソ科（唇花科）白蘇属の植物、利尿剤として用いられる〕・カラミン〔訳注：亜鉛華にベンガラを混ぜた粉末〕を六オンスずつ、香花菜〔訳注：ハッカの一種、医薬・香油に用いる〕松の粉末、ゲマンデル〔訳注：内容不詳〕を四オンスずつ、桂樹の葉四オンス、赤薔薇の花十二オンス、ラベンダーの花六オンス、サフラン二オンス、アミリス〔訳注：白檀油の原料となる〕の実とトルーバルサムを四オンスずつ、シナモン十二オンス、カシア桂皮と甘松六オンスずつ、ケルト甘松〔訳注：軟膏の原料になった〕四オンス、長胡椒二十四オンス、黒胡椒と生姜を六オンスずつ、カルダモン四オンス、菜種とハラタケを十二オンスずつ、マケドニア・パセリの種子六オンス、アニス〔訳注：実のアニシードは芳香があり薬品・料理に用いる〕・ウイキョウ・カラシナ・防風・タラスピ〔訳注：内容不詳〕・アモムム〔訳注：ショウガ科の一属で多数の種は香辛料となる〕・雪草を四オンスずつ、人参二オンス、阿片二十四オンス、トルーバルサム十二オンス、ミルラ樹脂・乳香・テルペンチン〔訳注：マツの木から採れる含油樹脂で、蒸留するとテレピン油が得られる〕を六オンスずつ、蘇合香〔訳注：エゴノキ科の木から採れ芳香を放つ樹脂、医薬・香料に用いた〕・アラビアゴム・サガペナ〔訳注：オオウイキョウ属から得られる悪臭のある乳状樹脂〕を四オンスずつ、瀝青・オポポナックス〔訳注：ゴム樹脂の一種〕・ガルバヌム〔訳注：セリ科オオウイキョウ属の植物から採ったゴム製樹脂、去痰剤に用いる〕を二オンスずつ、アカシアの汁とヒオキスト〔訳注：内容不詳〕を四オンスずつ、ビーバー香二オンス、レムニア膠塊粘土・溶融礬（硫酸塩）を四オンスずつ、海葱の小片〔訳注：球根を乾燥させ去痰剤・利尿剤として用いる〕四十八オンス、毒蛇や菖蒲の小片を二十四オンスずつを含んでいた（Macht 1915, p.479）。

（2）テリアカを毒薬や毒液の解毒剤として使うことは、一七四五年テリアカの解毒能力を否定した医者William Heberdenの著書の刊行によって深刻な打撃を受けた（Paulshock 1982）。

十三世紀に推奨された、痛風に対する奇妙な治療薬は、皮を剥いだ仔犬・禿鷲・鵞鳥・熊・狐の油・蠟・そして他の七つの成分を混ぜて作られた（Jastrow 1913）。ロンドン薬局方の十七世紀版（Rapport & Wright 1952）には、虫・毒蛇の乾燥片・宝石の粉末・煉瓦の油・蟻・狼・蜘蛛・ミミズ・にこ毛・羽毛・毛髪・人の汗・空腹の人の唾液・蜘蛛の巣・ワラジ虫・殺害犠牲者の頭蓋骨から搔き取った苔・蟹の眼や鋏・人の尿などの使用方が記録されている。ヒト・動物・昆虫の分泌物や排泄物は、歴史を通じてほとんどの文明で用いられた。「排泄されたばかりのウマの糞」を瘧《おこり》に、鵞鳥の糞を禿に、羊の糞を胆石に用い（Castiglioni 1947）、雄牛の睾丸、水で軟らかくした外陰、そしてサルオガセ（絞首刑になった犯罪者の頭蓋骨から搔き取った苔）が、十九世紀に至るまで神経疾患や消耗疾患の治療に用いられた薬局方における約束処方の一つであった（Haggard 1929）。これらのクスリの大部分はあまりに高価であったので、金持ちだけがその恩恵に与った。

十六世紀のイタリア人医師マッティオリは、毒薬やペストに対する解毒剤を調剤したが、それはミトリダツムやアンドロマクスのテリアカなど、二百三十ものを成分を含んでいた。しかしこれら成分のいずれかが病気に効いたとはとても考えられず、疼痛に有効であった種々の阿片を除けば、全てがプラセボであったことになる。

古代中国やインドに存在した一角獣についての伝説は聖書にも登場するが、紀元前四世紀に西欧世界の文献に記載されたのを嚆矢とし、十六世紀には重要なクスリの材料になった（Shepard 1930）。クスリとしては、一角獣の角は粉末にして服用され、熱を下げ精力を回復し酒や食物中の毒を検出し防ぐと考えられていた。そしてまた、毒・発熱・狂犬や蠍の創・虫・下痢・ペスト・癲癇・記憶減退そして全ての愁訴の治療法とされた。記憶を助け活力を高め、若さを保つとも信じられた。この角は、一角獣から取られると信じられていたが、実際は一角と呼ばれる雄鯨の左上の門歯が時計回りに捻れ突出したものであった。八世紀以上にわたり、交易商品として一角獣の角は、医学史上最も高価なプラセボであり、最も人気の高かった十六世紀には、その重さの十倍もの金で売買された。この価格を一九九五年の金価格に換算すると、成長した九ポンドの一角獣の角の値段は、およそ五万五千ドルであった。普通の貧しい人々は、中空の角で濾したか角を浸した瓶から、コップ一杯いくらで、「一角獣飲料」として購《あがな》うことができた。本当の角を偽造品とどう区別するか、実際に本当の角が存在するのかとの論争は十二世紀から始まり、価格の高騰にしたがって、その後五世紀にもわたり続いたのであった。

一角獣伝説の最も重要な出来事は十七世紀に起こった。一角獣の角として売られている物質の正体と出所に関心を持ち、一角獣への投資に価値があるかを考えたコペンハーゲンの商人たちが、動物学者であり成功した古物収集家であったオーレ・ウュルムに問題の解決を要請した。ウュルムは一六三八年に蘊蓄を傾けたラテン語の論文を発表し、「欧州でいうalicornは一角の歯である」と結論した（Shepard 1930, p.261）。一角獣の角の価格は下がったが、角の正体が分かっても治療法の人気にはほとんど影響がなかった。それは一世紀以上にわたってロンドン薬局方に収録されていた。十八世紀以来、一般には用いられなくなったがその粉末は今もなお、日本の薬草店で調剤されている。(3)

胃石は、アラビア医学から欧州にもたらされ、毒物やうつ病の治療として、また万能解毒剤として用いられた。伝説によれば胃石は、蛇に噛まれた鹿がこぼした結晶の涙とされる。しかし実は胆石すなわち山羊などの動物の胃腸に見つかる結石である。胃石はよく贋造の対象になり、代わりに小石が使われた。違法行為を試みて処罰された個人の記録があり、贋造対策のための国際会議も開かれたようである。これらの会議においてアンブロワーズ・パレは、贋造品であろうとなかろうと、無効なものは無効であると述べている。

（3）われわれは長さ5フィートはある二つの一角の角を持っており、十六世紀であれば百三十六万ドルはしたであろうが、千五百ドルの安売りで購入した。角はわれわれのオフィスの患者用の椅子の後ろにあり、われわれの治療を助けてくれている！　この背景にある歴史は、常にわれわれの心理療法的解釈に対して、精神科医が決して多くは持ち得なかった特性である謙遜の気持ちを思い出させる。

バビロニア人・ヘブライ人・ギリシア人、そしてネロは、曼陀羅華（Mandragora officinarum）を鎮静剤・下剤・催吐剤・催淫剤・幻覚剤として用いたが、潰瘍の治療にも魔法儀式や恍惚儀礼にも用いられた。当時広く流布した俗信によれば、曼陀羅華は地中から引き抜かれる際、人間のような悲鳴を上げるとされた。この悲鳴を聞いた人間は気が狂ったり死んだりするので、採集の際には悲鳴をかき消すために角笛が吹かれた。もっと安全な方法としては、犬をひもで曼陀羅華に繋ぎ、食べ物を離して置いておく。犬が逃げようとするか食べ物に近づこうとして引き抜くのである（そしておそらく気が狂って死ぬのであろう）。

シェイクスピアはその三十七の劇中で、当時知られていた多くのクスリ、治療そして病気について触れている。彼の広範な医学知識の一部は、医者であった義理の息子によって教えられたものであろう。彼は他の全てのクスリよりも多く曼陀羅華に触れており、「ロミオとジュリエット（四幕・三場・四十七行）」の中で、非常に詳細に描写している。「あの土から根こぎにされる曼陀羅華の悲鳴、それを耳にした人間は、そのまま狂気になる」（中野好夫訳「ロミオとジュリエット」『シェイクスピア全集6』、筑摩書房、一九六七）。

曼陀羅華・ヒヨス・ベラドンナは、伝説の魔女の飲料の秘密成分であった。曼陀羅華は媚薬とされた最初のクスリであり、聖書の中でも、ヤコブとレアにより有効に用いられた、と記されている。古代ギリシアやローマでも評価され、ディオスコリデスやプリニウスによって記載され、何世紀にもわたって広く用いられ、今なおアジア諸国で珍重されている。この他にも何百もの物質が、歴史記録の中で媚薬として讃えられたが、これらは全てプラセボであった（Walton 1958）。アラン・H・ウォルトンの媚薬についての本をひもとくと、媚薬に対する多くの男性の渇望の滑稽かつ典型的な例が、われわれの注意を引く。「ロバの性器（verge）を油で軟らかくし、得られた液を用い……塗油し……これを飲む」（ロバは好色な性癖で知られていた）。〈Verge〉の語義として興味深いのは、この言葉が、ある無脊椎動物の雄の交接器を意味する名詞として定義されていることである。このほか、男性器の勃起力および、性的欲望と能力を驚異的に亢進させるため、雄鵞鳥の蹼《みずかき》・ジャッカルの胆汁・雌馬の胎盤・経血・母娘の乳の混合物・雄牛の睾丸・浸軟した外陰部・酒に漬けた蜥蜴の陰肉の粉などがあり、男に十倍の精力を与えて一物を馬並みとし、一人の男が十人の女性を満足させ、百人の女性を楽しませ、はたまた禿男には昼二回・夜二回のセックスを可能にするなど、無数の奇妙な処方があった。フクロウの肉は性欲を亢進させるが、同時に男を痴呆にするとされた。しかしどの物質もほとんど用いられなかった。媚薬への永遠の欲求にもかかわらず、どれもが有効であったとは考え難い。しかし、今なお多くのセックスショップや、薬草療法の宣伝、新聞雑誌の案内広告欄に見られるように、媚薬の流れは今も消えていないのである。媚薬への欲求は、痛みを和らげ、病気を癒し、長寿をはかるクスリ追求のすぐその次に位するものなのであろう。

エジプトミイラの粉末は見かけも味も松脂に似ているが、傷を治すと信じられ、万能薬とされた。そしてもはやその効果がなくなったと思われたときには、エジプトからのミイラ粉末への不純物の混合や贋物について（そして一角獣の角や胃石の混じり物についても）話し合うための公式会議が、いくつも開催されたほどである。エジプトミイラについても懐疑的であったパレは、ミイラは、絞首台から盗まれた死体から「我がフランス」でも、よく作られると述べている。「いずれにせよ薬効はなく、どこで作られようとエジプトの物と同じと思われる」（Haggard 1929, p.324）。患者達が本当のエジプトミイラで治療されたとは考えにくい。なぜなら、防腐処理の主要成分が体内に吸収されれば砒素中毒を起こすわけであるから、もし中毒症状が現れれば、有効と信じられたプラセボ治療が逆に、いかに有害かを示す格好の証拠となったはずであるからである。

このような治療法は永年にわたり行われたわけだが、その有効性に疑問を持った医者もいた。その一人の大プリニウスはいくつかの治療法を批評して、贅沢な金持ち相手に考え出された混ぜ物と呼んでいる（Watson 1966）。そしてこれら多くの、不快で無効で、時には有害となるクスリが長く使われ、毒蛇の肉・蛙の精液・鹿の角・動物の分泌物・聖香油など（Leslie 1954）、多くの奇妙奇天烈な物質を処方してきたにもかかわらず、医者は尊敬され名誉ある社会の一員であり続けた。すなわち幸運にも、人類は病気のみならず治療からも生き残ったのである

(King 1966)。

タッチ療法（手を当てること）

タッチ療法（手を当てること）は、最古かつ最も長く続いている治療法の一つであり、今なお行われている。聖書には盲目・水腫・癩・中風・狂気を癒すため、キリストが手で触れた話が載っている。キリストが狂人に触れ邪悪払いを行っている絵画において邪悪は、追い払われる怪物・捻れた動物・そして悪魔のような人間などにより象徴されている。手で触ったり手を当てたりする宗教的手技により人々を治癒させたとされる下級聖職者や神の啓示を受けた普通の人々の数は、――記録の有無にかかわらず世界中のあらゆる宗教でみられ――あまりにも多数なので、その手技は歴史を通じてほとんど同様であったと考えられる。今日の精神科医が、悪魔払いや手で触ることにより邪悪を追い払うことはもはやあり得ない（事実、患者に触ることは往々にして禁止されている）。しかし患者に対しては、邪悪を客観視し、率直に話すよう勇気づける。このことにより患者は、今も昔も同じように、攻撃性や抑圧された性的衝動や邪悪や罪などの意識を告白して楽になるのである。

ロイヤルタッチ（王族の高貴な手によって患者に触れること）は、たとえば瘰癧《るいれき》（通常頸部リンパ腺炎ないし皮膚疾患、時によってはあらゆる種類の病気）の患者に対して行われ、触れる、さする、十字を切るなどにより治癒するものと考えられていたが、紀元前三〇〇年頃に行われたのが最初である。ギリシアのエピルス王ピュルスは、「足の趾《ゆび》」で触れることにより疝痛を治したと評判であった。手で触れることは、紀元前一世紀ローマ皇帝ヴェスパシアヌス、紀元後十世紀ノルウェー王オラフにより行われたが、このほか多くのイギリス、フランス、スペインの君主によっても行われた。トマス・アクィヌスは五世紀のフランス王クロビスによる小姓の治療を検証し、その実施が宗教的に正しいものとした。エドワード懺悔王は、何人もの盲人の視力を回復し、他の治療をも行ったと記録にある（Rubin 1974）。ただしサミュエル・ジョンソンは、二歳の時にアン女王に瘰癧を触れてもらったが、治癒しなかった。

手で触れることの正統性と権利、そして治癒能力について多くの論争が起こった。患者選択は慎重に行われ、各人に一回のみの治療が許され、失敗の可能性を少なくした。誰よりも多くを治療したチャールズ二世は、十七世紀の二十五年間の在位中に、約十万人の患者に触れたという。チャールズ二世の侍医であったリチャード・ワイズマンは、瘰癧に関する論文の中で、王が触れた何百人もの治癒例を証言している（Bloch 1973）。チャールズ二世の時代に、英国史の他のどの時代よりも多くの人が瘰癧により死亡した事実は注目に値する（Haggard 1929）。シェイクスピアは「マクベス」（四幕・三場・百四十〜百五十九行）の中で、瘰癧患者に王が触れる情景を描いている。「るいれきのことだ。この王のなされる奇蹟だな……わたしも……何度も見ている。深い信仰の結果だろうが、われわれには分らん。とにかく、不思議な病気にかかって、身体じゅうはれ上り、うみただれて、医者もさじを投げた、二た目と見られぬ人間を、お治しになるのだ。病人の首に金貨を掛けてやって、神聖なお祈りをなさる……この有難い力を歴代の王にお伝えになるということだ。この不思議な力のほかに、予言の力も持っておられる」（小津次郎訳「マクベス」『シェイクスピア全集7』、筑摩書房、一九六七）。

イタリアの哲学者によるこれらの治癒機転解明の初期の試みは、これも想像力の作用であると結論づけた。しかし、もし本当に治癒したとなると、瘰癧との診断が怪しかったとするのが妥当であろう。なぜなら瘰癧と他の腫脹との区別はつけにくく、癲癇《てんかん》と筋スパズム、そして他の痙攣の可能性や神経症状もあり得るからである。症状の自然軽快が、疑いもなく多くの「治癒」の中身であろう。記録によれば、ロイヤルタッチはなかなか完治に至らず、患者は何回も、触れてもらうために戻ってきたという。健康を回復した人々もその実不完全であったり一時的で、多くは触れられてから長時間が経っていた。ロイヤルタッチの実施は英国では十八世紀に、フランスでは十九世紀にみられなくなった。その終末は、王族の超自然的性格や絶対王政への信仰が失われた、政治革命によりもたらされたことになる（Bloch 1973）。

ところで、この触れることによる治療は、これらの力が神の啓示により与えられたと信じる平民達によっても、主張されるようになった。治療を行った最初の有名な平民は、清教徒であり兵士であり、かつ尊敬すべき商人であったヴァレンタイン・グレイトレイクスである。彼は十七世紀の英国において、瘰癧・瘧《おこり》・疼痛・癲癇・痙攣・ヒステリーの患者を擦ることで治せると主張した（Haggard 1929）。彼はほとんど謝礼を取らなかった。他の多くは十八世紀の例であり、中でも有名なのは「コペンホールの治療者」と呼ばれた、英国の七十歳の女中頭であったブリヂット・ボストックである。彼女は一日七百人ものヒステリー・呼吸困難・麻痺、その他のあらゆる病気を治療したが、その施術に報酬を求めることは決してしなかった。彼女は、治療中は食事を摂らず、祈禱を唱えながら病人を擦り、彼女の唾液を塗り込んだ。オーストリアの神父ヨゼフ・ガッスネルは、祈禱・悪魔払い・指示、そして催眠術の先駆ともいうべき恍惚状態を組み合わせ治療を行った。

十九世紀になると、王族の聖職者フォン・ホーヘンローへが、祈禱・擦ったり手を触れること、そして治療の直接指示により、年間八千人にのぼる患者を診た。彼は後に、はるか離れた米国でも、「現場にいない治療」・「同時礼拝」を行った。ツヴァーブ・ヤコブは元々ツヴァーブ軍楽隊のトロンボーン吹きで、人格神を信奉しないユダヤ人であったが、十九世紀のフランスで名声を博した治療者でもある。彼は自分の施術に報酬を求めず、超能力も公言せず、その力の源についても知らなかった。ヤコブは、多様な疾病を治療したが、その力は彼が一人ないし数人の依頼者と同じ部屋にいるときにのみ発揮された。彼は患者の愁訴については何も聞かず、ただ凝視して「良くなれ」とか、「立って歩け」と指示するだけであった。

彼らはこれまで世界中で治療に携わってきた、そして今日なお継承している何千人もの宗教家・王族・一般人の治療者達のほんの一部に過ぎない(4)。十七世紀の医療は、伝承医学への信頼がその特徴である。要するに医薬品は、昆虫・毒蛇の乾燥片・蟻の脂その他の昆虫や動物といった、単純な動植物を原料とする膨大なクスリからなっていたのである。この時代には、医者といかさま師の地位がその絶頂期にあったといえよう（Garrison 1929）。

動物磁気力

占星術の学位を含む、四つの学位を持つ医者フランツ・メスメルは、信仰治療と精神治療の歴史の中で特別な地位を占めている。そしてメスメルと動物磁気説の論争の物語がよく知られている。ある人々は彼を聖人とほめそやし、ある人々からは精神治療を再発見ないし発展させたとして理想化され（Zweig 1932）、ある人々からは信仰治療を騙るいかさま師と呼ばれた（Podmore 1963）。彼の手法は時間とともに変化したが、その治療は、鏡・花・ステンドグラスで飾り立てられ、香料が薫《かお》り、音楽の流れる豪華な部屋で行われた。部屋の中央には、粉ガラスと鉄の鑢《やすり》屑の小山の上に、「磁気を帯びた」水の瓶を入れたオーク製の桶が置かれていた。桶の孔へは継手で動く鉄製の細い棒を挿入し、この棒を人間の身体に当てるのである。患者達は手を触れ合ったり、桶に繋いだ紐を各人の周りに回したりして、ちょうど鎖のようになって桶の周囲に座る。そして患者のもう一つの集団が、立って手を結び二つ目の輪を作った。ライラック色の絹服をまとったメスメルや助手は、手で患部を触ったり指さしたり、棒で触れたりしながら、患者ひとりひとりの眼を凝視したのであった（Podmore 1963）。

これらの方法は多くの場合、神秘主義者により用いられたが、他の人々は懐疑的であり、いかさまやインチキであると信じられた。パリの王立医学アカデミーに任命されたベンジャミン・フランクリンを含む委員会は、動物磁気説支持者による活動の実態調査を行った。委員会報告は一七八四年に公刊されたが、「磁気力なしでも、想像力により痙攣を起こせるが、想像力なしの磁気は何も起こさないことが、決定的な実験により示された。動物磁気の流れの存在を示す証拠はなかった。この流れは存在せず、したがって何の有用性もなかった」。そして「効

（4）手で触ることはまだ多くの原始的、宗教的な治療儀式で広く使われている。治療目的で触ることは今日、代替医療の実行者によって使われる手技の一つである。

果は、実施者の接触行為・患者の想像力の昂進・無意識下の本能的な模倣など」によりもたらされたというものであった（Podmore 1963, p.59）。時代精神の変化は、治療的価値を研究する（そのような試みはこれが始めてであった）医師や科学者の名簿に記載された公的な肩書きや委員会の評価の徹底ぶり、そしてその結論に読み取ることができる。さらに神がかり現象や暗示の治療効果に関するより合理的な研究が、プイセギュール侯爵、（催眠術にその名を残した）ジェームズ・ブレイド、ヒッポライト-マリー・ベルンハイムらによって始められ、精神治療の次のステップである心理療法につながるものとなった。

要するに精神治療の発達は、シャーマン・まじない師・聖職者による原始的な超自然主義・魔術・呪文・憑依・護符・宗教から始まったといえよう。ギリシア人やヒポクラテス学派の医者達は、身体や精神の疾病を自然現象と見なすことによりそこに合理性を付け加えた。宗教的神秘主義は、神に贖罪を祈願することで治療する聖職者達のキリスト教の信仰治療および悪魔払いとともに復活し、王族による神の治療（ロイヤルタッチ）へと引き継がれた。触れることによって治す能力は、間もなく平民であるグレイトレイスクによっても主張された。彼は多くの人々を崇高な治療の追求に駆り立て参加させたわけだが、その能力は神の啓示か種々の神秘的概念によるものと信じられた。このように連綿たる治療の系譜は、かのメスメル、エリシャ・パーキンス、ジェームズ・グラハム、フィニーズ・キムビー、メアリ・ベイカー・エディーから催眠術師までをも含み、さらに各種の他の素人治療者に広がり、ついには二百五十を超える学派の心理療法士達に及んだのであった。

ガレノス医学衰退期のプラセボとプラセボ以外のクスリ

プラセボではない最初のクスリ：キナ皮

十七世紀に欧州に紹介されたキナ樹皮は、ガレノス医学の終焉をもたらしたその原因およびその象徴であった(Garrison 1929; Bruce-Chwatt 1988; Jarcho 1993)。伝説によれば、チンチョン伯爵夫人〔訳注:当時のペルー総督夫人〕は、ペルーインディアンの間によく知られていた樹皮の効能により、瘧《おこり》(発熱に対する当時の呼称)を治療した。キナ皮は、イエズス会によって一六三八年頃に欧州にもたらされ、ペルーキナ皮、イエズス皮として知られるとともに、後に〈pulvis cardinalis、pulvis patrum〉そして最終的にはリンネが誤って伯爵夫人の名前(Chinchon)から最初のhを落としたものの、〈cinchona〉と命名されたのであった。

トーマス・サイデナムとトーマス・モートンは、キナ皮(後にキニーネを含むことが分かった)を英国医学に導入し、初めてマラリア(間歇熱・三日熱マラリア・瘧として知られた)と他の熱病における有効・無効を鑑別した。キナ樹皮が全ての発熱疾患に対してではなく、マラリア性発熱にのみ特異性を有することを証明できたことは、従来プラセボとプラセボでないものを区別する手段を持たなかったことを考えるとき、医学の治療学においては極めて重要な進歩であった。見習い薬剤師ロバート・タルボーアは、一六七二年チャールズ二世の三日熱マラリアを初めてキナ皮により治癒させ、この功績により後にナイトに叙爵された。チャールズはルイ十四世の治療のためにタルボーアをフランスに派遣したところ、すぐに快癒したので、ルイ十四世は彼を年金付きのシュバリエに叙勲し、この治療法の十年間にわたる独占販売権を許し、後には秘薬を買い取ったのだが、結局それはキナ皮を赤ワインに入れたものであった。

権威、とりわけガレノス理論への信頼はあまりにも揺るぎないものであったので、当時の大部分の医者はキナ樹皮の使用を拒否した。彼らが反対した他の要因としては、何世紀にもわたる欧州でのマラリア流行の惨状救済に初めて樹皮の使用を導入推奨して、いわば治療法の改革を求めたスペインのイエズス会に対する、反教権的な激しい争論があったことも挙げられよう。しかしレオナード・J・ブルース-クワット(一九八八)は、本物の代わりに、その有効性決定を困難にした粗悪品もしくは代用製品の乱用も拒絶の一因となったのではと述べている。

フィールディング・H・ガリソンによれば、「キナ（イエズス）皮の発見ほど当時の医学校の体制をうろたえさせたものは他にはない。ベルナルディーノ・ラマッツィーニはキナ皮の発見は、火薬が戦争に与えたのと同じインパクトを医学に及ぼしていると述べた。古い治療法では、『腐敗した体液』を取り除くのに時として何カ月も必要とするのに、長引き手こずった間歇熱をあっという間に治癒させる事実は、医療におけるガレノス医学に引導を渡す結果となった」（Garrison 1929, p.290）。

キナ皮は、マラリア熱の治療には特効薬であっても他の発熱には無効なので、プラセボではない最初のクスリと考えられる（Houston 1938; Findley 1953）。この経験に基づく発見と治療も、ガレノスの原理の権威達にとってはクスリを使う時機を得る理由にはならなかった。このようなキナ皮の歴史は、強い先入観がある場合には、知性があり高等教育を受けた医者達ですら有効な治療法を認知できず、医学史上最も優秀なクスリでさえその採用が阻害された経緯を示している。無効な治療を有効とみせかけて有効な新薬の受け入れを混乱させるという、医学史上繰り返されるこのテーマに関連するのが、このプラセボ効果なのである。

一六八〇年のチャールズ二世の治療

治療に関する医学理論は、十七世紀の間はいまだ原始的な状態に留まっていた。息怺《こら》えのできる動物としての狐の肺が結核患者に投与され、多毛な動物としての熊の脂肪が禿に処方された。こうした治療はほとんど無効であるにもかかわらず、医者は高い尊敬を勝ち得ていたということは、患者に何らかの利益をもたらしていたということになる。高名な十四人の医者によるチャールズ二世の治療をみてみよう。

王は……右腕から一パイント（〇・五七リットル）にも及ぶ瀉血をした。次に［医者は］八オンスの血液を左肩より採取し、王に吐かせるための催吐剤と二つの薬剤、そして、アンチモン・岩塩・ビロードアオイの葉・スミレ・ビートの根・カミルレの花・ウイキョウの実・亜麻仁・カルダモンの実・シナモン・サフラン・コチニール・アロエなどを含んだ浣腸液を与えた。また王の頭は剃られて水疱ができていた。脳を浄化するためにヘレボルスの根から作ったくしゃみを起こす粉が投与され、また当時、鼻汁は脳から出ると信じられていたので、作用を強化するためリュウキンカの粉を加えた。催吐剤は頻回に続けられ、その間に大麦の重湯・甘草・甘くしたアーモンド・弱いワイン・ヨモギ油・アニス・アザミの葉・ミント・バラ、そしてアンゼリカからなる鎮静剤が与えられた。タールと鳩の糞からなる膏薬が王の足に貼付された。次にさらに瀉血を続け、メロンの種・トネリコマンナ・ニレの樹皮・アメリカザクラの汁・ドイツスズランの抽出液・牡丹・ラベンダー・酢に溶かした真珠・リンドウの根（ゲンチアナ根）・ニクズク、そして鱗茎が投与された。この液に人の頭蓋骨の抽出液四十滴が加えられた。最後に、藁をもつかむ思いで牛黄も試みられた。そして王は死んだ（Haggard 1934, p.267–68）。

癲癇の治療

ヤドリギは、古代のドルイド教の司祭によれば、丹毒（聖アントニウスの火）・胼胝《たこ》・凍傷・筋萎縮・不妊・舞踏病・腺ペストに対し治癒能力があるとされた。ガレノス薬局方の一つで、そもそも彼はこれがオークの樹上で成長する植物と信じ、この樹が滅多に倒れることはないので、癲癇に著効あり、と理論づけたのであった（Lennox 1957）。しかし一七一九年にコールバッチが、ヤドリギは菩提樹の上に成長しても同じ効果があると報告した。ところが噂を呼んでヤドリギの評判は肥大化し、十七世紀までには浮腫・陰萎・ハンセン病・梅毒・癲癇などにも有効とされるに至った。癲癇が間隔の詰まった歯並びによって引き起こされ、ヒステリーは月経や自慰に関連するとしたチャールズ・ロクック卿によっても処方された（Lennox 1957）。

ルネッサンスにおける学問復興は近代文明への導火線であった。学問は各分野で盛んになり、科学や医学は進歩し、時に逆行し偶然もあったが加速されて、十七世紀から十八世紀に及びガレノス医学の終焉をもたらした。

十七世紀

医学は、十七世紀に急速な進歩を遂げたものの、治療は依然として原始的であった。たとえば一六一八年に出版されたロンドン薬局方の初版には、マッティオリの有名な解毒剤・ミトリダツム・アンドロマクスのテリアカ・ビゴの膏薬（生きている蛙と虫を混ぜた毒蛇の肉）・昆虫・毒蛇を乾燥させたドロップ・（喘息用の）狐の肺・宝石の粉末・煉瓦の油・蟻、そして狼といった治療薬が収載されていた。「十七世紀の薬局方ではまさに魔女の大釜で調合されていた」（Haggard 1934, p.269）。一六五〇年のロンドン薬局方は、殺害された犠牲者の頭蓋骨に生えた苔・胃石から作ったガスコーニュ粉・琥珀・真珠・蟹の眼・珊瑚、そして蟹の鋏の黒い先端までも記載していた。一六七七年のロンドン薬局方はキナ樹皮をはじめ多くの新薬を採用しているが、同時に人の尿も載せていた。三つの薬局方にある他の気味悪い治療薬の例としては、「血液・脂肪・胆汁・内臓・骨・骨髄・鉤爪・歯・蹄・角・生殖器・卵・あらゆる種類の排泄物・蜜蠟・雄鳥のトサカ・イカの皮・毛皮・毛髪・アイシングラス・人の汗・空腹の人の唾液・人の胎盤・生糸・蜘蛛の巣・海綿・貝殻・蛇の抜け殻・蠍・燕の巣・ダンゴ虫・そして死刑囚の頭蓋の矢状縫合と人字縫合の会合部にある三角形をしたウォルム骨など」があった（Garrison 1929, p.289）。

十七世紀の医者の愚かしさは、モリエールの劇中人物の嘲笑にも窺える。一連の病気の治療について訊ねられた一人の医学生が、「胃腸を浄化するためまず下剤として酒石酸タリウムを与え、それから浣腸を行います」と答え、あらゆる病気に対する浣腸・乱切・下剤の、疑う余地なき利点を弁ずるのである。権威ある教授達の反応は、「大変結構」というものであった（Garrison 1929）。パリ大学総長だったギー・パタンは、彼の妻を胸部の病的充血（液体ないし血液の過剰な流れ）のため十二回瀉血し、息子を発熱で二十回、自分自身は感冒で七回、ある友人を発熱で三十六回、もう一人をリウマチで六十四回瀉血している（Garrison 1929）。モリエールの同時代人で近代化学の確立者であるロバート・ボイルは、改訂された薬局方から多くの疑わしいクスリを削除したが、それでもなお「歩き回った人が履いた」古い靴底を粉末にして腹痛に、オークに生えた本物のヤドリギは癲癇に、そして白亜粉と鵞鳥油を痔核の痛みに採用している（Haggard 1929）。患者は、下剤を飲まされ、吐かされ、毒を飲まされ、切られ、吸角療法で吸われて水疱ができ、瀉血され、凍らされ、熱せられ、発汗させられ、蛭で血を吸われ、ショックに陥り続けたのであった。そのほか数多くの特許的調剤品は、十七世紀の治療における他の興味深い側面を示している。

十八世紀

十八世紀は、「近代的ないし科学的医学の基礎が置かれた」（Veith in King 1958, p.vii）、「近代医学の青春時代」（King 1958, p.viii）などと様々に特徴づけられ、ガリソンは「理論と体系の時代」（King 1958, p.viii）と述べた。この世紀には、いくつかの重要かつよく知られた治療上の進歩があった。一七七六年にウィリアム・ウィザリングは、ある老貴婦人から当時最も主要な病気であった水腫（浮腫）に対する、キツネノテブクロ（ジギタリス）の使用法について教えられた。彼はこれを心臓病に用いたが、浮腫の原因が心臓病なのか、あるいは他の疾患によるものなのか、その鑑別には気づかなかった。ジギタリスは、一七八三年のエジンバラ薬局方には含まれているが、一八〇九年のロンドン薬局方には含まれていない。天然痘に対するエドワード・ジェンナーのワクチン接種のエピソードはよく知られている。またジェームズ・リンドの、壊血病に対するレモンとオレンジの効果に関する単純かつ直接的な研究があるが、その結果は百六十年間にわたり医者達には受け入れられず、リンド自身もその価値を充分には認識していなかった。

きちんと計画された治験の価値は、十八世紀にはまだ理解されなかった（Gaddum 1954）。薬局方は問題のある処方を削除しつつあったが、一七四六年のロンドン薬局方は依然としてミトリダツム・テリアカ・牛黄・蟹の眼・ダンゴ虫を収載し、従来のクスリに比べても薬効のない多くの新薬を含んでいた。医者達はクスリを混合し、調剤し、秘薬を売りさばき、長ったらしい処方箋を書き、一方バークリー主教やジョン・ウィーズリーといった英国の聖職者も、治療学を少しばかりかじってみた。浣腸の流行と一緒になった十八世紀の当世風の理論は、便の固着滞留などつまることを多くの疾病の根本原因であると考える「梗塞の教義」が主流であった（Garrison 1929）。

五十七歳のときに感冒から扁桃腺炎（扁桃膿瘍）を併発したジョージ・ワシントンの受けた治療は、十八世紀末の治療法の典型といえる。彼は十二時間のうちに二・五〜二・八クォート（二・二〜二・七リットル）を瀉血され、中等量のアメリカ甘汞で浣腸され、五グレイン（〇・三二グラム）の甘汞、五〜六グレイン（〇・三二〜〇・三九グラム）の吐酒石の内服、酢入りの水蒸気の吸入、発泡膏の四肢塗布などを行い、すでに水疱を生じていた喉にはふすまと酢からなる膏薬で罨法が行われた。しかし出血量と熱による脱水、甘汞性の下痢に対し水分補給をしなかったことは、それ自体が死因となり得たわけであり、少なくともその死を早めたといえよう。このように無益なプラセボ治療は何世紀にもわたりその実像に理解が及ばず、「我らが国父」をも危篤に陥れたのである。

十九世紀

十九世紀は、一八六五年のクロード・ベルナールによる「観察に基づき、経験によって証明される」という科学的手法についての古典的論述に象徴される（Modell 1976, p.10）。実験医学におけるベルナールの考え方は、彼の生きた時代の情況に左右されているのはもちろんであるが、なおかつこの世紀の実験法の方向性に多大の影響を与え、これが著された当時においてと同様、今日的にも意義のあるものであった。ついでながらこの世紀の重要な進歩には、世紀初頭の病理解剖学・中期の生理学・そして世紀後半の細菌学の知識と薬理学の始動が含まれている（Modell 1976）[5]。

しかし、生理学・病理学・化学の知識の裏づけのない治療は、結局原始的で的外れであった。理論倒れの治療体系は、その構築に完全に失敗したのである（Modell 1976）。逆症療法（アロパシー：allopathy）は世界の至る所で行われたが、病状とは逆の症状を生ずるクスリを選ぶものである。病気の主症状を抑えるため大量投与が行われ、これが往々にして死を招いた。たとえばマラリアや赤痢の治療では、ショックを起こすまで腸に下剤を用いたのであった。

同種療法（ホメオパシー：homeopathy）は、「似たものが似たものを治す（similia similibus curantur：クスリの治癒力はそのクスリが作り出す症状と病気の症状との類似度に依存するとの考え方）」原則と、パラケルススも用いたクスリの刻印の原則に基づいている（Holmes 1891）。後者は、星が「病気の刻印」をクスリに刻むと考えるのであるが、その刻印はクスリが由来した植物の形と色に現れるという占星術の概念に基づいていた。たとえば蘭の根の形は睾丸に類似するので睾丸の疾病に使う、との理論的裏づけがあり、ニクズクは脳に似るので、脳の疾病治療に使われたのである。ところで、この同種療法の医学理論を特徴づけるもう一つの点は、用量が少なければ少ないほど効果が増し、クスリの作用は希釈によって生み出されるとするところにある。「一八二九年以降、［ハーネマンは］全てのクスリの投与を十の六十乗分の一の濃度に相当する三十番めの効力で使用することを勧めた。

（5）たとえば一八六四年パスツールは自然発生は決して存在せず、発酵や腐敗の原因は未知の微生物であることを示した。一八六五年リスターは制腐法で続き、近代外科への道を開くことになった。コッホは一八七六年に炭疽菌、一八八二年に結核菌、一八八四年にコレラ菌を分離した。連鎖球菌は一八八二年に同定された。パスツールは一八八五年に狂犬病の予防ワクチンを開発し、ベーリングは一八九四年にコッホの研究所でジフテリアの予防接種を開発した。

この濃度は、海王星の軌道に一致する大きさの球体中のクスリ一分子に相当する」とされた（Modell 1976, p.9）。もしクスリに有効成分が含まれないとしても、その効果は調剤時の振盪によりクスリの中に広がった精神的エネルギーのためであり、作用のある分子によって溶媒ないし賦形薬に残された「刻印」のためであると説明された（Laurence & Bennett 1987）。同種療法の薬剤学には、古代の専門家が処方したのと同様、多くの不思議な調剤が含まれていた。医薬品のリストには、「月ないし月光」、虱、「虹の黄色」、「蛋白尿素（尿蛋白ないし病人の尿）」、「アデニア（ホジキン病の患者から取った腺）」、そのほか似たような名前の調剤があった（Reyburn 1990）。当時大成功した同種療法と逆症療法は、プラセボ効果と自然治癒の好例といえた[6]。

十九世紀初頭に始まった、第三の体系である折衷主義の臨床家は、「有用となればそれが何であれ従い、診療に取り入れ、緊急度・情況・得られた知識次第で処方内容を変更する人々」であった（Kremers & Urdang 1940, p.161）。それは病気に有効とみえて実際は過剰治療であったり、結果として中毒を生ずるクスリの寄せ集め・組み合わせであったりした。

薬の使用に関してオリバー・ウェンデル・ホームズは、鎮痛のための「阿片を止め」、麻酔のための「ワインも止め」、代わりに、マラリアへのキニーネ・梅毒への水銀・心疾患へのジギタリス・痛風へのコルヒチン・甲状腺腫へのヨード・下痢への吐根など、「われわれの医術が明らかにできなかったいくつかの特効薬を使うべき」と述べた。「もし全てのクスリを……海底に葬り去ることができるなら、人類にとっては素晴らしいことであっても、魚にとっては最悪であろう」（Holmes 1891, p.xv）。

推奨された他の治療法には、患者を足か頭で吊り下げるものがあった。足で吊るすと血液が頭部に下がるが、梅毒を含む様々な病気に罹った患者の七〇パーセントを治癒させたと、パリのサルペトリエール病院のフィールジャンス・レイモン医師によって報告されている。一方、患者を頭で吊り下げたベルンハイムの協力者であったハウスシャルテル医師によって、いろいろな身体的・精神的疾患において同様の成功率が報告された（Volgyesi

1954)。これら報告の興味深い点は、二つの治療法の結果が比べられたことにある。経験からみた結果の比較は、従来の理論とも、治療法選択に際しての権威ある名医への信頼とも明らかに異なっていた。

十九世紀末、医者は医療についてますます懐疑的になり、薬物療法には虚無的でさえあった（Medical Research Council 1950; Modell 1976; Coleman 1987）。当時の抜群の教養人であったオスラーは、十九世紀の終わりに薬を、「医学の新しい学派」であると見なした。彼は次のように述べている。

われわれは過剰なクスリとの闘いにおいて、その作用について何も知らず、体内での作用についてはなおさら知ることとなく続けている、多数のクスリの濫用に終止符を打つような闘いはしてこなかった。新学派の特徴は、広く処方されているだけでその薬効についてはほとんど、もしくはまったく確認されていない訳のわからないクスリの中にあって、ほんのわずかながらも薬効あるクスリに対する確かな信頼である。すなわち医者にとっては、はなはだ作用が疑わしい数々の治療法を取り上げるよりも、たとえ少数ではあっても全員が使用すべきキニーネ・鉄・水銀・ヨウ化カリウム・阿片・ジギタリスといった、重要なクスリの使い方につき知ることがより重要である（Osler 1932, p.254–255）。

（6）同種療法の現況に関する総説や「コンシューマー・レポート」誌に述べられた比較試験についての批判的議論を参照（無名氏 1994b）。

第2章　プラセボの意味

ある言葉を使うときその意味は、まさに自分が使いたい意味そのものとなる。
——ハンプティ・ダンプティ
ルイス・キャロル「鏡の国のアリス」

プラセボの定義は、一七八五年に「プラセボ」が医学辞典に初めて記載されたときに始まる。この章では、この単語の歴史、定義の時代的変遷、そして定義の混乱の因となった誤解された言葉の意味、あるいは知られざる意味についても光を当ててみよう。そして語源的・語義的・方法論的に、そして研究進展の上でも納得できる定義を示してみたい。

語源と原義

プラセボの歴史はヘブライ語の聖書に始まる。詩篇一六六章九節は、「私は先へと歩を進める」という意味の〈ethalekh〉という単語から始まっている。聖書がラテン語に翻訳された際この〈ethalekh〉に、ラテン語の動詞〈placere〉（気に入る）の第一人称・単数形・未来直説法・能動態である〈placebo〉があてられた。プラセボは、当時恒例のローマ・カトリック教会の典礼の一つに結びついて、礼拝形式の意味を宿した。この語は第一交唱詩篇の冒頭の言葉であり、通例、死者のための聖務日課の中の晩課、そして死者のための夕暮れの祈りとして唱えられたが、今日もはや使われずその意味も不明となった（*Catholic Encyclopedia* 1911）。全体の文章 "Placebo Domino in regione vivorum" は、「私は生ける者の此の地で神を慶ばす」もしくは欽定訳聖書にいうとおり「私は生ける者の地で神の前を歩いて行く」と訳されている。プラセボは、この用法で十三世紀の英語に取り入れられ、「喜ぶ、楽しみを与える、誉められる、喜ばれる、賛成される、受け入れられる、似合う、満足させる」などと訳された。また聴衆の喝采という意味にも用いられた（Lewis 1953）。

プラセボは、十四世紀になると宗教的な意味を失い、さらに数世紀の間には言外に揶揄皮肉のニュアンスが加わり、「劇に合わせて歌う・作る・祈りを教えられる、転じて、ごますりを演じる人・お世辞を言う人・追従する・日和見をする（廃語）」（*New English Dictionary* 1933）へと変化していった。これは、泣くべき家族に代わり死者の棺前で「祈りをあげる（sing placebo）」ことを生業とする人々への軽蔑に由来している。こうした人々が軽侮されたのはおそらく、彼らの社会的地位が低く、死者によって収入を得ているからであり、そしておそらく遺族が罪の意識をぶつける対象としても好都合であったからであろう。

この語の第三の遣い方はより軽蔑的であり、「おべっか使い・追従者・厄介者」（*New English Dictionary* 1933）や「他人に追従して同じことを言う人・ごますり」（*Webster's New International* 1934）という意味であった。チョーサーは、プラセボをこの種の登場人物の名前として使っている。この用法は一三八八年から一五七二年の間にいろいろな表現でみられるが、(1) この語源学的情況から、現代の医学で使用されるプラセボが生まれたのであった。既存の特異的治療とは異なる種類の療法を意味するプラセボという単語の導入は、方法論と医学の歴史上重要な展開であった。

New English Dictionary on Historical Principles（一九三三）は、英語における placebo の起源と歴史を示す主

要な典拠である。しかし、この単語の歴史については誤りが二つある。第一の定義については、「プラセボとは……患者に利益よりも悦びを与えるために使うクスリに与えられた形容」とした、フーパーによる*Quincy's Lexicon-Medicum*（一八一一）の誤りに起源があると考えられる。この定義は、実際には八年前のフォックスの*New Medical Dictionary*（一八〇三）にも出ている。しかし問題は、以前からあった定義を省略したことにある。この省略こそが、後世に後を引く定義の混乱の始まりである。

ペッパーが今やプラセボについての古典となった論文をものした一九四五年に至るまでは、*New English Dictionary on Historical Principles*（一九三三）が、プラセボの歴史に関する唯一の参考書であった。[2] 彼は*New English Dictionary*の重大な誤りを正し、それより以前のクウィンシーの*Lexicon Physico-Medicum*（一七八七）第十版の定義を記載した。しかしこの定義は実は二年前にマザビーの*New Medical Dictionary*（一七八五）に出ており、これは彼の見落としである。しかしより重大なことはペッパーおよび彼に続く人々がこの定義を、「ごくありきたりの薬剤の処置」と誤って引用したことであった。一方、マザビー、クウィンシーらの実際の定義は、

（1）チョーサー「貿易商人の話」（『カンタベリー物語』）一三八八年 "Placebo seyede o Januarie brother (etc.)." ジョン・リドゲイト〔訳注：英国の詩人・ベネディクト派の修道士〕「G. de DeGuillevilleの『人生遍歴』の英訳」一四二六年 "Ffletergny ...Somme callen, hir Placebo, ffer sehe kan maken an Eccho Answere euere ageyn the same." ジョン・ノックス〔訳注：スコットランドの宗教改革者・歴史家〕「スコットランド宗教改革史」一五七二年 "The Bischop ... having his placebos and Jackmen in the toun buffatted the Frier, and called him Heretick." デイヴィッド・コールダーウッド〔訳注：スコットランドの長老派の牧師〕「スコットランド教会史」一六五一年 "Placebos and flatters went to court."

（2）Pepperの説得力のある "Note on the Placebo"（一九四五）はもっぱらプラセボ効果について論じた最も初期の論文の一つであり、標題にplaceboとの単語を含んだ最初であろう。この論文はプラセボ効果への関心の始まりを印した。医学報告の珠玉であり、おそらくプラセボの文献で最も引用される論文であろう。

「ごくありきたりの処置もしくは薬剤」であった。

　この「〜の（of）」と「もしくは（or）」の違いは重要である。前者は定義を薬剤に限っているが、後者には処置と薬剤が含まれる。したがって後者の定義によれば、プラセボとしてはクスリまたは作用のある薬剤のみならず治療法も指しており、つまりそこには呪術・話術・催眠術・心理療法など非薬物的なものも含まれることになる。また初期の定義においては、プラセボを必ずしも作用のない物質とは規定していない。このことに留意すべきである。[3]

その医学的定義

　一七八五年に、「プラセボ」という用語が医学に導入された経緯は不明である。しかし不活性の物質を意図的に投与する形式でのプラセボは、一七八五年以前の臨床においては処方されなかったことが証明されている。治療は、当時有効と信じられていた下剤・発汗・瀉血などの一定の組み合わせからなっていた。しかしこのような治療の有効性に対する懐疑主義が広まるにつれ、クウィンシー（一七八七）が「ごくありきたりの（commonplace）処置もしくは薬剤」と定義した「プラセボ」の用語が、いくつかの治療の場で散見されるようになった。

　軽蔑と汚名は、医学用語となる前のこの言葉の語源と素性を象徴しており、最初の医学的定義に〈commonplace〉が使用されていることにも反映されている。Commonplaceは、「普通の・陳腐な・ありふれた」（*Webster's American* 1838）、もしくは、「ありきたりの手法・上っ面の・いつも使われる・独創性や新味のない・普通の・退屈な・陳腐な・古くさい」、等（*Webster's Third New International* 1961）を意味した。軽蔑的な意味は、先述のプラセボの定義の最初の変化に反映されており、マザビー（一七九五、一八〇一）やパー（一八〇九、一八二〇）の辞書には、「他の目的というよりも、束の間を取り繕い悦ばせるために計算された、その実は陳腐な治療法ないし薬」と説明されている。

先述のようにプラセボの定義が少々変化したにもかかわらず、クスリとしてのプラセボを「悦ばせるための薬」と定義することが、一九五一年頃までの主要な医学辞典で行われていた。プラセボは、十九世紀末のフォスターの辞典（一八九四）で、初めて作用のないあるいは不活性のものとして定義された。その定義は、*Taber's Medical Dictionary for Nurses*（Taber 1905）で「作用のない物質」として、*A Simplified Medical Dictionary for Lawyers*（Maloy 1942）と一九五一年版のドーランドの *American Illustrated Medical Dictionary* において「不活性」として特定された。フォスター（一八九四）は、プラセボを「みせかけの薬」と定義した。この定義は、一九〇四年から一九一五年の *Appleton's Medical Dictionary* のいくつかの版で採用された。ドーランドの辞典では、一九〇〇年から一九四四年にかけ、プラセボを「悦ばせるための薬」と定義してきた。しかし一九四七年版では、驚くなかれ「みせかけの薬」として再登場した。その後、一九五一年版の *American Illustrated Medical Dictionary* で

（3）われわれは一九六八年にその誤りを正し、この章ですでに述べたプラセボという単語の歴史を明らかにするために *The New English Dictionary on Historical principles*（一九三三）第一版の編集者に連絡をとった。訂正は編集者に承認されたが、一九八九年に *Oxford English Dictionary* 第二版が出版されるまで公表されなかった。われわれの定義につき同僚との論争に何年かを費やした後に、一九八九年版の定義が一九六〇年代にわれわれが提案し、この章でも述べた内容に近づいたことを知るのはうれしいことである。つまり「患者が薬剤ないし治療として受け入れた物質ないし手技であるが、実際には患者の症状に対し、何ら特異性を持たないかそうした活性はないものと信じ込んで処方されたもの。特にプラセボ効果としてよく用いられるのは、処方されたものの性状では説明できない有用な（または逆の）効果」である。したがって、一九八九年の *Oxford English Dictionary* のプラセボの定義では不活性のものと作用のある薬剤、外科手術、電気、機器、手技、心理療法――事実上、有効性のないことが処方をした治療者や使用する者に知られているかいないかにはかかわらずあらゆる種類の治療を含んでいる。

プラセボは、「作用のない物質」と定義された。その後、プラセボ効果に関する他の辞典や論文も、プラセボを作用のない（inactive）、あるいは不活性なもの（inert）、と定義し始めた。〈inactive〉が、プラセボの定義として医学辞典以外に初めて現れるのは、「クスリないし処置、とくに患者を満足させるために与えられる作用のないもの」[4]として従来の定義に追加された、*Webster's New International Dictionary*（一九三四）の第二版においてである。

したがって一七八五年から一九五一年にかけての医学史上プラセボは、弁麻の根茎・コンズランゴの樹皮・ストリキニーネチンキ・纈草《カノコソウ》根チンキ・胎盤や精巣の抽出物などのクスリや、パーキンスの金属桿やメスメルの集団催眠といった治療法として定義された。このさい語義または方法論上の原理というよりはその独特な性質が、プラセボを作用のない不活性なものと見なすのに影響している。本来の定義およびその歴史の大半で用いられてきた定義は、〈placebo〉が症状や疾病に対する特定の効果というよりも、むしろ「患者を悦ばす」ために、医師が意図的に、臨機応変に処方するクスリということになる。この定義の変化の大きな要因としては、医学における科学的進歩とこれに対する医者の保守的な自己防御的反応、一重ないし二重盲検試験における作用のないプラセボの使用頻度の増加、そして一九五〇年代のプラセボ効果に関する論文の著しい増加などを挙げることができよう。

防御的反応も、プラセボの元来の定義に影響を及ぼしている（Shapiro 1960a, 1960b）。医学は進歩したといっても、本質的には大半の治療が無効かプラセボであったといえる（Shapiro 1959, 1960b）。どんな基準によるにせよ、いかさま師と医者の選別は必ずしも容易ではない（Walker 1959）。そして治療の秘密性には共通点がある（Garrison 1921）。医者は、往々にして時の王様や統治者が公的に認めた、いかさま師の重要な貢献には否定的であった（Duran-Reynals 1946; Walker 1959）。論争は加熱し、医者達はいかさま師や他の医者達を激しく罵倒した（Garrison 1921; King 1958; Shapiro 1960b）。プラセボという言葉を、いかさま師の治療を非難する手段として医者がいささかなりとも使おうものなら、医者の治療といえども似たりよったり時には逆効果であったから、汚名はそのまま医者にも跳ね返ってきた（King 1958）。医者も治療内容の不完全性を感じるようになっていたのである。プラセボという言葉の持つ軽蔑的な意味合いは、今日医者がプラセボの使用を自分達ではなく、他の医者の責に帰するように、それは他者の治療に対する、防御的な名称であることを示唆している（Hofling 1955; Shapiro 1960a; Shapiro & Struening 1973a, 1973b, 1974）。プラセボにより患者を楽しませ、悦ばせ、愉快にさせるのは、患者にプラセボを要求させ、プラセボに反応する愚かな存在と捉えることへの、無力感・敵意・罪の意識を否定したいという医者の心理の反映ともいえよう（DeMaar & Pelikan 1955; Whitehorn 1958; Frank 1958; Shapiro 1959, 1960a, 1960b, 1963, 1969, 1971; Shapiro & Morris 1978）。

その心理的効果を期待して処方される意図的な治療として、プラセボ本来の定義があったにもかかわらず、プラセボが意図的に用いられることはそう多くはなかったらしい。医者はプラセボに対し否定的であり、使用された場合には、軽蔑すべき同僚のせいにしたりしたのである。

要するにプラセボは侮蔑語であって、決して科学用語ではなかったのである。これこそが過去において、なぜこれほどまで用いられなかったかの理由といえよう。現代の医学では普通に使われているが、この言葉が存在した最初の百年間に使われることは、ほとんどなかった。辞典は別にして一八八七年までは、医学上の使用に関する記載はまったく見られない。十九世紀のごく初期から、多くの論文が今日プラセボ効果（placebo effect）として知られる現象について議論しているにもかかわらず、プラセボの言葉は滅多に使われず、プラセボ効果という

（4）この定義はプラセボを作用のない、あるいは不活性物質とするものに近い。一九六三年のウェブスター辞典の編集者であったKayによれば、この定義はもともと亡くなったジョンズホプキンズ大学・ヘンリー・フィップス研究所のEsmond Long医師によるという（Kay 1963）。

言葉は、実に一九五〇年代の半ば頃から使われ始めたのであった[5]。患者治療の臨床において、今日いうプラセボ（つまり乳糖などの不活性な物質）を意図的に処方することは、医学では何百年もの間行われていなかった。

ちなみに、最もよく使うプラセボ（治療対象の病状に特異的効果を持たないクスリ）の使用に際しては、実際に医者にも内緒にプラセボ薬を処方する場合と、特異的効果を持たないクスリを少量処方する場合とがある（Modell 1955a）。

元来の定義の範囲

本来の定義およびその後の百年の間に、プラセボの言葉が不活性または作用のない物質を意味するということはなかった。実際問題として、乳糖のような不活性の薬が処方される意味をそれほど深く考えたりするだろうか。その時代の処方集や薬局方にこうしたクスリは載っていない。もしプラセボが意図的に用いられるならば、薬効はあってもそう強くはないクスリの中から選ばれるであろう。過去に使われたクスリがプラセボであったと解釈するのは後知恵であって、実際に処方した医者の意図とはいえない（Pepper 1945; DeMaar & Pelikan 1955; Shapiro 1959, 1960a）。

本来の定義にクスリ以外の治療法が含まれることについては、フランクリンの（静電気）治療法・ガルバーニの（電気）治療法・メスメルの（動物磁気）治療法・天空ベッド・手当て療法・パーキンスの金属桿など十八世紀の治療体系にその源がある。

定義の縮小

十九世紀になると、プラセボの定義は急速にクスリに限られるようになった。漠然とした「治療」や「何か」といった考え方は一応続いてはいたが、「手段」は定義から完全に脱落していた。この変化の理由として考えられるのは、十九世紀前半に非薬物治療がその意義を低下させ、医療はクスリによるとの傾向が顕在化してきたからであろう。このことは、合理的発展を遂げた科学的な医学の領域を追いかけ、これに便乗するいかさま師の治療にも反映された（Garrison 1921; Walker 1959）。十九世紀は、専売権のある秘密処方そして家伝薬の全盛時代ともいわれており、この時期いかさま師の活躍はこのようなクスリの使用によるものであった（Garrison 1921; Young 1961）。これに並行してプラセボの定義も次第にクスリに収斂していったのである。

不活性のプラセボについて最初に言及があったのは、十九世紀の最後の十年であった。この変化の詳細とそれに寄与したと思われる出来事については、これまでに述べた通りである。一方、他の要素はより重要である。つまり十九世紀後半には科学的な医学が始まり、治療はより合理的で有効なものとなった。医者達はより自信を持つようになったのであるが、同時にこれらの重要性や主張についてもいくらか理解が進んだ。最初の食品医薬品法は一九〇六年に通過している（Young 1961）。多くの処方が批判の対象となり、無意味な治療は終わりを告げた（Cramp 1911, 1913, 1921, 1936; Sollmann 1912, 1916, 1917, 1930; Osler 1932）。ごく一部のクスリは簡単な心理療法などに用いられたが、不活性の物質は明らかにずっとこの方面向きであった。疾患および治療における心理的要素の重要性が、クリスチャン・サイエンス派〔訳注：一八六六年米国のメアリ・ベイカー・エディーが始めたキリスト教の一派。聖書に基づく教えと信仰の力で病気を治すとした〕の目覚ましい成功（Twain 1899; Janet 1925）、同種療法の影響（Holmes 1891）、催眠術や暗示の研究（Janet［1924, 1925］とBernheim［1889］によって科学的な心理療法のある段階に名付けられた）、倫理的な説得を行い示唆的な内観を用いる心理療法などの引き続く導入の後、より明らかとなった（Parker 1908–9）。影響のない不活性のクスリが好まれたのは、おそらくその処方内容において同種療法主義者と区別できると

（5）プラセボ効果（placebo effect）という言葉が医学文献に登場するのは二重盲検（double blind）という言葉の使用、治療評価法としての比較試験法の広範な導入と軌を一にしている。

信じられたからであろう。しかしこの時期のプラセボは、言外の意味として不活性であったに過ぎない。そして、二十世紀後半に至るまでは不活性なものとして、一般に受け入れられたり医学的性格を持つことはなかったのである。

このような限定的な定義を決めたのは皮肉にも、治療評価と臨床試験を行う際に不活性のプラセボを必要とする、科学的方法の導入であった。医学雑誌は、対照のない試験よりも対照試験をより多く掲載するようになった。一九五〇年代になると、それ以前には存在しなかった臨床比較試験・二重盲検法・統計解析などが急速に増え始めた。将来の歴史家がこの発展を、一九五〇年代の重要な医学の進歩と評価するかどうか、今はまだ分からないことではあるが……。

臨床比較試験が始まった頃には、不活性のプラセボが一重盲検の対照として投与された。しかしこの方法では不充分ということになり、バイアスの少ない適切なコントロールとして二重盲検法が登場した。二重盲検下では、不活性のプラセボは自然経過および心理的要素などに対する対照として働き、有効な治療と無効な治療とを明らかに区別できるとの考えに基づいている（Gold 1946; Greiner et al. 1950; Modell & Houde 1958; Shapiro 1978）。プラセボは、英国医学研究評議会（Medical Research Council）の結核研究（一九四八）や、一九五〇年代の米国でのポリオ研究といった大規模な調査、そしてプラセボ効果についての多くの研究（Shapiro 1971; Shapiro & Morris 1978; Shapiro & Shapiro 1984b; White et al. 1985）で使われ、一般に認知されるに至った。これらの進歩により、プラセボを不活性な物質と見なすことが多くなった。

研究面でのこうした進歩とともに、臨床医や行動科学研究者もプラセボ効果に興味を持つようになり、以前には存在しなかったプラセボに関する文献も膨れ上がった（Shapiro 1960a, 1960b, 1971; Shapiro & Morris 1978）。過去二十五年間に書かれたプラセボ効果に関する論文は、それ以前の全てを合計したものよりも多いだろう。米国精神医学学会はプラセボに関する最初の円卓会議を一九五九年に開催し、多くの新聞や雑誌がこの問題をレビューした。たとえば「フィジシャンズ・ブレティン」(無名氏1955a, 1955b)、「スペクトラム」(無名氏1957a, 1957b, 1960b)、「ニューヨーク・ヘラルド・トリビューン」(Ubell 1959)、「ニューヨーカー」(Roueche 1960)、「サイキアトリック・リポーター」(Smith Kline & French 1962)、「メディカル・タイムズ」(無名氏1962)、「ホスピタル・フォーカス」(無名氏1964b)、「メディカル・サイエンス」(無名氏1964a, 1964c)などである。今や全ての辞典がplaceboを掲載し、その定義を示している。

しかし二重盲検法のより精緻な改良は、臨床試験施行上の他の進歩に追いついていない。たとえば、今や不活性のプラセボは二重盲検試験の対照としては、不充分であることが多いことが明らかになった(第九章参照)。不活性のプラセボは、患者・医者の双方が作用のあるクスリとは違うということに気づき、研究方法は一重盲検となったり盲検ではなくなってしまうこともある。作用のあるクスリが併せ持つ生理的効果が、患者・医者・評価者に強い心理的影響を及ぼすことさえある。今日プラセボ足り得るには、調査対象のクスリの薬効に酷似し、なおかつ患者や医者が作用の違いに気づかぬよう、注意深く計算されなければならないことが判っている(Blumenthal et al. 1974)。作用薬剤の効果に似せるためには、プラセボ対照として、作用のある物質を使う必要がある(Modell & Houde 1958; Nash 1959; Shapiro et al. 1960; Shapiro 1963, 1964b; Blumenthal et al. 1974)。また、辞典には掲載の限界があり、こうした知識の説明については立ち後れている。

作用のない物質などというものはないのだから、不活性のプラセボと活性プラセボの区別というのは机上の問題に過ぎない。蒸留水や乳糖といった物質でも、身体的な変化を起こし得る(ただしこの本では、特に他の研究者の研究結果を引用する際には、「作用のある薬」とプラセボを従来のように区別する)。

あるクスリの有効量と無効量との間に一線を画することはかなり難しく、科学的な根拠にも乏しい。ちょうど同種療法主義者がその用量で薬効があると信じたように、多くの医者はトリフルオペラジン一ミリグラム一日分二回やメプロバメート二百ミリグラム一日分三回といった、薬効を期待できない用量の精神安定薬の処方を無造作に行っている（Shapiro 1964a）。薬効のあるものとそうでないものと、その境界に線を引くことは容易ではない。多くのクスリは、どこからクスリとしての作用を期待できるか、心理的要素とプラセボ効果が薬効に対して重要な相関を有し、薬効の有無が極めて曖昧なままの薬用量で処方されているのである（Shapiro 1963, 1964a, 1978）。

要するにプラセボの定義を、不活性薬と限定するのは、歴史的にも正しいとはいえず、もちろん現代の使用法とも異なっており、不適切かつ根拠薄弱で意味がないといえるのではなかろうか。

心理療法を含む広義の定義

プラセボの定義は、近年まで心理学や精神医学の辞典には載っていなかった。心理学や精神医学の辞典にプラセボの定義が最初に現れるのは、*New Dictionary of Psychology* においてである（Harriman 1947）。プラセボは伝統的に「精神神経疾患の患者を悦ばせるために投与される錠剤か液剤。その治療効果はもしあったとしても生理的なものではなく、心理的なものである」と定義された。より総合的な精神医学上の定義に関する綜説は一九六八年に至りシャピーロにより提示された。

長い医学の歴史からみると、プラセボの歴史はごく最近のものである。他の多くの用語と同様にプラセボの意味と定義は、用語の短い歴史の中でも変化を遂げている。この言葉がほとんど使われなかった時期さえもあるのである。今日プラセボは頻用される用語となり、方法論的に重要な概念を有するようになった。暗示（suggestion）とかダミー処方（dummy preparation）といった用語に言い換えられることもある。この言葉の意味と定義は、今後も医療とその知識あるいは理論の変化に関連しつつ、進化を続けることであろう。

このことは、新しい治療手段をプラセボの定義の中に入れるべきか否かという問題を含んでいる。たとえば心理療法や精神分析などはプラセボに含め得る最も新しい治療法なのだが、心理療法士は大抵これを拒否する。彼らの反応は保守的・防御的であり、過去においてその治療手段の有効性を疑われた医者や治療者達がとった態度に酷似している（Shapiro 1960a; Shapiro & Struening 1973a, 1973b, 1974）。心理療法をその定義に含めるかどうかについても、心理療法はクスリではないのだからプラセボであり得ず、プラセボが非科学的であるのに反し、心理療法は心理学の原理に則っており、科学的作法を踏まえているからプラセボではあり得ず、ゆえに心理療法はプラセボではないとされる（第五章の議論も参照）。

心理療法が本来の定義に含まれていなかったというのは正しい。ただしその理由は、当時こうした治療が公には存在しなかったからに過ぎない。しかし過去の経緯をみると、あらゆる形式の治療が包括されていたはずであって、同じ概念に入れてもおかしくない。そうでなければ逆に、論理的もしくは科学的な手法の意味は薄れ、ことさらに防御的姿勢が目立つことになるであろう。

仮に特定の心理療法について比較調査を行い、対照とした治療と結果において差がなければ、その効果をプラセボ効果と評価しても異議はなかろう。このような定義の操作については、前項の論文に多くの例をみることができる。

研究における「プラセボ」という用語の使用

研究における治療法の評価とは関係なく、プラセボという用語は実験的研究において、対照として使われる因子や手法を意味してきた。英国の研究者達は、研究における対照という意味でダミー（dummy）を用い、一方治療においてはプラセボを用いることがある（Gaddum 1954; Wilson 1962）。この区別の理由はよく分からないが（Beecher 1956）、文献で見る限りダミーの使用例はあまり多くないようだ。

作用機序を含める定義

何人もの著者が、使用するプラセボに、期待・転移・条件づけ・希望の凝集・信頼など、説明的な機序の定義を含め用いている（Whitehorn 1958; Hinsie & Campbell 1960; Frank 1961; Hahn 1985; Plotkin 1985; Wickramasekera 1985）。しかし機序のどれをとっても、主要因子として客観的に証明されたものはない。したがって操作的に定義を決めるという手法はいまだ確立されていない。もし定義できれば、研究を刺激するためには有益であり、今後の実験的研究のためのモデルを提供することができるだろう。

プラセボとプラセボ効果の区別

プラセボを、「作用を与えるモノないし手段」と定義し、プラセボ効果はプラセボ処方への反応と定義してはどうかとの提案がある（Fischer & Dlin 1956; Lesse 1962）。プラセボ効果は肯定的なもの（望ましい反応）、否定的なもの（望ましくない反応）、なし（無反応）と区別される。プラセボがクスリないし手段ということはつまり、あらかじめ計画的に使用され、仮にプラセボ効果を生じるとしても、処方した人が気づくこともあり、気づかぬこともあることを含意する。ところが、この区別には利点もあるが、論理的には矛盾がある。もしクスリが、これを特異的でプラセボではないと考える医者により処方されれば、プラセボ効果は医者が気づかぬままに生ずることになり、治療はプラセボ治療とは見なせなくなってしまう。しかしこの始末の悪い矛盾も、プラセボ効果をプラセボと関連して定義すれば容易に解決できる。そうすれば歴史的に発展・進歩してきた基準を同時に満たすことになる。

他の著者は、プラセボへの反応とプラセボ効果を区別すべきであると主張している。マイケル・ジョスピー（一九七八）によれば、プラセボへの反応はプラセボを投与された患者の行動変化である。これに対しプラセボ効果は、患者に対し特異的な働きかけのない治療手段により生ずる行動変化の一部に過ぎず、他の「自然な」影響や時間的な変化には関係ないとする。一方、シャーマン・ロスとL・W・ブッカレウ（一九八五）は、反応と効果の間に差を見いだした。彼らは、効果を反応群の一部であると考え、クスリないしプラセボの特異的作用に直接関係があると述べている。

また、暗示とプラセボ効果の違いをはっきりさせる必要もあるだろう。プラセボやプラセボ効果などの用語は、基本的に治療と治療効果に限定されるべきである。暗示は、研究室での実験や催眠術に、より密接に関係している。この区別には、歴史的・言語学的・方法論的根拠がある。治療の情況においては重要ないくつかの要素が、実験の情況により存在しなかったり、最小化されてしまう。そこでは治療者よりは実験者、患者よりは対象者、臨床での治療よりは研究室での実験が主体となる（Shapiro 1960b, 1963, 1964c, 1971, 1978）。実験条件に組み込めない他の要素としては、医者－患者関係・患者やその状態に関する医者の関心・職業上や治療上の約束事・医者の楽観主義・患者の期待・臨床上の不安（実験での不安とは区別）などがある（Shapiro 1969）。なお、実験室での暗示のかかりやすさと、臨床でのプラセボ効果との間にはほとんど相関がない（Shapiro 1960b, 1963, 1964b, 1964c, 1971, 1978）。

自己暗示と、催眠施術時の事後暗示は、暗示としては同じ範疇に入る。しかし、もし診療上の効用を期待する手段として用いるならば、この手法もプラセボでありプラセボ効果をもたらすであろう。

「プラセボ」の定義の提案

プラセボの本来の定義にはクスリも処置も含まれていた。したがって、あらゆる治療法がこの最初の定義には含まれていたことになる。後に定義はクスリに限定され、近年に至り「不活性の物質」を指すようになった。これらの変化は、医学の理論と実践の変遷に並行している。最近の薬剤と実験手法の進歩は定義の革新をもたらし、ふたたびあらゆる治療手段が包摂されることになった。この定義によればまた、生理的治療と心理的治療の両者を含む統合概念をも規定する。たとえば、神経衰弱に対するビタミンといった作用のある薬剤（無名氏 1955c）、狭心症に対する内胸動脈の結紮といった外科的手段（Wolf 1959a; Beecher 1961）、そして心理療法といった比較的新しい治療法も含まれる。プラセボの定義をクスリのみに限定するのは歴史的・言語学的・方法論的にも正しくないのである。

プラセボはそもそも、医者以外から与えられる治療を表す軽侮的な通称であって、医者が計画的に考え処方するものではなかった。プラセボ治療の基準は当然ながら科学的方法論の原理に基づくべきである。それにもかかわらず、文献を振り返ってみれば、固く強く信じられた多数の考え方が医学領域の内外にも存在すること、そして精神科医の態度が、精神科医以外の医者のそれとは異なっていることもはっきりしている。これらの差異については、一九六〇年に調査された（第八章の議論を参照）。何をもってプラセボとするべきかの困難さについては、この調査研究でも論議された。

要するにプラセボとプラセボ効果の定義がいい加減で不充分なため、誤解を生じやすい結論が導かれ、研究がはかどらなかった。たとえば、研究者の多くはプラセボ効果（肯定・否定・無反応）を患者の人格に関連づけようとした。しかしこの試みは成功せず、ある研究での人格の特徴が他の研究では違ったものとなった。所見の矛盾は、異なる臨床条件・患者集団・研究手法・デザインなどが原因である。しかし複数の研究によれば、一般的に（プラセボに反応しない人に比べ）プラセボに反応する人は、知識が乏しく、教育レベルが低く、より多く神経症や精神病の患者であり、女性が多く、低い社会階層で、依存的で、適応しにくく、未熟で、衝動的で、非定型的で、抑うつ的で、宗教的で、紋切り型であり（Shapiro 1964b, 1964c, 1964f; Shapiro & Shapiro 1984b）、心気症〔訳注：自己の体調から病気を妄想し、抑うつ的になる病気〕の症状、強迫反応症状、怒り－敵対行為、困惑－錯乱状態、行動障害などを持ちやすいとされている（Shapiro & Shapiro 1984b）。しかしわれわれの研究および他の研究からしても、これらの因子もしくは年齢・性別・知識レベル・人種・社会階層・民族性・宗教性・宗教的背景といった患者の背景変数が、プラセボ反応を左右するとの確実なデータは見つかっていないのである（これらの所見についての議論は後半の章を参照）。

これらの人格因子は、文化的にみれば、クスリの形をとったプラセボに向く患者を表しているのであろう。その特徴は、プラセボに反応する人にではなく、クスリが合う患者に固有なものであろう。こうした患者は、薬剤プラセボの刺激に肯定的に反応し、心理療法的プラセボの刺激には否定的に反応するかまったく反応しないのである。この逆が、心理療法を信じる患者にも起こり得る。彼らは、薬剤プラセボの刺激に反応したりしなかったりであるだろう。言い換えれば、クスリはある患者には充分なプラセボ刺激であり、心理療法も他の患者にとっては充分プラセボ刺激となり得るのである（Fenichel 1954; Schmideberg 1958; Shapiro 1964b, 1964d; Shapiro & Shapiro 1984b）。もしプラセボ刺激が適切ならば、全患者がプラセボに反応することもあり得るであろう。さらに言い換えればプラセボへの反応性は普遍的である（Shapiro & Shapiro 1984b）。いろいろな刺激因子の重要性を認識することがプラセボ効果研究の前提となる（Shapiro 1964b, 1964c, 1964d）。もしプラセボ効果の研究がクスリに限定されるならば、なぜ人々がプラセボに反応するかその根底の機序は解読されず、その秘密に近づくことができないままであろう。したがって良い定義こそがこの不可能性を最小にすると考えられる[6]。

（6）プラセボに反応する人の性格を特定しようとする最初の試みは、Lasagna らの研究である（Lasagna et al. 1954; von Felsinger et al. 1955; Lasagna 1956）。これら論文は広く引用され、他の研究を刺激してきた。しかし同時にプラセボ人格という神話形成につながったり、何年にもわたり有益な研究を脇道へそらさせた。これら研究には多くの面で批判があるはずである。通常とは異なる対象、制限のある研究計画、不充分な症例数、多くの制御されない因子、信頼性と妥当性の立証に欠けた変数、症例毎で不充分なデータ、データに基づかない一般化などである（Trouton 1957 および本書の第七章、第十章を参照）。これらの研究が行われた時期には研究方法はいまだ未発達の段階であったので、こうした欠陥も理解はできる。

種々の用量のクロルプロマジンを投与した際のプラセボ効果とプラセボではない効果の相対的重要性を論じることにより、この考え方をシェーマ化することができる。たとえば百ミリグラムのクロルプロマジンの効果は予想可能で、基本的には全患者で同一、すなわち傾眠・昏睡・死亡である。その逆に、同種療法のように、一ミリグラムのクロルプロマジン投与ではプラセボ効果を生ずるだけである。プラセボではない特異的で予想可能な効果に対するプラセボ効果の割合は、用量が増えるに従って減少する。シェーマの中に含まれない要素には、病気の自然経過における変動、臨床上のばらつき、方法論上の動揺、不運な副作用、そして否定的なプラセボ効果などがある。

完全に予想可能かつ極めて特異的な効果が、クロルプロマジンの大量投与で生じる。この用量では大脳皮質は機能しない。となると大脳皮質の機能なしに非特異的なプラセボ効果や心理的効果は起こらない。たとえばアトロピンの治療用量を除皮質の対象者に投与すると、消化管粘膜への効果は特異的であり予想可能である。一方、同じ用量を正常な皮質の対象者に投与すると、心理状態に応じて種々の効果を生じる（Wolf 1959a, 1959b）。大部分の治療薬や治療手段は正常な皮質の対象者において使われ、また心理的要素が分析可能な範囲内でのみ使われる。したがって全ての治療においてプラセボ効果と非特異的効果が共存することは、ほとんど避けようがない。

このシェーマはおそらくあらゆる治療内容に当てはまるであろう。治療においては、バルビタール・ジギタリス・甲状腺ホルモン・ビタミンなどの薬を、手術療法・心理療法・精神分析などと同格に使用するのである。

われわれが提案する定義では、どの治療がプラセボであるかについての、あるいはプラセボ作用の機序についての仮定を設けない。プラセボ効果には複雑な要因があり、いまだ理解不充分な現象であるから、これらの問題点はそのままにしておくことにする（Shapiro 1964b, 1964c; Shapiro & Shapiro 1984b; White et al. 1985）。良い定義は、類語反復を避けた現象学的表現である。そうすれば各因子を調べることができる構造となり、研究の良いモデルとなり、全ての人が合意できる個別評価も可能になるであろう。

われわれは、次に示す定義がこうした基準を満たすものと信じている。

——プラセボとは、意図的計画的にその非特異的・心理的・精神生理学的治療効果を期待するものであり、患者・症状・疾病に対する特異的効果があるにしても、治験対象に対しては非特異的なあらゆる治療（またはあらゆる治療要素）をいう。

——また、実験的研究で対照として使う場合、プラセボは治験対象に対し特異作用を持たない物質や方法をいう。[7]

——プラセボ効果とは、プラセボによって生じる非特異的・心理的・精神生理学的治療効果をいう。

要するに、プラセボ治療は、それがプラセボによるものとの認識の有無にかかわらず行われる。プラセボではないと信じて投与する治療であっても、実際は客観的評価でプラセボと見なされることもあり得る。プラセボは、不活性であったり作用があったりするが、特異性の程度や投与法には関係なく、いかなる医療をも含むのである。それはクスリとしては経口・非経口・局所塗布・吸入などで用いられ、理学療法・手術療法・心理療法そして他の治療手技も含む。そして治療中に非特異的な症状や副作用を引き起こす可能性のある治療法でもあり得る。プラセボは、プラセボ効果を発現したりしなかったりするが、その効果についても、望ましいものであったりそうでなかったり、肯定的であったり否定的であったりするのである。

プラセボの例としては、精神神経症の不安への同種療法的な微少用量でのジギタリス投与、過敏性大腸炎での子宮切除、急性精神病への五ミリグラムのクロルプロマジン投与などがある。プラセボではない例としては、猩

(7) われわれは本章の以前の版における表現の誤りを指摘してくれたAdolf Grünbaumに深謝する。

紅熱へのペニシリン投与、うっ血性心不全へのジギタリス投与、虫垂炎での虫垂切除などを挙げてよいであろう。

ここに提案した定義は将来、あまりに多くの要素を含み過ぎるということになるかもしれないが、研究という視点からすれば整理し過ぎるのも時期尚早であろう。しかしいずれ、プラセボ効果に関与する様々な要素・病気の自然経過における寛解と増悪・検査における平均値への回帰・評価者のバイアスや研究者の影響・患者の期待・方法論的因子などの要素が取り除かれることは確実だろう。プラセボとプラセボ効果について全てが解明された暁には、廃語の語源学を除き、もはや定義の必要はなくなるであろう。しかしこれは、まだまだ将来への宿題である。

第3章　欺瞞、信心、そして流行か

非定型治療

いかさま治療

〈quack〉は〈quacksalver〉が短くなったもので、膏薬や軟膏の利点をオーバーに言う（「誇大に言う」）人を意味する。水銀の使用が欧州で流行したときに、医者以外の人が使い出した。治効よりも中毒を引き起こしたことから、彼らはいかさま医者のレッテルを貼られたのであった。

確かに彼らは、非合法的に催眠薬や酒を売薬に混ぜたり、偽の治療法をでっちあげ、これを執拗に行うことを躊躇しない、見え見えの詐欺師でありペテン師であった。彼らはその詐術的な治療を売り込むために、反社会的な魅力や人々の興味を引く能力を生かして商売を行った。このような医学的ごまかしは、著しく倫理に反するものである。ジェームズ・H・ヤング（一九六一、二五一頁）は、「他のいかなる犯罪よりも」多くの金がいかさま医者の懐に入っているという、前郵政長官アーサー・サマーフィールドのコメントを引用している。

いかさま医者は、医学史上いつでも存在した（Cramp 1911, 1936; Fishbein 1925, 1932; Young 1961, 1992）。繰り返される非難、評判の低下、追放などにもかかわらず、決していなくなることはなかった。ヤング（一九九二、三頁）は、フランシス・ベーコンの観察を引用している。「人間の弱さとすぐに信じたがる性向により、往々にして学識ある医者よりも、大道の薬売りや狡猾な女性の方が好まれる。……いつの時代にも魔女・老女・ペテン師らは、通俗的な意味合いで医者と競合してきた」。オリバー・ウェンデル・ホームズによれば、「いかさま師や偶像崇拝は不滅である」。何度となくいかさま師の詐欺が暴露され、広く国の規制や法律によっても管理され、国民の知性が高まり、医学がより科学的になればいかさま医者はいなくなるはずとの確信にもかかわらず、この輩は以前よりもむしろ多くなっている。ヤング（一九九二、二六頁）はいかさま医者について、「驚くべきことに、理性的な米国人の、心の一時的な的外れな判断の誤りというよりは、米国人の行動としてはむしろ普遍的で、なおも増大しつつある一側面である」と述べている。

広範に行われ、多額の療養費を要する最近の癌治療には、たとえばハリー・ホックシーの言う（乳酸ペプシンとヨウ化カリウムを含む）ピンク薬と、（「山椒の樹皮・クロウメモドキの樹皮・メギの根・甘草の根・アメリカヤマゴボウ・ムラサキウマゴヤシ・ムラサキツメクサの花から抽出した植物性の下剤」を含む）黒薬とがある（Young 1992, p.235）。米国食品医薬品局（FDA）は、三千八百万人から四千万人の米国人が毎年三百億ドルをもいかさま治療に支払い、そのうち一〇パーセントが副作用で苦しんでいると推定している（Henney 1993）。「家畜の放線菌症（lumpy jaw）」の原因とされる微生物を注射した馬の血液から作られたという白い粉末のクレビオジンや、（七万五千人に一億六千八百万ドルを使わせ、いまだに売られている）レトリル（訳注：アンズ種子から採った抗癌作用があるといわれる物質。アミグダリンとも呼ばれる）があっても、これまで繰り返された優に百を超える癌のいかさま治療の出現を食い止めることはできなかった。関節炎や感冒を治し、他の疾病にも有効で、その上、健康や栄養を増進するというふれこみのいかさま療法の数とその費用は、ちょうどビタミンの濫用のように急騰し続けるであろう（Young 1992）。

一九三八年にフィッシュバインが「ビタミンについての大衆の関心は、医学の他のいかなる領域よりも特別なマーケットを開拓することになるだろう」と指摘したのと同じ情況である(Young 1992, p.357)。

いかさま治療は、プラセボ効果の中でも最悪のものであるが至る所に存在し、数多く行われているということすなわち、この効果が遍在する証拠である。ヤング(一九九二)によれば、健康がらみのいかさま治療は、患者の苦痛への恐怖につけこみ、無痛と良好な結果を請け合い、科学上の奇跡的・画期的な進歩を主張し、無教養の人々にも分かるように、その混乱や疑問に終止符を打ち、物事を簡明に説明できるように病因と治療法を一対一に対比させるのである。批判に対するいかさま師の態度には、(自分達をコロンブスやガリレオのような、かつてやはり世の中に拒まれた先駆者や未来のヒーローとして描く)虐げられた者としての反応と、(体制側の人々がその権威や特権を揺るがされ、その仕事を奪われる恐れがあるからあえて彼らの発見を認めようとしないのだとする)ステレオタイプの反論が含まれる。いかさま治療の他の特徴としては、典型的なプラセボ治療の側面があることだろう。すなわち治療の作用機序や対象を絶えず変更し、時代の流行に合わせて古い治療を新しいパッケージに入れ直し、(いつでも容易に手に入る)証明書により治療の有効性に関する信頼を高めるのである。[1]

(1) Young(1992, p.4)はその著書の"Prologue: A Quota of Quotations on Quackery"の中で、いかさま医者について二つの観察を引用している。「奇妙なことに、大学の所在地はいかさま医者にとって最も居心地の良いところである。教授というのは自分が数学やギリシア語に通暁しているので、医学についても良く理解しているとついつい考えてしまう」。そして「それはたいへん驚くべきことである。私などは、最も悪性のある病気に自分がかかったと結論せざるを得ない以外には、決して医薬品広告など読みはしない」。健康に関する欺瞞やいかさま医者についてのまとめは「ニューヨーク州医学雑誌」(一九九三)を参照。

信心深さというものは、人間性のうち最も普遍的なものの一つであろう。社会生物学者のウィルソン（一九七八）は、信仰の動機を、人間心理における複雑かつ強力な人間性に深く根ざしているとした。したがって、極めて多くのものが聖職者・魔術師・医者に求められ、あらゆる原始社会にあってこれら人々は同一人物であった（Garrison 1929）。そして信心深さの必然的帰結として治療が存在した。アスクレピウスや異教の儀式への信仰を弱めるために、中世ではキリストの治癒能力を強調した。初期キリスト教徒は病気の治療を、神の計画に対する干渉だとして軽視した。中世に及んでキリストは魂の癒し手と見なされ、精神の治療は身体の治療よりも重要であると考えられた。手で触れることや悪魔払いは、人間の苦悩を取り去る根源的な治療であった。

「あらゆる時代、あらゆる地域、そしてあらゆる宗教において、『神』の御業《みわざ》とされる奇跡的治癒を約束する有名な聖地が存在している」（Leuret & Bon 1957, p.36）。何千もの神殿や聖地の中でルルド〔訳注：フランス南西部の町。カトリックの巡礼地で付近の洞窟の上に有名なマリアの聖堂がある〕はその好例であり、年間五百万人もの巡礼者を受け入れている（Marnham 1981）。ゆるく流れる水の透き通った二つの川に囲まれ、美しい緑に被われた三十エーカーの地で、二万人にも達する全世界からの巡礼者は連日、特別なよく編成されたプログラムにのっとった奇跡治療に参加する。一九六八年のルルド訪問時に私達家族は、ストレッチャーで運ばれる数百人ものひどく衰弱した瀕死の人々や、車椅子に乗った重症の神経疾患と思われる人々を数多く見た。他の巡礼者の大半も外見的には健康そうであったが、一つの治療儀式から次の儀式へ急ぐ思い詰めた様子からすると、内面的に何らかの苦悩を持つことは明らかであった。次から次へと儀式や行事の連続である。午前午後の洞窟での沐浴・聖水飲用・聖人像参詣・行列祈禱式・讃美歌の合唱、さらには反響する各国の言葉による聖職者達の低音の歌や祈りを聞くことが、「アーメン」や「アヴェマリア」といった次第にボリュームアップする何千人もの巡礼者の声によってさらに印象深くなっていく。ムードは増幅され、ついには自分達自身もがその雰囲気に飲み込まれ、松明を掲げて行く何千人もの巡礼者がその蠟燭でこの一帯を囲む道を照らし出す夜の祈禱行列に参加するため、子供達までもが自発的に白い蠟燭を買ってほしいとねだるまでに高まっていたのである。これは私達がかつて経験した最も素晴らしい集団治療の時間であった。

ルルドはフロイトにも感銘を与え、彼は「われわれの治療がこうしたルルドの治療と競争できるとは思えない。無意識の存在よりも聖母マリアの奇跡を信じようとする人々の方が多い」と述べている（Janet 1925, p.196）。このルルドにおける信仰療法の治療効果に関する大衆的人気・関心・好奇心・証明書などにもかかわらず、ルイス・ローズ（一九七一）は二十年にも及ぶ信仰治療の研究に基づき、ルルド育ちの村人で、ルルドの洞窟の霊験により治った者はいない、と結論を下した。

宗教治療はまた、大きな医学的宗教運動の形式をとっている。フィニーズ・P・キムビーは十九世紀のニューイングランド地方の傑出した治療者で、有名なクリスチャン・サイエンス派の創始者であるメアリ・ベイカー・エディーは彼の患者の一人であった。一八五九年の意義ある観察の中で彼は、「多くの重大な過誤と膨大な数の無効な薬の処方について、問題点を調べ直した結果、以下に述べる結論に達した。つまり治癒は決してクスリによるものではなく、単に医者や医学に対する患者の信頼による」とした（Janet 1925, p.85）。この信仰の意義については、主として中流階級を捉えていったクリスチャン・サイエンス派の発展がその証拠である。その支持者は、米国最高の教育を受けた、最も宗教色の強い集団の一つであるが、治療や医学の理論的有効性を完全に否定し、全ての治療効果は信仰に基づくとしている。非常に裕福な宗派であって一九九〇年現在世界中に約三千もの教会と、宣伝活動のための八百ものラジオ局を所有している。この教会が認める唯一の統計は一九三六年の国勢調査によるもので、ここには二十六万八千九百十五人の信者がいると報告されているが、最近の数字はない（Dictionary of Christianity in America 1990）。

歴史的には、いつの時代にも宗教治療や精神治療を行う人々がおり、既成の大きなあるいは小さな宗教に属する人もあり、公式には何ら関係を持たない人もいたのである。こうした人達の数は何十万にも及ぶ。ローズ（一九七二）は、一九七〇年当時英国には一万人を超える治療者がおり、フランスにも四万人を超える（同種療法を行う者が多い）非正統的な治療者がいると推定した。しかし皮肉にもいわゆる伝統的な医療は大抵無効であったばかりか、しばしば患者を悪化させ死期を早めすらしたのに対し、信仰・心理療法の方は自然経過に委ね有害なことは行わなかった。したがって過去においては伝統的医療よりも、ずっと有効だったであろう。

ただこれは今日においてはもはや真実ではない。いまだ判らないことが多々あるにしても、医学は今や科学的な存立の基盤を有し、有効かつ特異的な治療法があり、方法論的には有効な治療を無効なものから、安全な治療を危険なものから区別できるようになっている。一方、宗教治療の有効性は、比較試験に基づかず信仰に依存しているので、たとえ何らかの働きがあるにしてもプラセボ効果による可能性が大である。

いかさま治療も宗教治療も、プラセボ効果を期待する点が共通している。しかし他の点で両者は異なる。まずいかさま治療は、比較試験による検証もなく、ろくな教育も受けていない嘘つきが行うインチキ治療である。一方、多くの宗教治療を行うカルトの治療者達は信仰に生きており、人をだます悪党には見えない。

神秘的な宗教治療に加え、現在では、伝統的な心理療法の手法を用い、訓練された聖職者によって広く行われている教会でのカウンセリングがある。教会におけるカウンセリングと伝統的な心理療法の比較試験を行えば、どちらも同じように有効ではあろう。しかし教会のそれは無神論者の患者には効果が少なく、宗教心の篤い患者にはより効果があろう[2]。この両者を大部分がプラセボ治療とするかどうかについての最終的な疑問は、全ての心理療法はプラセボ治療に過ぎないのではないかという、現在も行われている論争の一部になっている。

正統的ではない治療または「代替」医療

正統的ではない治療はまた、代替医学・補完医学・非定型医学などとも呼ばれている（Eisenberg et al. 1993）。これらの治療法は、科学的経験や証拠を示すこともなく、理論と信仰に基づく教義《ドグマ》であったり、原理に従うところからカルトの一種と見なされる（Laurence & Bennett 1987）。こうした治療法のいくつかがいかさま治療の範疇に入るのは明らかである。たとえばヤング（一九九二）は、代替医学を同種療法・リフレクソロジー（足の徒手療法で身体問題を矯正するというもの）・イリドロジー（虹彩学。差し迫った心臓発作、腰部、肺、副鼻腔の疾患、胃酸過多、関節炎、貧血状態、脱腸、リンパ系のうっ滞、内分泌機能の亢進または低下、癌などを診断するために虹彩を調べるというもの）を含めて引用している。[(3)]

デイヴィッド・M・アイゼンバーグら（一九九三、二四六頁）は、非定型治療の流布・費用・内容を研究し、科学的医学的な規範を信奉せず、幅広い実践や信念に規範を置くものとし、「米国の医学校では教えられることのない、米国の病院ではほとんど行われることのない医療手段」と定義した。その内容は無作為に抽出された千五百三十九人のサンプルからなっており、研究対象となったのは十六の治療法で、リラクゼーション手技・カイロ

（2）Propst ら（1992）の研究は、信仰心の篤い五十九人のうつ病患者で宗教的内容と牧師のカウンセリングからなる認知行動療法は、宗教的内容のないそれよりも有意に有効であったと報告した。

（3）世界保健機関（Bannerman et al. 1983）は、人智医学〔訳注：Rudolf Steiner の説に由来し、一定の自己訓練で精神的世界を直観的に観照し、治療に使うとするもの〕、応用動作学、キリリア写真術、リフレクソロジー、整骨術、カイロプラクティク、衝撃療法、ロルフィング〔訳注：I. Rolf により提唱された徒手治療体系。ヨーガや東洋医学の影響もあり、身体と精神の両面からなる構造統合法とも言う〕、呼吸術、波動療法、サイオニクス、放射感応能力療法、ラジオニクス、オルゴン療法〔訳注：Wilhelm Reich の唱えた宇宙に充満している非物質的生命力、オルゴン・エネルギーを使う療法〕、ピラミッド（パワー）療法、自然療法〔訳注：薬剤を用いないで食事・運動・加温などで自然回復を待つ療法〕、ダイアネティックス〔訳注：出生前の経験から人間行動を説明する性格論の一種〕、芳香療法、草花療法、バイオケミックス、分子改良医学、バイオエネルゲティックスといったその他の非正統的医学のリストを作っている。カルトについての議論は Laurence と Bennett（1987）を参照。

プラクティク・マッサージ・観念療法・心霊術・商業的減量プログラム・生活習慣を変える食餌療法（例：長寿食）〔訳注：穀物や野菜を主体とした食事〕・薬草《ハーブ》療法・ビタミン大量療法・自助グループ訓練・エネルギー療法・バイオフィードバック・催眠術・同種療法・鍼灸・伝承医学・運動・祈禱などであった。

この研究によると、運動と祈禱を除くこのような非定型治療は、千五百三十九人のうち三四パーセントが過去十二カ月間に関わりを持ち、その社会的背景・性別・健康保険などとは無関係であった。これらの治療は、大学教育を受けた二十五歳から四十九歳までの年収三万五千ドル以上の人々がよく利用し、米国西地区の住民が多く、アフリカ系アメリカ人は少なかった。最も多い十の病気について二五パーセントの人が非定型治療を受け、一〇パーセントが初療であった。多い病気は、腰痛（三六パーセント）、不安（二八パーセント）、頭痛（二七パーセント）、慢性痛（二六パーセント）、癌（二四パーセント）などであった。これに対する治療で最も頻度の高いのは、リラクゼーション手技・カイロプラクティク・マッサージなどであった。一九九〇年の米国の人口から推定して、六千百万人が上記十六の少なくとも一つを用い、二千二百万人がこうした治療者を初診している。治療法のうち十四が百万人以上の人によって採用され、四億五千二百万回の受診があり、（薬草などの費用を除いて）そのために千百七十万ドルが使われた。二十億ドルが食餌処方・調整済み食品・栄養剤などに使われ、その全費用は百三十九億ドルに達している。現金払いは百三億ドルで、この額は米国全入院費に占める現金払い百二十八億ドルに匹敵し、医師への全経費に占める現金払い二百三十五億ドルのおよそ半額にもなる。

一九九三年米国国立保健研究所（ＮＩＨ）に、非定型治療の効果を調べるために、比較試験の方法論を用いる代替医療局（Office of Alternative Medicine）が設立された。検討対象には、食餌（長寿食やビタミン大量療法）・栄養・生活習慣変更・精神／身体の抑制（絵画療法／リラクゼーション・バイオフィードバック・カウンセリング・誘導観念療法・催眠療法・音響／音楽療法）・伝統および民族医学（鍼・アーユルヴェーダ医学・薬草療法・同種療法・ネイティブアメリカン医学・自然食品・伝統的東洋医学）・身体徒手療法・エネルギー療法（指圧・カイロプラクティク・マッサージ・リフレクソロジー・ロルフィング・治療目的の手のタッチ・気功）・薬剤ないし生物療法（老化防止剤・細胞療法・キレート療法・代謝療法・酸化剤）・生体電磁場の応用（電磁場の診断と治療応用つまり経頭蓋電気刺激・脳磁気刺激・電気鍼）などが含まれている。現在行われている代替療法の、信じられないような数を示すためにここに列挙したが、これら全て、その有効性を示すための比較試験による検証がないと指摘されている。一体いくつの治療法がそうした試験をパスできるのだろうか。あるいは評価を受けないまでも、プラセボ効果による多くの治療がそうであったように、より新しい時流に乗ったプラセボ治療に取って代わられ消えていくのであろうか。

今日最も時流に乗った治療法は、ヤング（一九九二、二四三頁）が新世代《ニューエイジ》療法と述べたもので、「ライフスタイルを改革し、患者が自分の治療に積極的に参加できる、より合理的なお手本に向けて生活を再編する」というものである。社会がより複雑化し、科学技術が進み、その理解が困難になるに従い、知識はより専門化していった。この発展への反応として個人責任を問う傾向も強まり、自己の健康をコントロールしたい欲求も増大してくる。近年の治療の傾向は聖職者・看護師・専門家でない人や尊師《グル》による心理療法から多様な自助手段までもが含まれる。さらに最近では、ジョギング・ビタミン大量飲用・栄養食品・有機食品・各種ビタミン・ストレス軽減を主体とする全体論《ホリスティック》医学・行動を取り入れた健康管理・精神身体医学的影響・悪性腫瘍細胞を免疫学的に破壊するための良い白血球細胞の成長と強化を精神的にも視覚的にもイメージする免疫療法など多岐にわたっている。

平穏・治癒・不死を求め、不快や疾病から免れたいという希望は今も変わらず、文化や旧来の治療の失敗によりどんどん変化している。新しいこれら治療法への関心とその評判は、「ニューヨーク・タイムズ」紙上に一週をおいて掲載され注目を集めた二つの記事に反映されている。

環境心理学や環境療法についての初期の論文は、ルソーやソローを嚆矢とし、エドワード・O・ウィルソン（一九八四）の自然親和説、およびステファン・O・キーラートとウィルソン（一九九三）のそれであろう。この療法は、人間が自然に包まれたいという深く遺伝的に規定された感情と欲求を持つとの概念に由来している。キーラートとウィルソンは、この概念はいまだ充分証明されていないとしているが、多数の治療者はこの概念をロマンティックに描き、新しい治療法として世に送り出している（Goleman 1993; Stevens 1993）。治療は、自然と野外生活を通じて交流するため、巡礼に出るのに等しく、自然環境との感情面での結びつきを確認し、これにより自然界との調和を回復し、人類と地球の間の強固な結合の確立を目的としている。このような「隠遁」により人は通常の自己意識を突き破り、変化への道を開くことになると主張する。すなわち巡礼は真夜中に起きて月明かりのもと山に登り、他人と接して話すこともなく三〜四日を過ごす。ある心理学者は、千四百人以上の人を四週間の野生生活に連れ出した際、自然から得られた力とエネルギーと同様、人間関係・仕事・認識に生じた重大な変化につき述べている。会社管理職のためのプログラムでは、リーダーシップとチーム構築を強調し、（青少年の非行者、虐待を受けた妻達、アルコール中毒者など）その他の人々の自信を高め、結果としてその悩みのもとを解決するような調整も可能である。環境療法は野生生活と関連づけて述べられているが、その実践に理解を示す心理学者が増えつつあり、すでに十二もの大学で教育がなされている。

一生都会に住んだ人と、田舎で一生を過ごした人もしくは古代社会の人を比較した研究は、都会に住まない群には苦悩や不快がより少ないと証明できるだろうか。それは疑わしいのではないか。環境療法の原理は、基本的には古代より、同一形式で繰り返し用いられてきた（Ellenberger 1970）。

環境療法に関する記事の一週後、「ニューヨーク・タイムズ」紙（O'Neill 1993）は、自分自身をメタフィジシャンと称する専門看護師の記事を掲載した。メタは疾患の心霊的・心情的・精神的要素を表し、フィジシャンは身体的要素を表す。彼女の治療は、占星術・タロット占い・易経・カバラ（訳注：ユダヤ教のラビによって行われる秘義）・リフレクソロジー（エネルギーの滞りを患者の足への刺激で発見し、足のマッサージで治療）・薬草茶《ハーブティー》・（もしその流れが滞ると身体症状を引き起こす）身体の七つのチャクラ（訳注：ヨーガの概念で脊椎に沿ったエネルギーの中枢となる点を指す）・エネルギーチャンネルに対応した色彩を認識する能力、そして時には西洋医学などからなっていた。彼女は毎週、全て紹介の患者を三十人診ていたが、何カ月先までも予約があった。その患者には、文筆家・俳優・映画製作者・弁護士・株取引業者・投資銀行家などが含まれていた。グリニッジ・ビレッジの彼女のオフィスには、点滅する白と紫の電灯がともり、彼女の先生（有名なリフレクソロジストであった故ルース・ウェイナー）の肖像画や十字架やダビデの星に加え、秘義や教理に関する図書が並んでいた。

薬草による治療・魔術師治療・裸足の治療者による治療やその他の非正統的医学は、科学的な医学の恩恵に与かれず、また訓練を受けた医者もいないような経済的に収奪された国々においては、消極的に受け入れられつつも、助長される存在であった（Laurence & Bennett 1987）。このような現実はかつて英国においても医者の不足から広く薬屋や聖職者によって治療が行われた昔の時代の名残でもある。アフリカ・中国・旧ソ連の近代的修練を受けた医者達は、これら治療がプラセボであることに気がついているが、一時的な便法として大目に見ている。

一般の受け止め方は、プラセボは何もしないよりは良いとするものである。米国や他の先進国ですら、医学はより科学的に有用になって高価な診断機器や治療が発展する一方、経済面での出費を抑制しつつ高額医療を受ける余裕のない人々に手を差し伸べるために、非正統的治療を消極的に支持する傾向がある。大部分の病状があまり進行せずに自然の消長を示して変動し軽快するので、このような方法でも害はなく、患者は安心して希望も持ち費用は引き下げられる。しかしこれまで繰り返し述べたように、もしもその病状が重篤であればこうした治療は惨事となる。こうした正統的とは言い難い医療を評価するために代替医療局が作られたわけだが、連邦政府がこうした療法を許可し欺瞞を助長していると誤解されることのないよう注意しなければならない。

人類は、一見新しそうだが基本的には人々に望まれるような、装いを繕っただけの治療法を繰り返し捻り出すという点で著しく創造的であった。これらの治療法の根本にある原理は、これらの導入・発展・終焉の形式にみられるように基本的には同じものである。その有効性を証明できる比較試験はいまだ提示されていない。メディアも何らの科学的根拠なしに、大衆に対してこれら療法の利点を扇情的にあおってきた。こうしたやり方は、多額の金銭を代替療法に費やしている予後不良の患者には危険というしかない。ただし病気が深刻ではなく自然治癒が期待される場合には、こうした治療に助けを求める大部分の病気や症状が対象となり、害もないと考えられる。しかし、もし深刻な病気が早期発見と決定的な医療によって治療ないし予防されるものであれば、そこにはベンジャミン・フランクリンの言う「希望に生き飢えて死ぬ」矛盾がある。

いかさま治療・宗教治療・代替医療そして従来の医療のプラセボ効果は、医学史上普遍的なものであり、今日の科学的医学の時代にも成功を収め続けるであろう。これらの長い歴史と地理的な広がりは、プラセボ効果の広がりと治療効果における潜在能力の証明といえる。

医者が、疾患毎に特異的治療を持たぬ限り、非特異的治療とプラセボ効果への道は閉ざされることはない。もし治療法が非特異的であったり、プラセボに基づくものであるならば、従来の伝統的医学ではなく、非正統的な、非医師である多くの治療者やいかさま師は、プラセボ効果を利用して治療の舞台に登場し、プラセボがいかに時流に合致しているかを宣伝することができた。しかし病因や疾患の治療が確立されるにしたがい、主として専門医が治療を担当するようになり、いかさま師は医療の世界から消えていった。たとえば虫垂炎はもはやマッサージや高圧浣腸の適応とはならず、手術のみが行われる。歴史にはこのような例が数多くある。

詳細な検討によって、いかさま治療・宗教治療・代替医療・新世代療法《ニューエイジ》、医学や精神医学におけるプラセボ要素・宗教および習慣や信仰には、共通の主題があることが明らかになったと思う。フィールディング・ガリソン（一九二九、四四頁）は、病気やけがに医学の助けを求める人々の欲求を、「宗教の情動的要素と同様に、苦悩から逃れることが実現可能とする、人間性の『深部』に存在する関心に基づく」と考えた。したがって、「医学史は同時に、人間が繰り返す誤謬の歴史であり……伝承医学は時代や場所、また情況とは無関係に、世界のどこでもまったく同一である」（四五頁）と述べた。同じテーマにつきこれを本能的な衝動として、ホームズ（一八九一、三七八－三七九頁）は、以下のように言及している。「自らの健康を回復し、命を救うために人が進んで行わないものはなく、これまでに行わなかったものもない。彼らは進んで水に溺れかけ、ガスで窒息しかけ、首まで地中に埋められることも、ガレー船の奴隷のように熱い鉄き鏝を当てられることも、鱒のようにナイフで切られることも、針で肉を突き刺されることをも受け入れ、焚き火でその皮膚を焙られようとも、あらゆる不愉快なものも飲み下し、まるで水疱が祝福であり、蛭に吸わせることが得難い贅沢であり、また熱傷や火傷を高価な特権となし、これらの全てを払ってきたのである」と。

浄化（カタルシス）：全ての治療法に共通する要素

全ての治療法に共通する重要な要素の一つに、カタルシスすなわち浄化の概念がある（Scheff 1979）。Catharsis（ギリシア語の katharsis に由来）は清浄化、純化、身体・精神・魂の浄化と定義される。身体の浄化とは、「身体からの老廃物を排出し、腸管・排泄・嘔吐・浮腫を改善し、便通や排泄を促すことすなわち浣腸」とされる。魂の浄化とは、「浄化作用のある蒸気による精神そのものの清浄化」であった（*Compact Edition of Oxford English Dictionary* 1971, p.356）。ところで精神の浄化には、三つの定義がある。「①（哀れみや怒りといった）情動の純粋化と浄化……。②精神的な刷新もしくは緊張からの充分な解放……恐ろしい記憶や情動からの身体の解放……。③自由連想・薬剤・催眠術といった手法により、抑圧されていた考えや感情を自覚すること」である（*Webster's Third New International* 1961, p.353）。そして「衝撃的な経験やそれらに関連する観念を自覚し……精神症状や象徴を、忘れられたり抑圧されていたりした考えや経験の変容した表現と見なし、［そして］これらを意識レベルに引き戻し、（治療的な意味で）完全に外へ出させる」ことでもある（Hinsie & Campbell 1970, p.113）。

カタルシスという言葉は、治療が激励・許し・償い・罪の贖い、その他何らかの罪の軽減をもたらすので、治療手段によって、患者の容認できない攻撃的・性的・邪悪な衝動や葛藤、もしくは身体・精神・心が受け入れ難い考えを消し去り、外面化し、取り除くことを意味して広く使用される。その反応は身体的情動的で、恐れ・邪悪や不都合・情動的不調・現世や来世の生活をおびやかすものなどとして経験される。この広い定義を使えば（精神力動学的な公式化にはまだ充分な実験的証拠が不足しており、症状や治療も時代とともに変化しているが）、われわれは医学治療の歴史を、大部分は「浄化法」からなるものとして積極的に解釈することもできよう。

原始的な文化では、身体と情動と精神の疾患をそれぞれに分けようとはしなかった。たとえば治療は、心霊術のように原始的な治療者による魔法の呪文にすがり、また聖職の治療者により神の怒りを解くことであった。現在のわれわれの目から見れば、どの治療法も特異的とはいえず、全てプラセボ効果の範疇に入る。治療とは、罪を軽くしまた問題に対し説明を加え、聖職者の崇める神への引き合わせ、患者にとっては償いの表現もしくは他のやりかたを浄化する活動あるいは手法であった。このような原始的な流儀は、より合理的な人間主義者《ヒューマニスト》達により、体液異常の再調整に焦点を当てたヒポクラテスやガレノス流の治療法や、まず身体や精神の中から悪いものを取り除こうとしたガレノスの精緻な薬局方によって取って代わられた。そしてこれに続き宗教療法への回帰があり、キリストをして、罪を払い夢魔を追い払う魂の癒し手と見なした。身体内から邪悪を除くより直接的な方法は中世やルネサンス以降にその重要さを増していった。これらには静脈切開などの脱水法・浣腸法・健胃剤・催吐剤・下剤・発汗・蛭による吸血・乱切法・頭や全ての開口部からの石の除去などが含まれた。これらの治療法に続いて、あらゆるタイプの経験療法・折衷療法・逆症療法・同種療法そしてプラセボ療法があって二十世紀後半に至り、さらには二十一世紀へと続いていくのであろう。

浄化法には多くの方法があり（脱水法はほんの一例である）、医学史を通じて身体と精神の両方の疾病にとって、主要な治療手段であった。ただし、身体と精神の疾病は分析不能な情況で絡み合っており、分けることは不可能である。全ての浄化法の根本原理は、悪いもの、邪まなもの、病気を取り除き、患者を安心させ、希望を持たせ、気分を良くさせることにある。まして情動面の問題を表す語彙には限りがあり、身体の愁訴に変換して表現されるため、精神的な問題が身体的愁訴で象徴的に表されるのである。たとえば、抑うつ症状は疲労・腹痛・不眠・性欲減退などとして体験され、下剤・瀉血・浣腸・贖罪などにより治療される。これらの治療は、象徴的に罪・葛藤・邪悪な考え・衝動などを表層化し、これらを払拭し、軽減することにより浄化作用の精神的機能を改善し、プラセボ効果の好例となる臨床的な改善をもたらすであろう。

二十世紀における科学と医学の進歩および専門外の人々の知識の高度化、そして情動問題への医学的説明や伝統的宗教の対応が不充分なため、心理的葛藤・自我異和的衝動・罪・対人関係・自己理解などへの、より直接的な対処法が必要となった。しかし心理的諸問題の治療や原因の理解は極めて複雑であり、たとえ努力しても、それは常に不充分となる。これはえてして推測に終わり、想像・推定・空想に留まる。心理的問題の治療や原因に関する構文法・専門用語・概念・説明などは、時代とともに変化し最新のパラダイムに一致して表現されるのだが、症状そのものは基本的には変化していない。そして、治療への反応も、プラセボ効果と同様の基本的原理によって左右されている。

これは、アスクレピウスの神殿に奉納された夢の解釈を描写した、装飾絵画の額に描かれている情景である。すなわち、一人の患者が粗末なベッドに横たわり、やさしく慈愛に満ちた看護人がベッドの頭側に控えており、一匹の蛇（脱皮して新しく成長できることから、古代における再生の魔力の象徴であった）が患者の肩を舐めている夢を見ている。その絵の角の部分では威厳に満ち、実物以上に大きく描かれたアスクレピウスが、患者の治療にあたっている。夢は神医アスクレピウスの治療と、魔力の象徴である蛇を含むので、当時の夢の解釈法では、吉兆を予見するものとされた。フロイト学派の夢の解釈では、サド・マゾ的な同性愛の強迫観念に対する潜在的あるいは無意識下での恐怖や欲望の拒否または抑圧として表されるのであろう。

二十世紀において精神分析や心理療法が、規格化された表現手段や葛藤の解決となったとき、本来身体疾患や医療に関連するプラセボ効果が、心理的治療法を通じて表現されかつ体験されることとなったといえよう。邪悪なものを、象徴的な物理手段で追い払うことはできないとしても、象徴的な言語による浄化法で治療できるであろう。今日の生物学的精神医学の時代においては、夢については解釈されることもなく、ドパミン過剰が原因とされ、ドパミン阻止剤によって治療されるだろう。

アスクレピウスの神殿で行われた治療、数千年にもわたって行われた瀉血治療、イド〔訳注：精神分析の用語。自我、超自我とともに精神の一部をなし、無意識中に潜む本能的エネルギーの源泉〕の存在部分に自我を確立し、これにより治療しようとする精神分析医の試み、そして化学物質のバランス矯正が注目されている近年の関心などとの間には明らかな違いがある。しかしプラセボ効果はこれら治療のあらゆる要素以上に重要な治療要素であり、少なくとも治癒を導く重要な要素の一つであって、多くの心理的・医学的治療法での有意の改善を説明できる。

治療者とプラセボ効果

有用な治療法と医者による否定

治療者が、自分の臨床診断と治療の確実さについて過大評価しがちなのは、プラセボ効果とも関連する重要な要素である。しかもこれは非常に強力であって、特に新しい療法がその時の医学理論の主流からはずれていたり、医者以外の人や他の医者による場合には、たとえそれが効果的な治療でも、受け入れられないことがある。その好例は、イエズス会によるマラリアへのキナ皮の使用、壊血病へのレモンの使用、そしてかのタール水である。

十八世紀の英国においての医療需要は、英国医師会に認定された百人足らずの医者では対応しきれず、主に薬屋や聖職者に任されていた。そんな聖職者の一人が、哲学者であったジョージ・バークリー主教で、その最も有名な療法がタール水によるものであった。その調合法は、一ガロン〔訳注：英国では四・五五リットル〕の水と一クォート（四分の一ガロン）のタールを混ぜ、三日間おいてからその上澄みを灌ぎ出したものであった。バークリー（一七四四）はこのタール水の効能について、難解な大著を著した。これは経験を重視する人々には広く使われたが、他の人からはいかさまと見なされ、オリバー・ウェンデル・ホームズ（一八九一、二頁）は「バークリー主教のタール水狂い」を執筆した。バークリーは優れた効果を主張して、「タール水は多くの場合に役立つとする私の立場に反して、他の人達は何の役にも立たないと言うかも知れない。……えてして人間というものは満足できるものについても、とかく非難したり反対するものだ。しかし私は時間と実験に期待したい」（Holmes 1891, p.13）と言った。バークリーは「同じ季節に二つの病院に患者を入院させて同一の食事と設備を提供し、一方の患者にはタール水の桶と世話係の老婆を、もう一方ではどのような付添でも薬でも使える」実験を提案した（King 1958, p.43）。

もし実験が行われていれば、時代のはるか先を行き、臨床比較試験という実験方法を当時すでに理解していたことになるこの提案は、もしかするとタール水がかの時代の最高の医者達のあらゆる治療よりも優れることを証明したかも知れない。理由は今日では明らかである。つまり当時の医療は体液説の影響下にあり、治療はおおむね体液喪失・排出・脱水に基づいていたから、このような有害な手法を行えば、患者は原病で死なないまでも治療によって殺されたことになる。

タール水の歴史は、医者にみられる三つの重要な行動性向を示している。二つはすでに述べた、すなわち医者以外の人によってなされた新しい治療を拒否する傾向と、すでに確立された理論や臨床習慣に反する新療法を拒否する傾向である。三つめは、有効と信じられてはいるものの実際には有害な治療を行うことである。

プラセボ効果についての治療者の認識

医学史からのその他の教訓としては、全ての治療者・セラピスト・医者、そしていかさま師さえもが治療上のプラセボ効果については気づいており敏感であった、しかしだからといって、自分達自身がプラセボの対象になる可能性もないとはいえないということである。治療者がプラセボ効果に気づいていた事実については、ガレノスが「信頼されれば治ったも同然」(Osler 1982, p.117)、「アスクレピウスの神殿での出来事は、多くの難病や重病を、精神インパクトにより治せることの証明である」(Janet 1925, p.49)、そして、六〇パーセント——この数字は現在の推定値に近い——もの患者が、身体よりは感情に由来する症状のため医者を受診する、としたことからも明らかである。

有名な十二世紀の哲学者であり医者でもあった「第二のモーゼ」として知られるラビ〔訳注：ユダヤ教の指導者〕のマイモニデスは、盲信や退廃した習慣は人間性の病気であると述べた。その洞察の一方で、その著書「性疾患治療」において、陰萎の治療としてニンジンをくりぬきそこに排尿することを勧めているが、カイロにおいてはテリアカの保存論者であった(Baruk 1957)。十六世紀イタリアの哲学者ピエトロ・ポムポナッチは、「われわれは確信や想像の力が作り出す驚くべき効果を心にイメージすることができる。……治癒とは特定の聖遺物の影響にほかならず、こうした想像力や確信の効果である。いかさま師や哲学者にとっても、たとえ何か動物の骨が聖人の骨の代わりに置かれていたとしても、病人がそれを真の聖遺物と信ずればこそ、有効性を経験することになる」とした(Tuke 1886, p.193)。

パラケルススは、医療によって患者が死ぬ一方、治癒は自然の経過によるとの観察に基づき、十五世紀当時の無意味な多数のクスリを強く批判した。彼は「その信仰の対象が本物・偽物のいずれであっても、同じ効果を得るはずである。なぜなら、もし私が聖像イコール聖人と考えて固く信じるならば、たとえそれが像であっても聖人と同じ霊験があろう。しかしそれは迷信というべきである。ただし信仰は奇跡を作り出し、信仰の対象が本物・偽物のいずれであっても、同じ効果を得る」と述べた(Charpignon 1864, p.192)。ところがこうした洞察の一方でパラケルススは、血に染まった衣服や武器に対して使用すると負傷した人の創傷をも治すと称する「交感粉末（sympathetic powder）」や、刑具に使用する「交感軟膏（sympathetic ointment）」といった、自分の考案した信じ難いプラセボに固執していた（Garrison 1929）。この治療は非合理的であるものの、ヘンリー・パクター（一九五一）は、有毒な軟膏による被覆や、熱した油や焼き鏝の代わりに、創傷を自然に治るのに任せた方が、傷ついた兵士の救命に役立ったであろうと示唆している。アンブロワーズ・パレは、エジプトのミイラや一角獣の角、胃石、そして創傷の焼灼に熱した油を使うことを止めるのに貢献した。しかし一方では、自分のプラセボである「仔犬の脂肪」を創傷に代用している（Garrison 1929）。しかも当時の医学知識のもと、彼は静脈切開・吸角療法・蛭の吸血・聖者による治癒・瘰癧に対するロイヤルタッチなどの有効性を信じており、また星座が病気の進行に影響し、魔女が不運をもたらし、神がペストを流行させるものと信じていたのである（Major 1954）。

このような軽信によりせっかくの洞察までもが損なわれてしまったのはアルマン・トゥルソー（一八三三、一九六頁）の場合も同じで、彼はクスリが有効なうちに急いで新薬を使うことを医者達に推奨したが、同時に「われわれはといえば時に磁石を使うが、この治療手法により患者の想像力を超える治療効果が得られる」とし、神経痛・神経性呼吸困難・狭心症・リウマチなどの病気が磁気治療器によって影響を受け、すぐに診断がつき治療できると断言した。

オリバー・ウェンデル・ホームズは、一八四二年に最初の講義「同種療法とその類縁の欺瞞」を行い、その中でロイヤルタッチによる瘰癧治療・武器に塗る（パラケルススの）交感軟膏や交感粉末、バークリー主教の万能タール水、エリシャ・パーキンスの金属桿などについて論じている（Holmes 1891）。患者は「彼らの想像力が生み出した影響によって」益を得ており、「あきれるほど多数の例で、医学に関する主題への人間の際限ない軽信と興奮を示している」（Holmes 1891, p.3）と述べた。彼はこうした現象を調べ、知恵も誠実さも教養もある反面、医学知識に欠けた人間の不充分さと無力さ、そして最も空想的で無意味な浪費を示す多くの事実を集めるのは容易であることを明らかにした。彼は病気の経過における自然寛解を知っており、「もし自然の力を邪魔するようなことを何もしなければ」、一般開業医で診る患者の九〇パーセントは回復するだろうと述べている。彼は確率理論に詳しく、いくつかの比較試験につながる初歩的な試みについて触れている。ホームズは使われていた大部分のクスリを海の底に捨てることを主張したが、過去のクスリや傍流のクスリはこきおろせても、当時の医術の主流であるプラセボを無視することはできなかった。

非合理的なクスリの多用には批判的であり、薬効についても懐疑的であったウィリアム・オスラー卿は、「まず神や聖人への信仰心が人々を治し、次いでわずかながらクスリへの信仰が人々を癒し、そして催眠暗示が第三位に、医者への信頼が第四位にくる。……われわれが処方するクスリや治療法に対する信仰は、専門家が仕事をする上で積み重ねられた重要な財産であり……医療においても成功の試金石ともいうべく……あらゆる治療の本質を議論する際には、考慮しなければならない。これなくしては困窮するに違いない、われわれにとって最も重要かつ大切なものである」(Osler 1932, p.258–260) と述べている。彼はまた、医者は「こうした信仰ビジネスの独占が気に入らない。……われわれ医者は信仰による治癒を見逃したり、無視したりして、自分達の医療界以外で行われていることには、ほとんど無関心である」(Osler 1932, p.259) と述べている。しかしオスラーも、吸角療法・蛭の吸血・静脈切開・疑問含みのクスリなどを試み、たとえば肺炎の治療として、「タイムリーな静脈切開を行えば生命を救い……痛みや呼吸困難を和らげ、熱を下げ、脳症状を軽減する」(Osler 1932, p.260) と推奨したのである。

ピエール・ジャネ (一九二五、四三頁) は、全ての賢明な臨床医には自明のことであるとして、「奇跡的治癒の物語を嘲笑するほどたやすいことはない。懐疑的な人々は冷やかしという武器を使いたがるが、信心深い人々でさえも同じことをする。敬虔な宗教信者ほど異教に対して攻撃する性向が強い。ルルドの練達した治療者達に、アスクレピウスの神殿で行われた奇跡が本物だと説得することは、何をもってしてもできないだろう。動物磁気の信奉者にルルドのような奇跡を真剣に考えさせることが誰にできようか。各人が隣人を攻撃して、その批判が自分達に跳ね返ってくることを、充分に認識しているのだ」と述べている。これらは全て、ジャネ自身のプラセボを使った心理療法の経験とは相反するものであった。精神分析医は、これら充分な精神分析を行わないままに得られた全ての回復を、彼らの言葉ではプラセボ効果を意味する「転移」によってもたらされるとする。

臨床家と治療の有効性

このように医学史におけるプラセボの役割を通覧することにより得られる重要な結論は、驚くべし、天才を含む圧倒的大多数の臨床家が救いようもなく間違っていた事実である。知性も教養も専門的地位も精緻な学説なども、プラセボ効果に対して何らかの保証を与えるどころか、患者に害を与えたり死亡させたりする、恐ろしい可能性のある無効な治療を、変わることなく作り出してきたのであった。

この傾向は医者以外の科学者にも当てはまり、たとえば近代化学の父であるロバート・ボイルについては、ウォルター・モッデルが次のように指摘している。

そもそも人類はその理性の力を、興味深いが誤った方法で用いている。純粋化学ないし物理学といったテーマだと、これまでの知識の持つ意義は即座に確実に検討され得るが、治療法が分かりやすい例証となり得るようなテーマとなると、科学的手法を適用することがどうしてもためらわれてしまう。この格差は歴然としており、おかしな対比を示すこととなる。たとえばロバート・ボイルの著書 *The Sceptical Chemist*（1661）は近代化学の基礎となったもので、大胆な批判的推論がその内容の特徴である。しかし同じ著者が治療法を扱うと（*A Collection of Choice Remedies*, 1692）、虫・馬の糞・人尿・死者の頭蓋骨のコケといった成分の寄せ集めを取り上げ、推奨して満足している。偉大な科学者もこと治療法となると思考は停止し、半ば魔術のような民間伝承の収集家に留まり満足していたのであった（Modell 1976, p.7–8）。

医療の歴史は、何世代もわたる医者による新たなプラセボの導入により特徴づけられる。それはしばしば他のプラセボを好む反対の立場の医者への激しい公然たる非難を伴った。客観的には正しくないのだが、医者の強い確信は、彼らも今日の情況と同じく医学史を通じて、自分達の治療法を死守してきたことを示している。このことは、医者が自分自身の行う三倍も多く、他の医者がプラセボを使用していると考えていると報告した研究によっても裏づけられている（Hofling 1955; Shapiro 1960a; Shapiro & Struening 1973a, 1973b, 1974）。さらに何をプラセボの定義に含めるべきかとの質問に対し、医者は自分達の専門の治療を定義から除外しようとする。すなわち、外科医は手術を、内科医は作用のある薬剤を、精神科医や精神分析医は心理療法や精神分析を除くのである。

何もしないことが往々にして最善の治療

多くの治療は患者に害を与えず、単に自然治癒の一助になっていた。パラケルススが処方した彼の交感粉末と交感軟膏は、感染の危険のある糞と蜘蛛の巣や毒蛇の混合物などを塗付するよりは、はるかに良い治療法であった。タール水では脱水が避けられた。病気の自然経過をほとんど変えないので、同種療法は逆症療法や当時の他の危険な療法よりも、相対的に優れたものであった。過去の時代のクリスチャン・サイエンス派でさえも、このような有害な治療をあえて行うことはなかったから、結果的には良い治療であった。

マイモニデスのようなその当時の鋭い観察者は、優れた医者たるものは、病気の経過をかき乱す恐れのある治療を行うより、むしろ治療を控えることを良しとの判断ができる人であると特徴づけた（Baruk 1957）。十六世紀にモンテーニュは、一般に医者は患者にとって脅威であると述べた（一九四六）。シェイクスピアの受け止め方は劇中人物のせりふに表されている。「終りよければすべてよし」のヘレナは、「救済策が、しばしばわたしたちのうちにひそんでいる」（一幕・一場。二〇二行）と述べ、「尺には尺を」の医者〔訳注：クローディオ〕は、「せっぱつまった者には望み以外に苦しみを癒す道はないのです」（一幕・二場・一一一行）と述べ、「ヘンリー四世（第二部）」

のウォリックは、「まだ肉体の不例と申すだけのもの。医者の注意を守り、多少の医薬をさえ用いますれば、日ならず本復は期して待つべきでございましょう」（四幕・三場・三九行）と述べている〔工藤昭雄訳「終りよければすべてよし」『シェイクスピア全集2』、平井正穂訳「尺には尺を」『シェイクスピア全集3』、中野好夫訳「ヘンリー四世（第2部）」『シェイクスピア全集4』、いずれも筑摩書房、一九六七〕。

誇張された原始的医療の有効性

これまでに紹介した議論は、合理的な治療に対する極端な例外とはいえない。これらはごく最近に至るまで、大多数の医療の特徴であった。多くの歴史家には、原始的医療および科学先史時代の医学の意義を美化し、感傷的に誇大視する傾向があるが、治療はプラセボという基盤の上に載っていたといえる。時には古代の治療者も、有用なクスリを偶然に見つけることがあっただろう。しかしこうしたクスリの特異的な有用性を科学的に評価し得なかったため、使用法は一貫せず後の世代に伝えられることはなかった。

医学史家には、古代治療者の想像上の洞察力に魅せられて、今日必ずしも医学的とはいえない目的に用いられているクスリと同じく、意義があろうがなかろうが、効果があるとはとても考えられないような物質までを云々する傾向がある。メイジャー（一九五四）はバビロニアとアッシリアで使われた多くのクスリを引用し、「明白な治療用価値を持つ」とした。その多くは腸内ガスを排出する駆風剤（香辛料でもあるアニス、香料・調味料でもあるカルダモン、香辛料・薬味でもあるコエンドロ（コリアンダー）、緩下剤の作用がありウースターソースの材料の一つであり、「悪魔の糞便」とも呼ばれ悪臭の強い阿魏《あぎ》〔訳注：オオウイキョウの根から採ったゴム状の油性樹脂。刺激性がありニンニク臭を持つ〕が、各々使われた）であった。緩下剤などには、強力なもの（コロシント〔訳注：ウリの一種〕、ヒマシ油など）と、弱いもの（エラテリウム〔訳注：テッポウウリの果汁から得られる苦い固体〕、駆虫剤でもあるザクロ、収斂剤でもあるアロエ）がある。今日、香辛料・調味料・薬味として使われるバビロニアとアッシリアのクスリには、カシア桂皮およびその代用品・シナモン・甘草・ミント・辛子（反対刺激剤としても使用）・ニンニク・ミルラ樹脂（収斂剤としても使われ、香水や香料にも使用）・柏槙《ビャクシン》（ジンの香りづけに使用）などがある。マンドラゴラ（ヨーロッパ曼陀羅華、ヒヨスチアミンやスコポラミン、マンドラゴリンを含む）、とヒヨス（豚豆、豚殺しともいい、ヒヨス葉を含む毒物）は長らく使われなかった。うつ病や神経痛へのカンナビス〔訳注：インド大麻の乾燥した雌蕊〕の使用は効果よりも害があったろう。ケシは疼痛には有効であったが、種子を使えば効かなかった。ベラドンナは有効な鎮痛剤とされ、痛みを緩和・軽減したり、唾液の流出・膀胱の収縮・月経困難・気管支炎・喘息の診断に用いられた。しかし過去の処方にどのクスリが対応しているのか知ることは難しい。ベラドンナとはイタリア語で「美女」を意味するが、当時この言葉はなかった。これはイタリアやスペインなどラテン系の女性が、虹彩を収縮させ瞳を大きくするために使用し、一時的には盲目状態になってしまうのだが、はた目にははっとするような大きな黒目となるところから名付けられた。この効果はゴヤの描いた婦人像の目にも見ることができる。ベラドンナは、予測し難い作用を示す異なった濃度で発現する、少なくとも五つ以上のコリン作働性物質の混合物からなっている。その薬効は、どの季節にケシのどの部分を採取し、どのようにして薬剤分を抽出し、貯蔵し、処方したか、そして不純物は入っていないかなど、により左右される。しかも重篤な副作用なしに効果を得るには、注意深い滴定を要するトリッキーなクスリなのである。

もう一つの例はメイジャーのエジプトのクスリからの引用で、「エベルスパピルスの処方は近代のそれに似ている。……クスリは極めて印象的な物質リストからなり……多くの物質は治療上の価値が不明で、いくつかは同定すら困難である。しかし、あるものは疑問の余地のない価値を持ち、何千年もの経験からその地位を確立した」(Major 1954, p.54)。コロシント（強力な下剤）、ヒマシ油、そしてセンナの三つは排泄剤ないし下剤であった。テルペンチン〔訳注：松の木から採れる含油樹脂で、蒸留するとテレピン油が取れる〕、ヒヨス葉〔訳注：ナス科のヒヨスを乾燥させた葉。ヒヨスチアミンとスコポラミンを含む）、ザクロ（新鮮なときに食するのではなく、活性物質タンニン酸ペレチエリンが適切に抽出され、投与されれば）の三つは条虫駆除剤、（腸内寄生虫の）駆虫剤であった。雄牛の肝臓は夜盲に、タンニン含有植物は収斂剤に、アカシア片（これが幹なのか、枝なのか、アラビアゴムと呼ばれる樹脂なのか不明である）は避妊に用いられた（メイジャーによれば、膣の中でアカシアは多くの避妊ゼリーに含まれる乳酸を産生する）。今日ではアカシアはその乳化・懸濁性から、溶剤として、また芳香剤の成分として用いられている。

ハガード（一九三三）によると、痙攣に対し竜（恐竜？）骨の粉末を用いた古代中国人も、カルシウムが乳児テタニーの子供にのみ有効であるとは知らなかった。また鉄分を含む焼いた海綿が、甲状腺腫と覚しき腫瘤に対し処方されていた。メイジャー（一九五四、九五頁）は山羊の甲状腺末を甲状腺腫やクレチン症のクスリに含め、「肝臓は血液を貯蔵する。よって、あらゆる血液の疾患に有効である」との李時珍の言葉を付け加えている。しかし著者達は誰もこれら治療の原典を引用しておらず、どのように適応を決め、どのような病状に（おそらく多数ではあったであろうが）処方されたかについても分かっていない。もしわれわれがケシと麻黄を有効性の期待される薬剤リストに加えれば、クスリの数はしめて六つとなるが、これは中国医学で計二千回ほど言及され、一万六千の処方で使われたクスリの〇・〇三から〇・〇四パーセントを占めるに過ぎず、この比率は偶然に奏効するクスリの割合よりもずっと低いのである。

イルツァ・ヴァイト（一九七二）はその著書「黄帝内経」（*Yellow Emperor's Classic of Internal Medicine*）において、多くの歴史家が古代中国のドラマに魅了されるごとく、西欧人が脈診や鍼灸治療について話すときには謙遜した態度をとりがちだが、こうした扱い難く苦痛の多い治療が永きにわたり使われたのは、これらに治療能力があったからに相違ないと結論している。黄帝は、何気なく上手に、誇張した説明をされたのであろうか。「古代の賢人はすでにして病んでいる人達は治療せず、まだ病気になっていない人々に指示を与えた。……身体が疲弊し、血液を消耗した場合に、良い結果を保証することは」不可能である。「なぜならもう活力が残されていないからである。……もし人の生命力や活力がその意志を鼓舞しなければ、病気が治ることはないだろう」（一五二頁）。この言葉はプラセボ効果の本質を示している。つまり深刻な病人ではなく、自然に回復し、非特異的ないしプラセボ治療からも効果の得られそうな患者達のみが治療の対象となったのである。

ギド・マイノ（一九七五）は、エジプトのパピルスに記載されたクスリの有用性を過大評価した、歴史家の他の例を引用している。たとえば、抗菌作用のあるサリシンを含む柳の葉を推奨したのは傑出したエジプト学者のジェームズ・H・ブレステッドであった。しかし柳の葉はほんのわずかのサリシンしか含んでおらず、治療に使ったとしても微量のアスピリンを傷に塗るのと同じく無効であったろう〔訳注：有効なのは柳の木の皮〕。先述のように古代エジプトの治療者は糞がお気に入りで、ヒトおよび他の十八の動物の排泄物を推奨した。他の歴史家は、エベルスパピルスで述べられている、壁から掻き取ったハエの糞のしみにペニシリン作用を想定し、乾凅びたパンから作ったプラセボを抗真菌作用を持つものとして引用した。

こうした治療法の有効性を確定するには、こうしたクスリがどのように、いつ、どこから採集されたかを記した比較試験や必須成分の抽出法も必要となり、また作用成分がいかに保管され、評価され、処方（経口・局所・非経口投与、一日一回ないし定期的など）されたか、どのくらい効果が続くか、半減期はどれくらいか、などが判っていなければならない。今日の製薬工業の複雑さを思えばこれら調合のどれ一つをとっても、今日の洗練された手法での評価に耐えて、有効なものとは判定されないであろう。かつて有効とされていた古いクスリの多くについては再評価されることもなかった。たとえばガレノスの推奨したハッカ油は時に中絶に成功し、一九七〇年代米国中西部で流行したこともあったが、この人気も母親の死亡を招くアクシデントがありごく短かった。その他の多くの治療法の有効性についても実証されることはないであろう[4]。

治療の選択もあまりに漠然としており、疾患に対して気まぐれに投薬がなされていた。たとえば古代インド医学ではてんかんに対し百もの、肺結核に対しても他の百もの処方があったが、それらは大抵、多くの材料・物質を混ぜ合わせたものであった（Major 1954）。さらにまた処方に基づく投薬は症状に対応した適応ともなってない（マラリアへのキニーネは他の不明熱には効かない）。もう一つの問題点は、古代語の薬品名をわれわれの知っている薬品名に翻訳することの難しさである。さらに古代のクスリがどう調製され、どう投与されたかについては、皆無かごく不充分な情報しか残っていない。ケシについてはよく言及されているが、もし種子が使われていれば無効であった。さらにあらゆる既知の有機・無機物質がクスリとして一回以上は用いられ、同一の物質が異なる症状に対して処方されている。とりあえず可能性のある処方の選択はそう難しくはなかったとしても、ほぼ完全な偶然によっていたといってよいであろう。事実、偶然だけによっていれば、より多くの有効な治療法が発見されたはずだと考えてよさそうである。歴史上用いられた何千何百もの治療法のうち、有効な治療法がいかにわずか

（4）古代薬の有効性に関する他の誇張例に、エジプトの治療法（「ヒマシ油・アロエ・ハッカ・ミルラ樹脂（没薬）・銅・鉛・スラット〔訳注：内容不詳〕・鵞鳥の油と脂肪・阿片・コエンドロ・テルペンチン・ヒマラヤスギ〔訳注：香椿油が採れる〕、ヒヨス葉など相当な数のものが価値を持つことを時が証明した」）（四四頁）、そしてギリシアの治療法（「あらゆる治療のための聖所は豊富に水を供給し……これらの水には明らかな医療効果がみられた」）（一三二頁）というJayne（1962）の記述がある。

古代エジプトの治療で用いられ、実際の薬理作用を持つものには、消毒剤（銅塩）、収斂剤（明礬や鉛塩）、鎮静剤や鎮痙剤（インド大麻〔訳注：根を下剤・催吐剤に用いる〕・ヒヨス葉・曼陀羅華・阿片）、緩下剤（コロシント・ヒマ〔訳注：ヒマシ油の原料〕・アロエ・センナ・タマリス・無花果・イヌサフラン〔訳注：種子・球茎からコルヒチンが採れる〕）、消化剤や駆風剤（カミルレ〔訳注：葉と花に芳香があり、薬用にする〕・コエンドロ・アニシード〔訳注：アニスの実、芳香があり薬品・料理に用いる〕・ヒメウイキョウ・ハッカ・コロハ〔訳注：マメ科の植物で芳香があり薬品・料理に用いる〕・麝香草〔訳注：花と葉を乾燥させ芳香性揮発成分を取り出す〕・サフラン）、消化補助・食欲増進剤（ゲンチアナ根・コエンドロ）、駆風刺激剤（ニガヨモギ・ニクズク）、鎮痛緩和剤（アーモンド）、眼病治療剤、頭皮刺激剤（ヒマシ油）、そして真菌から抽出されて抗生物質となる長く水に浸したパンや木に生じた黴などが含まれる。

であったかを思うとき、偶然による発見を妨げる要素がいかに多く働いていたか。メソポタミアからの三百七十のクスリ、中国からの千八百七十一の種々のクスリ（金属・鉱物・樹木など）と一万六千の処方、インドからの六百のクスリ、百九十五から四百に及ぶヒポクラテスのクスリ、プリニウスによる千のリストとガレノスの八百二十のクスリ――総計五千を超すクスリと二万の処方になるが――有効なものがほとんどなかったのは驚くべきことである。有効薬の数は――対象のクスリにつき想像力を働かせてごく甘く、基準を下げてすぐに信じたとしても――驚くほど、また痛ましいほどに著しく少ないのは明らかである。なぜか？

これについては多くの関連因子があるが、そこには臨床観察に優先する理論自体の限界、権威への依存、治療をきちんと評価できる方法の欠如、症状の自然軽快と進行・変動、病気や徴候の寛解、そしてプラセボ効果の威力などを挙げることができる。有効治療は短期間取り入れられても、長続きはしなかった。その特異的効果を確定する方法論が存在しなかっただけでなく、その価値を後の世代に伝える方法も存在しなかったということである。こうした治療法はあまりに多くの病気に行われその有効性を失ってしまったが、強力なプラセボ効果によりその特異的効果がかき消されたともいえる。

ケシ

曼陀羅華・ヒヨス・ヘレボルス・カンナビス・ネペンテス〔訳注：古代ギリシア人が飲んだという、悲嘆や苦痛を忘れさせてくれる飲み物、その薬が採れる植物〕・ブフォテニン〔訳注：ヒキガエルの皮膚分泌腺から取れる物質、血圧上昇作用とともに幻覚を起こす〕、そして知られざる他の多くの幻覚物質からなる（Caldwell 1970, 1978）、多くの古代の幻覚剤ないし睡眠剤の中でも、ケシあるいは阿片は最も古くから有効とされ、最も広く使われたクスリである。これは医学史をもって概ねプラセボ効果の歴史であると見なす考えの例外の例として、よく引用される。この点は確かにある程度までは真実であるが、阿片の有用性についてはどうも過大視される傾向がある。

ケシの医学史上の使用ははるか大昔にまでさかのぼるといわれている。しかしその証明は、ケシの実に似た古代の人工物――神に捧げられた容器・ペンダント・陶器・宝石・土器など――に基づく間接的かつ関連の薄いものである（Terry & Pellens 1928; Jaffe 1970; Majno 1975）。およそ紀元前四〇〇〇年にさかのぼるシュメールの表意文字で、ケシは「快楽の植物」と訳される〈hul gil〉として初めて登場した。紀元前七世紀のアッシリア医学の粘土板では〈arat pa〉として、紀元前一七〇〇年のスミスパピルスでは赤い〈shepenn〉として、紀元前一五五〇年のエベルスパピルスでも、壁から掻き取ったハエの糞のしみを加えて、泣く赤ん坊をあやす赤い〈shepenn〉として記載された。ギリシアのケシの女神は、紀元前一三〇〇年から一三二五年のトロイ戦争の頃にさかのぼり、「オデュッセイア」の中では、おそらく阿片を含むヘレネのエジプト飲料〈nepenthes〉が悲嘆や疼痛の対策として記録に残っている。ヒポクラテスは白帯下《こしけ》や不妊に対してシロゲシの果汁を飲むことを推奨し、催眠効果のあるメコニオンすなわちケシとして記載した。紀元前一世紀にはウェルギリウスにより、眠りをもたらすケシとして記載された。デイヴィッド・I・マクト（一九一五）は、ケシに関する最初の信頼できる記述をギリシア・ローマの文献に求めた。また紀元前三世紀にテオフラストスは、ケシの白汁をケシジュースないしメコニオンと述べている（なお〈opium〉という単語はジュースすなわち果汁を表すギリシア語に由来する）。一方ケシ粒から阿片を得る方法は、紀元後四〇年にスクリボニウス・ラルグスによって、他の特性は紀元後一世紀にディオスコリデス、プリニウス、ケルススらによって記載されたが、二世紀のガレノス、十世紀のアヴィセンナによって熱狂的に賞賛された。

紀元後二〇〇年頃の中国ではケシは黄帝によって麻啡（ma-fei）すなわちモルヒネとして述べられている（Veith 1972）。ケシはアラビアの医者にもよく知られており、彼らによってペルシアやインド（ここでは下痢に対し用いられた）に紹介され、十六世紀には最初インドの産物として記載された。十五世紀にはパラケルススによって、はっきりはしないがおそらく阿片チンキとして調合され、さらには十七世紀にヴァン・ヘルモンとサイデナムによっても処方されるなど、十六世紀までに欧州ではすでにして広範囲に受け入れられ、ついにはモルヒネとして一九〇三年分離されるに至った。これらの医者、中でもパラケルススの大きな成功は、多くの無効な成分を含むクスリの形で使われた阿片を使用したことによる。阿片はより多くの症状や病気に対し使われるようになって、多くの議論の種となり、医学史上他のどのクスリよりも熱狂的な反響を巻き起こした。

ひとたび発見されたとなれば、強力な鎮痛作用を有する阿片系麻薬が何世紀にもわたって継続的に使用されたであろうと思いがちである。しかしこれは事実ではなく、医学史上ケシの使用については、時々触れられているに過ぎない。典型的な例としては、入念な調剤を必要としない成分として通常は無視されるかごく少量で、ミトリダツム・テリアカ[5]・マティオリの秘薬・フィロニウム[6]・ディアスコルディウム[7]といった万能薬の一つとされ、さらには阿仙散薬・キノ散薬として記載されたり、その他の多くの名称を与えられたりしてきた（Macht 1915; Majno 1975）[8]。また疼痛以外の多くの病状にも濫用された。ただし、赤痢に対しては例外的に適切であっただろう。なぜなら、通常用いられる下剤で効果が妨げられるにせよ、阿片には便秘という薬理作用があるからである。

さらにもし阿片が継続的に使われれば、重大かつ紛れもない中毒症についても述べられるはずと考えるのが常識であろう。阿片の主要な作働物質がモルヒネであることは十九世紀初頭に発見された。しかしモルヒネの重篤な中毒を引き起こす可能性は、米国の南北戦争での皮下注射大量使用の後、やっと認識されるようになった。これらの新知識にもかかわらず、傑出した医者（ケイン）でさえ一八八〇年に、五十四の適応リストを発表している（Terry & Pellens 1928）。そこには発熱・コレラ・糖尿病・多尿・尿閉・鉛疝痛・マラリア・尿毒症・ショック・脳浮腫・髄膜炎・膣痙攣・ニンフォマニア・躁病・精神異常などが挙げられている。阿片は軟膏として開放創に対し局所的に使用されるなど、相当量のアルコールなどあらゆる物質と混ぜて、膏薬としても使われた。阿片は経口で摂取されるよりも局所使用されることが多かったけれど、はたして充分量が経皮吸収されたかは疑問である。

さらに阿片そのものについても、ケシの果皮に入れた刻れ目《き》から滲み出す液を乾燥させた有効成分よりは劣るが、その根・茎・実・花からも採取された可能性があったであろう。必要とする薬理学的成分を抽出する複雑なプロセス、中間成分の保存、そして栽培方法などについては常に記載されているとは限らない。他の多くの古代薬と同じく、阿片の有効性を判りにくくしている要素としては、不純物の混在、クスリの特異性と使用法を確立する方法論の欠如、プラセボ効果による曖昧さなどが挙げられる。何世紀にもわたる使用経験にもかかわらず、臨床観察によるモルヒネの適切な治療用量を確立することができなかったのである。たとえば一九五〇年代の研究者達は、以前に使われていたモルヒネの用量が、毒性の点でも、最大鎮痛効果の点でも、五〇～一〇〇パーセ

（5）ガレノスによる万能薬テリアカの記載は「それは毒薬や毒の入った噛み傷を解毒し、慢性頭痛・眩暈・聾・癲癇・中風・視力減弱・構音障害・喘息・あらゆる種類の咳・喀血・呼吸困難・疝痛・腸の毒・黄疸・脾臓の硬結・結石・尿の障害・発熱・浮腫・癩病・婦人科疾患・憂鬱そしてあらゆる悪疫を治す」であった（Macht 1915, p.479）。ガレノスのテリアカの成分は第一章注1に記載。

（6）紀元後一世紀にタルススのフィロンによって考案されたフィロニウムの成分は、一七四六年のロンドン薬局方に掲載されて一八六七年の英国薬局方まで残っており、白胡椒・生姜・ヒメウイキョウ（キャラウェイ）の種子・阿片の濾汁・ケシ汁などを含んでいた（Macht 1915）。

（7）十七世紀ヴェローナのフラスカトリウスによって調合され、ロンドン薬局方第一版に採用されたディアスコルディウムの主成分は、シナモン・カシア桂皮・スコルジウム草の母植：花ハッカ・ガルバヌム・蘇合香・アラビアゴム・阿片・カタバミ・ゲンチアナ根・アルメニア白土・レミニア土・胡椒・生姜・蜂蜜などであった（Macht 1915）。

（8）種々の抽出法により作られ、いろいろな阿片量とともに多くの不純物を含む他の調合には、阿片の長《おさ》・ランカスターないしいかさま師の黒滴（阿片チンキの三倍も強力であった）・喘息用エリキシル剤・鎮静エリキシル剤・樟脳阿片チンキ・安息香酸阿片チンキ・阿片丸薬・ソパナシアの丸薬・マシューの丸薬・シャーキイの丸薬・ドーバーの粉などがあった。

ントも多かったと結論している（Lee 1942; Denton & Beecher 1949; Keats et al. 1950; Lasagna & Beecher 1954）。

創傷治癒を促進するクスリ

創傷治癒に関しては、治療効果の確認がより容易であるところから、内科疾患についてよりもずっと進歩していた。病理医であるマイノは、古代の巻物・粘土板・書物・パピルスなどに記された創傷治癒に対する古代のクスリの効果を調べた。彼は細菌を含むペトリ皿にクスリを撒き、創の治療に用いられた方法が、殺菌効果あるいは静菌的効果を持つか否かを試験した（Majno 1975）。薬理学者であるエステスは、エジプトのパピルスに記されている体の内外の各治療を評価し、加えた物質の分量がペトリ皿での細菌増殖抑制に関連することを予測して、用量－反応試験を実施した（Estes 1989）。

創傷治癒に孔雀石と蜂蜜を用いることは、エジプトのパピルスに描かれた、有効なものがほとんどなく荒涼とした趣の療法のうちの例外かも知れない（Majno 1975; Estes 1989）。孔雀石は銅を含み、紀元前三〇〇〇年までに化粧用品として使われた輝く緑色の鉱物で、創傷と眼病のクスリとしてエベルスパピルスに述べられた、三十九の調合薬の有効成分の一つである。硫酸銅は二十世紀のごく最近まで家庭療法として皮膚感染症に用いられ、硫酸第二銅は魚の水槽や水泳プールの防黴剤として現代でも用いられている。蜂蜜はエジプトのパピルスで最も広範に記載されているクスリである。銅塩と蜂蜜のいずれもが、創傷中の常在菌に対し弱い抑制作用があり、開放創における細菌増殖を抑制したり、組織修復を正常化する可能性がある。だが孔雀石や蜂蜜の有効性については疑問が残る。もしその効果が臨床的にも意義があったとすれば、その多くが細菌感染を起こし有毒でもあった他の多くの物質と併用されたのは理解しにくい。さらに多くの、無効などころか危険なクスリが、孔雀石や蜂蜜よりもずっと多く、創傷治癒の目的で使用され続けた。他疾患と同じく創傷もいろいろな種類の糞便で治療され続けた。メソポタミアでは疼痛の局所が糞で治療され、エジプトやインドでも創傷は糞で治療されたが、このような治療はタルムード〔訳注：本文ミシュナと注解ゲマラからなるユダヤの法律と伝承の集大成本〕でも推奨されている。糞そのものもしくは乾燥させて粉末にした糞は、プリニウスにより金創に対し有効とされ、糞による創の被覆はケルススによって推奨され、中でも鳩の糞による創処置はガレノスにより推奨された。蜂蜜がギリシア医学では用いられなかったのに対し、銅塩はずっと使われたが（やはり他の物質と混ぜられ）、あくまで創傷治癒用の多くの物質の一つに過ぎなかった。

無作為化・比較対照・二重盲検法・充分なサンプルサイズなどが確保されていない、人間の創傷とは異なるペトリ皿での実験研究が、治療法の有効性をみるのに充分な試験かどうかは疑問である。銅と蜂蜜が、生理的食塩水の対照や無治療もしくは局所の清潔だけに比べ、まったく無効である可能性もある。銅治療や蜂蜜治療の意義は、単に有害治療を行わないということだけなのかも知れない。

かなりの患者が救われたとするマイノの結論は、特別で幅広い入念な治療よりも、ごく限られた治療のみが行われたということであれば、正しいといえるかも知れない。逆説的にいえば、もし医者が先述のような物質を創傷に用いず、ヒポクラテスの三手法すなわち瀉血・下剤・断食にこだわったとすれば、大部分の患者は回復するより死亡してしまったことであろう。

マイノは、創傷への効果が仮にあったとしても、ごく弱いにもかかわらず古代療法の有効性を誇大視することの危険性を訴えている。「どの植物かに関係なく、どの部分が使われ、どう処理され、量はどのくらいで、どんな症状に、どんな目的で？〔と問う必要がある〕。これらの疑問は七百もの『クスリ』について繰り返されるのだが、ついには古代エジプト医学が驚くほど進歩していたと説明することで、その膨れ上がる疑問を片づけようとするが、そこで証明されているのは皮肉にも古代の知恵よりも近代の混乱なのであり、このことだけは留意してもらいたいのである。『古代薬の有効性についてはほとんど判っておらず』たとえクスリ自体は知られていても、実験的研究はほとんど皆無である」（Majino 1975, p.108）。エステスも古代エジプト医学の過大評価を警告して、「われわれはいまだなお、彼（swnwと呼ばれたエジプト医者）が多くのクスリを処方したその正確な根拠を把握していない。……またその真の治療効果は言わずもがな、処方の頻度を知る糸口すらもない。実際にわれわれはswnwによって日々処方された大部分のクスリが、それにより何らかの臨床的改善をもたらしたと信じる根拠を持たないし、たとえいくつかが腸の動きを助けるなどの特異的効果を示したとしても、それ自身が有効（便秘の人を救うなど）なものでもなかった……そのうちの例外が……蜂蜜と孔雀石から作った創傷用軟膏である」と述べた（Estes 1989, p.113）。これらの歴史的事実にもかかわらず、古代エジプトで最初に使われた多くのクスリが、ヒポクラテスの時代から近代に至るまで使われ続け、そのこと自体が何千年も信じられてきた有効性の証拠ともなっているのである。(9)

麻黄

麻黄は、エフェドラ、エフェドロン、エフェドリンなどとも呼ばれているが、医学史上最古の薬剤として知られている。伝説によれば紀元前二六〇〇年頃、中華文明の創始者であり古典で最古の医学書「黄帝内経素問」の著者とされる黄帝により記載がなされたとされている（Veith 1972）。しかしこの皇帝の実在性およびその著作かどうかと、書物の時代について議論がある。とりあえずあり得るとされる時代は紀元前一〇〇〇年頃であるが、この年代でさえ何回か訂正され、今日大方の意見は紀元前三〇〇年頃ということになっている（Major 1954）。

私見によれば、医学史における麻黄の有効性と意義は過大評価されており、空想的ともいえる。K・K・チェンとC・F・シュミット（一九三〇）によれば、麻黄は一五九六年版の中国の調剤手引書において、循環刺激剤・発汗剤・解熱剤として——その適応は、喘息性気管支痙攣の咳に限られる「鎮咳剤」を除き全て確証はないのだが——価値を認められ、多くの有名な処方にその成分として記載されてきた。このクスリは、エジプトのパピルスやインドのスシュルタやコラカ（チャラカとも）、そしてヒポクラテス時代の医者達のどこにおいても記載されず、ようやく紀元後一世紀になり見聞した事実を全て集めたというプリニウスにより、エフェドロンとして記載されたのであった。一方、ディオスコリデスにより収斂剤・利尿剤として、また疝痛・下痢・内臓機能不全に、未証明といいながらも推奨された。マイノ（一九七五）によれば、単に接触させるだけで血が止まるとされ、止血のため鼻孔に注ぐ液として用いられた。インドでは発酵牛乳・蜂蜜（またはアルコール）に混ぜ、おそらくはアルコールによる気分高揚の酔いをもたらすため、主として宗教的儀式に用いられた。十九世紀のロシアにおいては、リウマチ・梅毒・痛風などにも用いられたが――いくつかの呼吸器疾患を除いては――かような病気や病状には無意味であった。インド人や時にスペイン人が、梅毒・淋病・腎炎・胸膜炎・肺炎などに対し、また強壮剤・血液浄化剤として、局所的あるいは経口的に使用した。繰り返しになるが、こうした使用法の全ては――冷たい飲みものやパンに入れた麻黄を除くと――不適切と言わざるを得ない。エフェドロンはその後も伝承医学において、いい加減な適応のもと一貫性もないまま時々記載されてきている（Chen & Schmidt 1930）。

医学史におけるエフェドラの価値を理解しようとする際にぶつかる難点の一つは、いろいろなエフェドラが使

（9）素晴らしい薬理学の権威であり、プラセボ効果に関する知識もあるWalter Modellは一般向けの人気雑誌「ライフサイエンス・ライブラリィ」において、（文献引用はなかったが）ごく少数の古代エジプト薬が有効であったと述べている（Modell & Lansing 1967）。彼は痛風に駆虫成分を含むザクロのエキスを、夜盲症にビタミンAを含む牛の肝臓を、赤ん坊の夜泣きにケシ粒の絞り汁を（これはパンにぬったり、食べ物に入れたり、また鎮痛効果ではなく創の被覆にも使われた）といったエジプト流の使用を引用している。加えて、ギリシア人はスコポラミンを含む曼陀羅華を乳児のぐずりに用い（ケシや曼陀羅華の有効／毒性比からみて、乳児の治療への使用は疑問である）、イヌサフランの煎じ汁を痛風に、後にアスピリンが得られた柳樹皮からの抽出物を発熱に用いた。アラビア人は極めて毒性の高かった水銀を疥癬をはじめ多彩な症状に応用した。これらの数少ないクスリすら有効であったかを確認するには、以前に詳細に述べた確固たる評価を必要とする。

用されていること、世界中にエフェドリンを含まないエフェドラも生育していること、植物の異なる部分と雌・雄が使われており、生育する季節・時期もまちまちで、抽出が困難であり複雑なため、研究者でさえもエフェドリンの産生については所説に大きなばらつきのあることが挙げられる（Chen & Schmidt 1930）。ちなみにエフェドラは、一八八五年に麻黄から抽出されるに至り使用されなくなったが、一八八七年にはエフェドリンという名称で合成が可能となった。しかし、注射された実験動物がすぐに死亡したために、エフェドリンの毒性が強過ぎると見なされ、一九二〇年代初頭に至るまで二度と使用されなかった（Chen & Schmidt 1930）。

一九二二年から一九二四年まで北京で活躍した米国人の医者シュミットは、有効とされる伝統的な中国のクスリ二千を、体系的に研究した。彼は麻黄が喘息治療に繰り返し登場することに気がついた（Majno 1975）。チェンとリークとの共同研究で、その物質がエフェドラ・ブルガリスという植物にあると同定され、そこから化学的にはエピネフリンと近縁なエフェドリンが得られた。この結果、アンフェタミン、デキストロアンフェタミン、その他多くの神経刺激薬の合成が可能となった（Chen & Schmidt 1930; Leake 1958, 1970）[10]。エフェドリンは今日、気管支拡張剤・散瞳剤・鼻炎消炎剤・血管収縮剤などとして知られ、アレルギーや喘息による鎮咳、その他の喘息症状の軽減や外出血の局所血管収縮に用いられている。

麻黄は古代中国医学において、有効とされたクスリの一つである。しかし限られた効果の曖昧な記載に留まり、他にどのような症状に対し用いられたか、あるいはよその場所（国）での使用などについて、情報は皆無である。麻黄の効果に関する繰り返される記載は重複するけれども、古代医学の知恵の立証というよりはむしろ、誇張された理想主義的傾向の表現ともいえる。

その他の治療法

その後他の有効な治療法も登場したが、連続的なものではなくごく稀といってよい。発熱へのキナ皮（キニーネ）の使用は一六四〇年に始まった。あらゆる発熱にではなく、マラリアに対するキナ皮の特異性は、トーマス・サイデナムとトーマス・G・モルトンにより明らかにされた。しかし、その使用については相も変わらず、有効成分を持つ植物の栽培についての問題や、不正な模造品により脅かされたのであった。ウィリアム・ウィザリングにより、一七七六年に腎臓および心臓不全による浮腫治療に導入され、後年心疾患にのみ有効とされるキツネノテブクロ（ジギタリス）が、ヒステリーや肺炎といった症状にも当てずっぽうに処方され、一九三七年に至るまでは用量も標準化されず混乱のもととなった（Gold et al. 1937）。一九五〇年代中期に出現した科学的医学が進歩を加速し（ビタミン・ホルモン・麻酔・無菌的手術操作・免疫接種など）、医学の科学的基礎が著しく進歩した二十世紀後半より今日に続く極めて特異的かつ劇的な治療法が、矢継ぎ早に登場するに至ったのである。

クスリの出自と処方の複雑性

古代のクスリが有効であったとする仮説の弱点としては、薬物の採集・準備・保存・梱包・投与法の著しい複雑性がある（Tyler et al. 1976）。ここでは議論しないが、動物からクスリを集めることも植物からクスリを採集するのとおおよそ同等である。あらゆる分泌物・器官・組織がいろいろな場合に使われている。

植物由来の薬剤調合のばらつきは採集の時から始まっている。木や草は一年のうちのある季節には多量のクスリを生み出すが、他の季節では少量となり、何も採れないこともある。ある植物はヒオスチアミンのようなクスリを秋に作るが、ヒオスチンは春に採れる。根や根茎は秋に採集すべきで、樹皮は春に、葉や花弁は花をつける時期に、花は受粉の時期に、果実は熟す前後に、そして種子は充分に成熟したときに採取する。適切な採集法は

（10）米国では知られていないが、エフェドリンの交感神経類似作用とその喘息への有用性は、一九一七年に日本人研究者により初めて記載された。

有効な薬の充分量を確保できるが、不適切な方法ではまったく不毛な結果に終わる。

良い収穫をするためには、熟練した手がジギタリスの花などを選別するように、植物の部分の選別には熟練が必要である。またセイヨウハッカやオランダハッカの刈り取りのように、蒸留前に少し乾燥させておく必要のあるものもある。葉っぱや香草、切り取った植物などはすぐに乾燥させ、葉は茎からはずす必要があり、果実と種子は保存・成熟させ、乾燥させなければならない。ドイツ語のガールブリンク〈Garbling〉とは、植物に付着する不要なもの、たとえば泥や不純物など不要な物質を除去することを意味する。

温度制御と換気調整による適切な乾燥は、化学的変化や黴・酵素・細菌の作用を防ぐため、湿気を排除することである。ある植物は日光による乾燥を必要とし、あるものは日陰での乾燥がいる。あるものは人工的に複雑な手段と装置を必要とし、それは植物の部分によっても変わる。湿気の吸収は薬剤の活性を下げるが、逆に酵素や黴の活性は高めるのである。八パーセント以下の湿度は、ジギタリスを失活させてしまう。クスリは冷暗所に置かれ乾燥した空気で充分に換気され、通常光・偏光からも遮蔽され、昆虫やネズミなどからも守られた場所に保管されるべきである。

適切な梱包も保護の手段といえる。葉や香草は黄麻布で包まれ、固くきっちり梱包される。ジギタリスやエルゴット〔麦角〕のように湿気で変性するクスリは湿気を防ぐ缶に入れられる。ゴム・樹脂・抽出物は樽または液体専用樽で、トンカ豆〔訳注：南米産の芳香のある黒い種子〕も液体用樽で、バニラ豆は錫を貼った箱で、バラ油は鉛のフラスコで、サルサパリラ〔訳注：中央アメリカのつる植物。根から薬が採れる〕は牛皮で梱包し船積みされたものである。より古い方法としては、猿の毛皮によるアロエの包装、ひょうたんに入れたキュラソー〔訳注：オレンジの皮で味付けしたリキュール酒〕など、数百にも達する昔からの原始的なやり方があった。

クスリの使い方を決める現代の薬理学的原理は、ごく最近に至り確立したものである。そこには用量－反応曲線〔治療効果の現れる閾値が存在し、用量が増えるに従って治療効果も増え、ついには一定レベルに達し、それ以上ではもはやさらなる治療効果はみられず、副作用ないし毒作用を生じる恐れがある）に関する知識がある。この上限‐下限のある「治療上の窓（the therapeutic window）」は、治療効果の大部分が発現する用量の範囲である。半減期とは、患者血液中の薬剤濃度が、五〇パーセントにまで減少するに要する時間である。時間‐作用曲線は、有効濃度に達するために必要な時間数である。作用時間の幅は数時間から数週間に及ぶ。長時間作用型薬剤にとっては、定常状態に達するのに要する時間は重要で、連日の同一量服用によってもはやそれ以上は上昇しない濃度に達するまで、血中濃度を上昇させていく。他に必要とされる知識としては吸収・分布・排泄までの時間数、そして副作用・毒性・死亡さえも生じる用量などについてがある。たとえばアスピリンの有効性は、脳卒中や心臓発作を防ぐのに隔日に半錠であり、頭痛には四時間毎に一～二錠、関節リウマチにはより高い分量を用いる。ある抗生物質の二通りの用法としては、一日四錠五日間の服用により細菌感染に有効で歯科処理後などの心膜炎を予防する効果があり、長期大量療法は梅毒やライム病に処方される。一方、メチルフェニデート（リタリン）やアスピリンなどについては、作用は四時間ほどしか続かないとしても、デキストロアンフェタミン（デキセドリン）といった刺激薬の効果は五～六時間、ペモリンマグネシウム（サイラート）は七日、三環系抗うつ薬は二十四時間、神経弛緩薬は四～十四日、MAO系抗うつ薬やフルオキセチン（プロザック）などセロトニン再吸収阻害薬では二週間に及ぶ。またベンゾジアゼピンの作用時間は、トリアゾラム（ハルシオン）で四時間、ジアゼパム（ヴァリウム）で六時間、クロナゼパム（クロノピン）で十二時間である。ヴァリウムといったクスリは一時間以内に効き出すが、フェネルジン（ナルジル）やプロザックなどは二週間から六週間、時には三カ月もかかる。多くの薬剤の至適用量は、遺伝的背景・吸収・酵素活性・分布・年齢・性別・体重・食物・他の薬剤などとの相互作用により大きく変化するのである。

これらクスリの発達と処方に関する基本的な問題点はまさに現在の治療において重要なのであり、過去に理解されていたはずもない。このことこそが、誤った理論と何千もの無効な治療法とを結びつけて多くの深刻な副作用を生み出し、実際に有効性を発揮できたであろう古代薬の数を、信じられないくらい低下させたのである。

結論

今日の科学的医学に先立つ時代の医学の有用性につき何がしかの結論を導こうとすることは、まことに大それた企てと言わねばならない。なぜならばそれは、今日に伝わる古文書記録をひもとかなければならず、翻訳と解釈の困難を克服し、何千年にもわたる多くの時代と文化を包摂しなければならないからである。これまで誰一人としてこのような複雑さに立ち向かうことなどできず、抜け落ちたり関わり過ぎたりする誤りを犯しやすい医学史上の些細な事柄に、つい焦点を当てがちであった。歴史家が描出する医学の風景には、たとえ不完全であっても、何千年にもわたって使用されてきた数千の治療法が散りばめられている。あまりにも多岐にわたる治療が行われたので、今の科学的医学に先行する往時の医学の有効性については、まったく違った結論を導くことも容易である。もし適切に使用すれば有効であったろうと今日考えられる化学成分を含むいくつかの治療法を見いだすことも困難ではない。同様に多くの明らかなプラセボ治療を見いだすことも容易である。となると、先行するバイアスや仮説が結論を決定するということになろうか。

唯一可能な解決法は、古代薬の名称・目的・投与法を詳細に研究し、それらのクスリが推奨・使用された病気・病態を記載してその情報を現在の薬理学的知識に照らして翻案し、これまでの方法とは異なるin vitroやin vivoの臨床比較試験を実施することであろう――これはもちろんなまやさしい作業ではないのであるが……。バイアスの問題や解釈上の困難性はあるにせよ、われわれは、今日の科学的医学の時代に至るそれまでの治療の歴史すなわちプラセボ効果の歴史であったと考える全般的仮説の支持データを提示したい。

第4章　二十世紀におけるプラセボ効果

プラセボ効果は、実験的な裏づけを欠く治療法の有効性を証明しようとするとき、その多くの秘薬的・霊薬的効果を、充分に説明し得るものである。理解できない多くの不可解な臨床上の現象を説明する際に、それをプラセボ効果とすれば解釈できることも多い。この事実がかくも長い間、科学的解明から置き去りにされてきたのは驚くべきことである。その潜在能力・広範な応用・治療での可能性については、ごく最近まで知られることはなかった。その基盤をなす機序やプラセボ効果の動態に関する研究は、比較的新しい領域なのである。

多くの研究者は、関係者がプラセボ効果について関心を持つのが、驚くほど遅れてしまったとコメントしている（Houston 1938; Pepper 1945; Dubois 1946; Findley 1953; Leslie 1954; Lasagna 1956; Wayne 1956）。彼らは、プラセボが他のいかなる治療よりも多用され、かつ重要な治療手段であるにもかかわらず、プラセボに反応するヒトの特性についての解明がまったく不足していることを指摘した。

一九三五〜一九五二年にかけて内科や他の領域の医者達が、初めてプラセボ効果につき関心を持つようになった。次いで、一九五〇年代半ばに導入された向精神薬評価の複雑さをきっかけとして、精神科医がこれに続いた。

第二次大戦後には、医者や専門家以外の人々へと、精神科的概念は広く浸透していった。医学校や病院に所属する精神科医の数も増えている。また専門領域を超えた接近と研究が増加している。一つには医者による心理的要素・象徴主義・医者－患者関係・転移・逆転移に対する認識が深まったことがある。これにより、精神現象の広がり、とりわけプラセボ効果に対する関心と理解が高まっていった。プラセボ効果への関心を高めたもう一つの理由は、治療における比較対照という手法の発展である。

プラセボ効果への関心度は、これに関する文献数の増加からも窺うことができる。一九五三～五七年の間に、これ以前に書かれた全ての文献よりも多い四十三もの文献が出版されたが、その大部分は比較試験データの「後ろ向き研究」であった。一九五七年以降、プラセボ効果に関する文献数はさらに増加した（Shapiro 1960b）。ターナーら（一九八〇）は、プラセボに関連する約一千の論文と書籍を要約している。注目すべきもう一つの側面は、統計学・プラセボ・二重盲検法などの対照試験を組み込んで、周到に計画された臨床試験数の増加である。

内科

プラセボによらない成果

近代医学は、もはやプラセボ効果や医者－患者関係にその主たる基盤を置いてはいない。このことは、医学知識と治療の著しい充実それ自体を見れば明らかである。解剖学・生理学・生化学・薬理学・組織学・公衆衛生学・医療技術・治療法など、全ての科学知識はゆっくりと進歩した。しかし大きな飛躍もさることながら一進一退の時期もあるので、治療法における大きな変化時期を特定することは難しい。十九世紀後半から第二次世界大戦にかけての医学的・科学的知識の躍進は、その内容において特異的な治療法をもたらすというよりはむしろ、無効な治療を排除する方向へと向かった。プラセボ効果ならびに、有効な臨床比較試験に対する関心の高まりにつれ、このペースは一九五〇年代にかけて加速し、そしてこの認識は、一九七五年に至り確立した。技術・機器・コンピュータの進歩が基礎的研究を強力に支え、医学に応用されて医学知識や治療の真の拡大につながった。たとえば若年性糖尿病は、一九二一年のインスリン補充療法導入までは、ほんのわずかの患者しか三年以上生きられない重篤な病気であった。同様に、壊血病・くる病・脚気といったビタミン欠乏症も、今や完全に治療できる。サルファ剤は一九三〇年代に、ペニシリンとストレプトマイシンは一九五〇年代に導入された。うっ血性心不全の治療も、ジギタリスの正確な用量が一九七〇年代に決定されてから急速な進歩を遂げた。

過去において人口を激減させた致死的な病気の多くが、今や制圧されたり根絶され、治療可能となっている。たとえば、大部分の細菌感染症は抗生物質により、ポリオ・ジフテリア・百日咳・破傷風はワクチンにより治療される。何百万人もの人々に醜型を残し、視力を奪い、死に至らしめた天然痘も根絶され、研究室に保存しているウイルス試料も、処分されようとしている（Altman 1993）。またポリオも米国では根絶のレベルにあり、最終的には歴史上の存在になると予想されている（Foege 1993; Robbins 1993）。公衆衛生施策の進歩と、特効薬をはじめとする治療方法の選択肢が増加したことにより、特異性・感受性そして予測性の高い医療へと発展した。

基本的な化学構造も、X線結晶解析装置・質量スペクトロメーター・赤外線吸収スペクトロメーター・電子線すなわちX線解析装置・電子顕微鏡・レーザー共焦点顕微鏡（Fox 1993）・DNA配列解析などにより、正確に決定できる。かつては自然界から採取していた有用なクスリも、今や実験室で合成される。細菌・ウイルス・神経伝達物質・脳組織その他の細胞受容体などの分子構造を描くことさえできる。「設計されたクスリ」は、目的とする神経伝達物質を変化させて特定の受容体と結合し、正確に酵素反応を起こして他の代謝過程に作用するべく特別に設計されたものである。このコンセプトに基づき、うつ病のフルオキセチン（プロザック）のように、より正確・有効で副作用も少ないクスリを開発できる。阿片の受容体が同定され、次いで天然に存在する阿片様物質が脳内でも発見された。これらの業績は、麻薬系鎮痛剤の薬理作用についてのさらなる理解につながった。三つの阿片の受容体のうち、モルヒネの鎮痛・耐容・中毒に関係する一つが同定されたことから、この受容体の分子構造を決定する遺伝子配列までもが明らかになった（Randell 1993）。こうした研究や手法は、中毒問題の解決に役立つ一方、より効果的な鎮痛剤の開発にも貢献するだろう。たとえばエクアドル蛙から得られた、複雑な非阿片系で非鎮静化合物エピバチジンの分子構造が同定されているが、その鎮痛作用はモルヒネの二百倍も強力と考えられている。これを化学合成する試みは現在進行中である（Bradley 1993）。現代技術は、自然界に存在する複雑な化合物の分子構造を決定できるので、もはやクスリの価格を引き上げ、かつ選ばれた人しか利用できなかった材料を、植物・動物・ヒトから大量に集める必要はなくなった。

最も急速に発達した生物医学的手法である高度の画像技術は光ファイバー技術に助けられ、コンピュータにより補強されてクスリの分子構造を決定するのみならず、体内臓器を安全に観察し、脳における解剖・神経化学・認知の変化を捉えて、より特異的な診断と治療へとつながっていった。

ヒトのＤＮＡ断片を羊に組み込むことで、血友病の血液凝固に役立つ第九因子のような価値の高い新治療を生み、豚を利用して輸血時にエイズや肝炎感染の恐れのないヘモグロビンの代用品を作り、牛では赤ん坊の感染治療を助けるため約束処方にあるラクトフェリンを作らせ、牛乳をより人乳に近いものに変える。一方、枝のまま腐ってしまうのを防ぎ、より食用に適し、より容易に市場に運べるような遺伝子をトマトに組み込んでいる。近い将来、癌治療は成功し、感染症は制圧ないし根絶され、遺伝子欠損は補充されることが期待されている。遺伝子研究は、未来の治療に特別な展望を予見するものである。

鎮痛薬・麻酔薬・抗生物質・心臓薬・高血圧治療薬・ホルモン剤・免疫剤や他のクスリおよび治療手段の増加は、より高い特異性・感受性・予測性を持つようになっている。また臨床比較試験は、薬剤評価においても絶対的なものとして医者に受け入れられ、あらゆる主要医学雑誌の掲載にも、米国国立保健研究所（ＮＩＨ）からの研究費補助決定にも、また米国において使用されるクスリについて食品医薬品局（ＦＤＡ）から受ける認可においても必須とされている。医学はあまりにも複雑となり、多くの疾患を正確に治療できるのは専門家のみである。

医療がその歴史上のいかなる時期よりも、プラセボへの依存性が減少している事実は、急騰する新治療の費用と医療費の抑制がますます求められる情況にあって、その治癒力を充分に活用できないことは逆説的といえるだろう（DeBakey 1983; Chelimsky 1993）。

なお続くプラセボ効果の重要性

近年、プラセボではないクスリや処置が多く行われるようになっている。しかし、プラセボの使用は、充分に治療できない疾患や原因不明の疾病がある限り、知識の隙間をふさぐ役割を担っている。しかも心理的情動的な要素は、これらをいくら低く見積ったとしても、決して排除できるものではない。もちろん作用のあるクスリの用量が充分多ければ、心理的要素とは無関係に全ての患者が毒性に反応したり、死亡することさえ予想される。しかし臨床においては、大多数のクスリが毒性レベルよりはるかに少ない用量で処方されるため、この仮定は医学的に成立し難い。ほとんどのクスリは、心理的要素も関与し得る範囲でのみ使用されている。

肯定的なプラセボ効果

心理的要素は、クスリの通常の薬理作用を変更し、修正し抑制することがあり得る。たとえば、デキストロアンフェタミン・モルヒネ・スコポラミン・アモバルビタール・生理的食塩水などを投与された被験者の気分・精神作用・鎮静作用の変化については、クスリの薬理学的特性そのものよりも、投与の情況や服用した個人の期待度に左右される（Sandifer & Hawkings 1958）。同様に、正常のボランティアおよび長期入院患者は、アンフェタミンには幸福感、そしてモルヒネには不安感を示し、これとは逆に依存症の既往歴がある場合、モルヒネでは快感が得られアンフェタミンでは不安感が得られた。すなわち薬理教科書記載の古典的薬理作用とは逆の反応を、患者が示すことがあり得るということである。

プラセボ効果の最初の実験的研究はスチュワート・ウォルフ（一九五〇）が、胃瘻があって胃粘膜の直接観察が可能であったトムという被験者において行い、クスリ以外の要素の重要性を示したものである。たとえばエンテロガストロン（ウロガストロン）、ジフェンヒドラミン、トリペレナミン酢酸（ピリベンザミン）、下垂体後葉エキスなどを投与した場合、トムの胃が不活発なときには胃の作用を抑制し、胃が極めて活発に働いているときには無効果であった。結果は標的器官の状態次第であり、その器官は感情の影響を受けていた。

薬効が条件により変化する証拠は、トムで行った他の実験でも明らかにされた。すなわちネオスチグミン（プロスチグミン）反復投与は、（予測通り）胃蠕動の亢進・激しい腹痛・下痢を生じた。その翌日トムに、蒸留水・乳糖錠・硫酸アトロピン（胃活動を抑制するために使われる抗コリン作用を持つ）を投与したところ、投与したクスリとは無関係に前日同様の胃腸症状を示した（Wolf 1950）。

トムとは別のもう一つの研究においては、妊娠悪阻（妊娠時の強い嘔気・嘔吐）の患者に、吐根を何回か投与した。嘔気・嘔吐が繰り返し誘発された。その後、吐根再投与の前にあらかじめ、この薬は嘔気を抑えると説明しておいたところ、嘔気が消失したばかりでなく、正常の胃収縮の客観的証拠が得られた。ウォルフ（一九五五）によればこれらは暗示によるもので、より多数を対象とした最近の実験でも裏づけられている。

プラセボの強力かつ広範な効果は、手術後の創痛・狭心痛・感冒・臨床上および実験で誘発された咳嗽・頭痛・船酔い・不安・緊張・不穏状態など、千八十二名に及ぶプラセボ治療の十五研究をまとめたヘンリー・K・ビーチャー（一九五五、一九五九a）によっても証明されている。症状の改善は二一～五八パーセントに見られ、平均三五・二パーセントであった。麻酔科医であったビーチャーは、モルヒネの大量投与（十五ミリグラム／七十キログラム）が七五パーセントの患者の激痛を和らげるにしても、その効果の約半分はプラセボによるという、自らのある研究結果に強い印象を持った。百六十二名の術後患者を対象とする別の研究では、プラセボに反応する人達の方が、プラセボに反応しにくい人達より、モルヒネの鎮痛効果が高いと報告されている。

ピエール・キッセルとダニエル・バルルカン（一九六四）は、一九六〇年以前の様々な疾患におけるプラセボ効果を調査した。鎮痛薬に関する二十五研究において二八・五パーセント、片頭痛の五研究で三二・三パーセント、船酔いの一研究で五八パーセント、咳の改善の二研究で四一パーセント、リウマチの十八研究で四九パーセント、そして月経困難症や閉経に関する愁訴の四研究では二四パーセントにプラセボ効果の記述を認めた。

鎮痛薬の薬効研究においては、対照としてプラセボを使用した場合のプラセボ効果について、広く調べられてきている。フレデリック・J・エヴァンス（一九八五）は、プラセボに、店頭販売の鎮痛薬の大部分と同じくらいの効果があると、臨床例や実験に基づく証拠を報告した。彼によるとプラセボは、アスピリン・塩酸プロポキシフェン（ダルヴォン）・コデインなどの本来の薬効とは無関係に、これら薬剤の五五～六〇パーセントに匹敵する有効性があった。また二重盲検法による薬剤を使わない不眠治療・うつ治療の向精神薬・リチウムなどでも同様の結果であった。

いわゆる新治療を受けた喘息・十二指腸潰瘍・ヘルペス患者六千九百三十一名の後ろ向き観察データにおいても（Roberts et al. 1993）、プラセボ効果すなわち非特異的効果が、すでに報告された治療報告の数を凌駕していた。これらの臨床報告には対照がなくプラセボは使われず、しかも治療にあたった医者が結果も評価していた。たとえば、結果が優の患者は四〇パーセント、良が三〇パーセント、不良が三〇パーセントであった。この比率は、後に無効と証明されたクスリについても、作用があると考えられたり望まれた場合の、医者と患者による非特異的な期待の反映である。このような研究の条件はプラセボ効果を最大化し、ほとんどのクスリや治療が処方された情況の反映であることに疑いがない。すなわち対照群が欠如し、熱烈な患者と治療者（どちらも持続的な興味を持つ）がおり、治療と評価を一人で行うということである。この研究で報告されたような高いパーセンテージは、他の病気や薬剤についても反復実証されることが望まれ、それらはプラセボ効果の絶大さをより正確に反映するであろう。

プラセボに起因する副作用

プラセボによる副作用は、プラセボを使った研究でもやはり報告されている。ウォルター・A・ブラウン（一九八八）は、神経過敏症・口内乾燥症・頭痛などの副作用がプラセボ対照群において、作用のある少量のクスリを投与された群よりも多いとした。ウォルフとピンスキー（一九五四）は、不安と緊張をプラセボで治療した三十二名の患者のうち、三〇パーセントが改善したが、重大な中毒症状が三名にみられたと報告した。すなわち、一人は重度の筋力低下・動悸・嘔気を、一人は薬物性皮膚炎による広範なかゆみと発赤を伴う斑点状丘疹を、そして三人目はプラセボの摂取後十分で上腹部痛および水様性下痢・蕁麻疹・口唇の血管神経性浮腫を生じた。ビーチャー（一九五九b）は、彼の研究の中でプラセボに由来すると思われる中毒症状を列挙している。すなわち、紅潮八パーセント、筋弛緩九パーセント、重圧感一八パーセント、疲労感一八パーセント、眠気五〇パーセント、睡眠三三パーセント、集中困難一五パーセント、口内乾燥九パーセント、嘔気一〇パーセント、頭痛二五パーセントであった。六十七の出版物の綜説を調べてみて、プラセボを投与された三千五百四十九名のうち二三パーセント（八百十七名）に、少なくとも一つの副作用があったとする報告もある（Pogge 1963）。これらの問題となる副作用については、副腎機能・狭心痛・血算・血圧・感冒・咳嗽反射・発熱・胃液分泌と蠕動・頭痛・不眠・経口避妊薬・瞳孔の散大と縮小・呼吸・関節リウマチ・ワクチン・血管運動機能・疣贅《ゆうぜい》などの研究に際しても報告されている（Haas et al. 1959）。

一時間のプラセボ剤試験を受けた千六名の患者に対するわれわれの調査研究でも、五七パーセントにおいて一つ以上の副作用を示した。興味深いことには、プラセボ投与群の患者ほど身体の不調を訴え、室内で一時間座っていただけの対照群の患者（プラセボを与えられなかった）では認知・情緒に影響する愁訴がみられたのであった（Shapiro et al. 1974）。

現今のプラセボ効果

これまでに、肯定的なプラセボ反応を示す患者（プラセボによる副作用も含む）、プラセボ反応を示さない患者（通常プラセボに反応しない人と、否定的な反応を示す人の両方からなる）、そしてプラセボにより副作用を生じた患者につき、全体比率を求めようとする多くの試みがなされた。またプラセボ反応の比率については、様々な病歴・診断・臨床所見・症状・精神状態の患者グループにおいて報告がなされてきた。しかし全体とグループでは比率の変化が大きく、プラセボ反応性についての信頼性の高い推計は行い得ていないのである。プラセボ投与法の違い、時間経過の違い（つまり効果は何分後に、何時間後に計るのか）、プラセボ反応の評価法の違い、プラセボと薬に対して肯定的か否定的かという反応の違いなどを考えれば、文献で報告された比率になぜかくも多くのばらつきがあるかは理解できる。もう一つプラセボへの反応比率に影響するものとして、プラセボがオープン試験・一重盲検試験・二重盲検試験のどの方法で用いられたかも関係してくる。また研究におけるプラセボ対照が、その反応を減ずるような全く作用のないプラセボか、あるいは逆に、反応を増す可能性のある作用のあるプラセボ（作用のある薬剤の副作用に類似した生理的効果を持つクスリ）かも影響してくる（これらの問題については第九章で議論する）。なお今後行われるであろう刊行文献の分析には、メタアナリシスの手法が役に立つであろう。

二重盲検無作為化比較試験は今や、国立保健研究所（NIH）への研究費補助申請、食品医薬品局（FDA）から受けるクスリの認可、科学雑誌の論文刊行、病院での約束処方採用、医者によるクスリの評価価値の受け入れなどに際して全て必要とされている。研究が適切と評価されるためには、信頼性と妥当性の保証された独立変数を従属変数に関連づけてきちんと定義された仮説に基づき、サブグループや事後（ポストホック）解析と明白に区別され、さらには、有意なテスト数を補正した適正な有意性レベル・統計検出力・統計解析法・充分なサンプルサイズ・無作為化、そして二重盲検法が必要となる。たとえば感冒や心臓病の治療研究などにおいては、何千人もの患者が多施設の共同臨床試験で調査されることも多く、最近のある調査では便潜血を年一回調べることの有効性を決めるため、五万人以上の患者を対象としている。

外科

プラセボによらない成果

一九五〇年以降、それ以前の全ての時代を凌駕して、プラセボではない個々の手術療法が飛躍的に発達してきた。たとえば、大脳における癲癇病巣の切除その他の脳外科手術、腎臓・膀胱・卵巣における癌を含む多くの病変の手術、心臓・肺・肝臓・消化管や腎臓移植手術の成功（一度に一臓器または多臓器を対象とする）、整形外科における人工股関節置換術、切断手指の顕微鏡下再接着術、従来数週間の入院を要したが今やわずか一日で済む、臍の傍に刺入した鏡視下での胆囊切除術、そしてそのほか何百にも及ぶ全外科領域での新手技の数々は枚挙に遑がない。

なお続くプラセボ効果の重要性

多くの医学史家が、手術については他の医学領域よりも、プラセボ効果の証明が難しいとしている。この主張の裏づけはいくつもあり——手術手技の有効性を脱臼整復や骨折固定など、すでにヒポクラテス時代の医者達が効果的に用いていた手技において——内科治療の効果よりも容易にかつ即座に実見することができた。だがしかし、外科領域といえどもプラセボ効果は生じ得るのである。ヒポクラテスの創傷治療には、安静・損傷部分の固定・海水による創洗滌・海綿による創乾燥化・乾いたリンネルによる創被覆など今日的にみても合理的な方法が含まれている。ただし非合理的なのは創傷につける薬で、ワイン・酢・緑青・テルペンチン・ミルラ樹脂・煮沸した植物の葉などを亜麻仁とよく混ぜ合わせて調合された。当時の治療は、瀉血・排便・化膿を促進する非刺激物の塗布などであり、これらにより「健全な排膿」を促すとされた。こうした治療の推奨は、紀元一世紀にケルススにより理論づけられ、多少の変更はあったものの、その後二千年以上にわたり生き残ってきた。しかしながら合理的な治療からの逸脱がはっきりとみられるのは四世紀頃のことで、たとえば、ミミズやカタツムリを潰して製粉所の壁の粉塵と混ぜ、これを局所に使ったりしていた。十一世紀のアラビアにおいて創傷は、香料・赤い樹脂（竜血として知られた）・石灰または消石灰で消毒し、甘みのある水と薔薇油で洗滌した石灰により被覆された。十三世紀の西洋医学では、薔薇油と卵白を混ぜたものの外用やアルコール調剤の使用が推奨された。

十四世紀に至り、火薬には特別な毒作用があると信じられ、射創に対してはこれを熱した油で焼灼することが日常的に行われていた。十六世紀には、床屋の見習い出身の素朴なアンブロワーズ・パレが後に軍医となり、外科治療を一変させた。当時の外科手技はヒポクラテスの時代から伝わったものであって、最も有名なのはヒポクラテスの「病気は鉄ではなく火によって治療される」という格言に基づいていた。切断肢の断端に対する伝統的な治療に使う熱した油を使い果たしてしまった後、パレは断端を焼灼するよりも何も治療しない方が良いことに気がついたのであった。パレの観察は、昔ながらの治療が、その目指すものよりはるかに有害であったことを意味している。しかしながらプラセボ効果の強力さは、パレがそれにもかかわらず断端部に対し引き続き、ミミズと煮立てた仔犬の脂肪を処方した事実にみることができる（Garrison 1929）。

創傷治療や化膿に対する考え方については、十九世紀に細菌学が急速に発展するまで、ごくわずかな変更ないし変化しかなかった。創傷の治癒過程に化膿はつきものであるとの概念は、一八六四年に、ルイ・パスツールが発酵や腐敗は自然発生ではなく微生物によるものであることを証明して後、急速に廃《すた》れやがて消えていった。ジョセフ・リスター、ロベルト・コッホ、パスツールらの外科や細菌学への貢献については、すでに第一章（注5）

で述べた。外科領域におけるプラセボ以外の重要な進歩はよく知られている。麻酔すなわちエーテルの臨床応用とその五年後の笑気とクロロフォルムの使用（一八四二年から四六年）、一九三五年のサルファ剤、一九四三年のペニシリンの導入（疾患に対するばかりでなく手術時の感染予防対策として）などがそれである。

ギド・マイノと同じようにザカリー・コープ卿（一九五八、一七三頁）は、「近代の創傷治療においては、それまで数千年間にわたり行われてきたものとは正反対の立場をとり、瀉血は決して行われない。逆に重症の創傷に対し外科医達は、減少した患者の血液量を、時期を失することなく速やかに輸血を行い補充する」と述べている(1)。

現代医学史上のもう一つの例を挙げるとすれば、狭心症の治療としての内胸動脈結紮術がある。これは副次的な内胸動脈の閉塞が側副血行路を刺激して心臓への血流を増加させ、狭心症の症状を改善するという理論に基づいていた。いくつかの対照のない研究で有効とされたこの手術は、かつて極めて有効な手技として外科医達に熱狂的に迎えられた（Kitchell et al. 1958）。しかしその後二つの比較試験が試みられ、狭心症のある患者群には「真」の手術（内胸動脈の結紮）が、もう一群には「シャム」手術（皮膚の切開のみ）が行われた。その結果は、第一の研究では真の手術群とシャム手術群の改善率はほぼ同一であり（Cobb et al. 1959）、第二の研究ではどちらの群にも改善がみられなかった（Dimond et al. 1960）。

市場登場の前に有効性や安全性の立証が求められる薬とは違い、手術技術・機器技術・診断補助テスト・治療効果モニターなど進歩した治療法が、有効性や安全性の立証もないままに市場に出ることがある。このような行政的無策は、往々にして安全性に欠けた多くの高額な技術やテスト、そしてロボトミー（前頭葉白質切截術。つい最近まで施行された）・扁桃腺摘出術・結腸切除術・空腸瘻造設術・交感神経節切除術・子宮摘出術・帝王切開術・虫垂切除術・心臓バイパス術など、手術の過剰実施に対する責任を免れることができない。「米国医師会雑誌（JAMA）」掲載のある産婦人科センターによる論文も、そこに多くの例を引用している（Grimes 1993）。その著者は、長く続いた新旧手術法の修正は、精緻な方法論による厳密な立証によってのみ可能であるとし、「もし医学史の研究から学ぶべきことがあるとすれば、それは、科学的対照なしの臨床判断が、いつ誤りを犯してもおかしくない指針になってしまうということである」と説いたある倫理学者の意見（Schafer 1982, p.723）に賛意を表している。

新しい外科技術についても他の新治療法と同じく、バイアス効果を排除するための比較試験が必要である。しかし、新技術が患者に使われる前に比較試験が行われることは滅多にない。このことは外科医が、最初はより侵襲度が低い手技を使うことも担保にして、有効性を比較試験では確認されていない、癲癇に結腸切除、ヒステリーに子宮摘出、高血圧に交感神経節切除、感冒に扁桃腺摘出、十二指腸潰瘍に空腸瘻造設といった手術を行いたがる事実につながっている。

このような特徴により外科の技術（手術）は、より厳密な比較試験を要求される薬物治療に比べ、プラセボ効果を生じやすいと考えられる。

結論

プラセボ効果についての関心は、知識や治療が飛躍した時期には減少、期待が充分に満たされない時期には増加と、医学史の中で消長を繰り返しながら続いてきた。プラセボ効果についての現在の関心は、おそらく心身の概念・行動医学・代替医学に対する関心の復活と関連していくのであろう。

薬物治療は、臨床比較試験の増加に伴い、外科や精神科の治療および多くの非正統的治療に比べ、プラセボ効果を生み出しにくくなった。医者は、従来の個別の症例報告や対照のない研究に基づく治療の有効性評価に対し

（1）より詳細な外科の歴史はMajino（1975）やCope（1958）を参照。

より懐疑的となり、臨床比較試験に一層の信頼を置きつつある。こうした傾向を促す要因としては、新薬の承認と発売に先立って要求される計画的な臨床比較試験と実験、そして多人数を対象とするその結果が査読を伴う専門誌で発表されることを求めるFDAの立場、専門誌や学会誌に掲載されるに足る質を確保するためにその研究が充分にデザインされている必要性、感冒へのビタミンCをはじめ多くの疾患予防に関するビタミン大量療法、脳卒中の発作抑制に関するアスピリンの有用性についての論争を解決した多くの有名な臨床比較試験、などの例を挙げることができる。

医学におけるプラセボ効果問題の他の側面には、外科手術や心理療法の比較試験を行うよりもクスリの比較試験を行う方が容易であるという事実が存在する。しかし大多数の研究において、多少の方法論的欠陥は不可避であるから、プラセボ効果はどうしても問題として残る。なお方法論上の失敗には、二重盲検コードを破ってしまったとか、評価対象のクスリの副作用にそっくり、もしくはかなり似ているプラセボ対照を使わずに全く作用のないプラセボを用いたとか、誤った事後解析ないしサブグループ分析を拡大使用した、などが含まれる。

外科治療は、FDAの要求する有効性証明と副作用評価の対象とはならないため、プラセボ効果をより生じやすい傾向にあるといえる。さらに外科での比較試験においては——臓器移植の対照としてのシャム手術のような侵襲的手技を用いることが避けられず——薬の比較試験に比べ技術的にも工夫を要し、倫理的な正当化も困難である。広く行われてはいるが、その過剰適応・有用性・安全性・利便性に深刻な疑問を抱かせる外科手術としては、帝王切開術・子宮摘出術・脊椎固定術・臓器移植・バイパス術・心臓手術などがある。

精神科領域では、クスリの臨床比較試験が行われるため、精神薬理学的なプラセボ効果を生じにくい。しかし文献で明らかなように、方法論的にはあまりにもバラバラなため、公表された臨床比較試験の価値が損なわれるという重要な問題を内包している。心理療法は、それが精神分析医・心理療法士・ソーシャルワーカー・看護セラピスト・聖職者・あるいは他の専門職の誰によって行われようとも、その大部分をプラセボ効果に依存する治療法といえる。また、代替医療・信仰治療・いかさま治療による無数の療法は、より強力なプラセボ効果を生じやすい。

予想以上の近年の進歩は、新たな倫理的・感情的・臨床的関心をプラセボにもたらしている。実際のところ、プラセボ作用は、「優勢な方に組したがる人間の心理」により誇張されるので、元はといえば弱くて非倫理的なプラセボも、今やこれまでになく強力な効果を有している。

第5章　精神医学と他の心理療法（精神療法）

精神医学は精神・情緒障害の診断・治療・予防にあたる医学領域である。精神科医が器質性の中枢神経系障害と心理的障害の両者の診断と治療にあたるのに対し、心理的・社会的苦痛や障害の評価と治療には主として他の専門家のグループが（共存しながら）あたっている。こうした精神科医ではない人々は、主に心理療法士・ソーシャルワーカー・聖職者・看護師であるが、あるいはまたより小さな専門グループの一員であったり、異質な背景を持った非専門家であったりすることも多い。

この章では、プラセボ効果と精神科治療や心理療法との関係を調べていく（訳注：精神科医は「精神療法」と呼び、臨床心理士は「心理療法」と呼ぶことが多い。文脈の流れより「心理療法」とした）。精神科医や心理療法士なら治療に関連した非特異的な心理的要素やプラセボ効果に敏感で、詳しいはずだと思われるのは自然であろう。しかし精神科は、プラセボではない特異的かつ有効な治療法を発明するという点では内科や外科に遅れをとっているので、精神医学の歴史や現状において、プラセボ効果が明らかかどうかが関心事にならざるを得ない。精神科治療の歴史は何世紀にもわたっており、心理療法に関する最近の文献も膨大である。われわれはこの歴史のほんの一部に言及できるに過ぎない[(1)]。われわれの関心の中心は、心理療法は二十世紀後半におけるプラセボの主体であるということを検証することにある。

精神医学におけるプラセボの伝統

近代以前の精神疾患の治療は身体疾患のそれと同様であった。治療は、魔術・宗教・祈禱・呪文・夢占い・神話・人生哲学・四体液のバランス・子宮の遊走防止・信仰・暗示・説得・催眠・静脈切開・発汗・下剤・催吐剤・水治療法・無数の薬などによった(2)。ヒポクラテスは栄養・入浴・運動を強調し、当時としては賞賛に値するが、曼陀羅華（スコポラミン）・ヘレボルス（ベラトリン）・ヒヨス（ヒヨスチアミン）・ケシ汁（鎮痛剤として使われた）以外の薬をほとんど使わなかった。

十八世紀に使われた代表的な薬が曼陀羅華(3)・ヘレボルス(4)・ヒヨス(5)・阿片(6)・ベラドンナである。十七〜十九世紀にかけて、ある医師達は精神病に対して特定の薬を使用した。「紫色の花を持つルリハコベの煎じ薬」を狂気の治療に、「垣通《カキドオシ》の汁」、頭に塗るための曼陀羅華、ヘレボルス・アルコール・阿片・硫酸キニーネをメランコリーに、そして一八四五年にカンナビスと抱水クロラールを鎮静薬として用いた。どれをとっても精神病の治療に有効でも特異的でもなかったが、感覚を鈍麻させ生活に耐えられるように催眠薬として作用した。これらのあるものは低用量で使われた場合や、有効な成分であっても不適切に調合されたり保管された場合、また模造品が調剤された場合には無害であったが、高用量では全て毒性を発揮し致死的であった。

ヒステリー

ヒステリーの歴史は精神医学におけるプラセボの伝統の典型例である。ヒステリーはヒポクラテスによって最初に記載され、命名されたが、彼は子宮が動くことによって引き起こされる女性の病気とし、結婚し性生活を営むことを治療として勧めた。概念も治療法も多少の変更はあったが、それは二千年以上にわたって続いたのであ

る。一六〇三年エドワード・ジョードンはヒステリーを子宮に起因する病気として英語による最初の本を書いて

（1）読者にはZilboorg & Henry 1941; Bromberg 1954, 1975; Hunter & Macalpine 1963; Goshen 1967; Rosen 1968; Caldwell 1970, 1978; Ellenberger 1970; Ackerknecht 1971; Roccatagliata 1986; Colp 1989や薬理学の教科書といった医学史および精神医学史を参照してもらいたい。

（2）西洋医学の精神薬理学史の簡単な流れはCaldwell（1970, 1978）を参照。

（3）ヨーロッパ曼陀羅華として知られるマンドラゴラはヒヨシン、スコポラミン、マンドラゴリンなどのアルカロイド類を含み、これらのアルカロイドやストラモニウム、ヒヨスチアムス、ベラドンナ、アトロピンに類似した性状を持つ。鎮痙効果があり、鎮静、麻酔、催淫および弱い麻酔薬としても用いられる。ポドフィルムとして知られるアメリカ曼陀羅華は激しい緩下作用のあるポドフィリンである。

（4）種々のアルカロイド類を含むヘレボルスは駆水作用、通経（月経促進）作用、排便、降圧作用を持つ強力な胃腸毒である。アメリカミドリヘレボルスは強心作用、降圧作用、鎮静作用を持つ。シロまたはヨーロッパヘレボルス（veratrum album）はミドリヘレボルスと似てはいるが同一ではなく、降圧作用を持つ。ミドリおよびシロヘレボルスとも殺虫剤としても用いられる。クロヘレボルス（helleborus niger）はクリスマス（またはニューヨーク）ローズとも呼ばれるが、血管強壮剤、利尿剤、下剤として用いられ、さらにシロヘレボルス（Veratrum album かV. viride）、ニセヘレボルス（V. adonis）、ニオイヘレボルス（悪臭がある）もある。いつどこでどんな目的に、どのヘレボルスを使用したのかを解明するにはさらなる研究が必要であろう。しかし、精神障害や他の全ての障害では、ヘレボルスはもう一つの汎用されたプラセボであることは明らかである。

（5）ヒヨスないしヒヨスチアムスは、また悪臭のある龍葵（イヌホオズキ）、狂気の根茎、毒煙草、豚の豆とも呼ばれるが、ヒヨスチアムス、ヒヨスチン、スコポラミンなどの強力なアルカロイド類を含む（Hyoscyamusは「豚」と「豆」を意味する二つのギリシア語から作られた古代ギリシア・ラテン語で、豚への毒作用を意味している）。

（6）阿片が精神病に使われたことは疑問の余地がないが、一九三〇年代にかけてはうつ病の治療に広く使われるようになった（有効性の限界については本文中に述べている）。

いる（Colp 1989）。十七世紀になると、ヒポクラテスの宣誓と合理的な臨床観察と経験を復活させた人であるトーマス・サイデナムがより正確に、ヒステリーは多彩な非精神症状も有し男性にも起こるとし、その原因を異常な活力の横溢に求め、治療として下剤と静脈切開の後に鉄剤の服用と体操を行うことを勧めた。サイデナムの同時代人であったウィリスはやはりその注意深い臨床観察で知られているが、解剖所見からはヒステリー女性の子宮が動くことは確認できないと報告する一方で、狂気にはルリハコベの煎じ薬を推奨した。

中世の学者は、精神病は悪魔によって引き起こされると理論づけた。彼らはその診断を確証するために、患者、特に女性は診察時にさかさまにして、身体のどこかしらにあざやしみの痕跡がないかを調べた（Rosen 1968; Kramer & Sprenger 1971）。

プラセボ治療

古代はもとより十九世紀でも、精神病を治すため多くの奇妙な手法が用いられたが、その中には驚愕浴（不意に患者を海に投げ込んだり、ゆっくりと流れる川に架かるきれいな橋を渡っているとき、急に隠し板を外して転落させる）や、溺れないようにしつつ患者を水に沈めておく方法（狂気は魔術によるので、沈めば無罪を、水面に浮かべば有罪を示すとされることもあった）。また不眠・精神錯乱・暴力的な患者に対しては、機械装置で強力に振り回したりねじったり揺すったりし、さらには、いろいろな徴候に対して眼球に内出血をもたらすまで、水平や垂直方向に人間遠心機で患者を急速に回転させるという方法もあった。

他に一八〇〇年代初頭にみられた治療としては、患者の鎮静のために垣通《カキドオシ》の汁、軽症の躁病を軽快させるために錫の粉末、メランコリーにキニーネを使った（Caldwell 1970, 1978）。アン・E・コールドウェル（一九七〇、一九七八）による精神科薬物治療の歴史から抜粋すると、他のプラセボ治療には、一八四五年のカンナビスや大麻の導入、一八四七年のクロロフォルムやエーテル吸入、一八七五年のヒヨスチアミン、一八八〇年のコカイン、一八九七年や一九二〇年の睡眠療法、一九二九年のアモバルビタール（アミタール）昏睡、二酸化炭素吸入（最初は一九二〇年に精神病に用いられたが、後に一九四七年にメデューナにより神経症に用いられた）、一九三八年のヒスタミン脱感作、一九三八年の統合失調症（精神分裂病）に対するインスリンとヒスタミン、種々の精神障害へのフェンベンザミン（抗ヒスタミン剤）があった。

躁うつ病と統合失調症の治療

一九五〇年以前には、現在、双極性感情（気分）障害として知られる躁うつ病の治療のために五十を超える治療法が使われ、それぞれ回復もしくは改善をもたらすと報告された。それらの治療としては、精巣静脈からの血清・マラリアなどの病原体に感染させる血清療法・自己血注入・下垂体の溶解液・冷却・オーロラ調の薄布・操り人形・間脳への放射線照射などがあった（Bellak 1952）。リチウムの登場まで双極性感情障害の全ての治療はプラセボに過ぎなかったのであるが、そのリチウムが一九四九年に最初に記載されたときには注目もされなかった。知られるようになったのは一九六〇年代に入ってからで、一九七〇年にはこの疾患の治療として最終的に食品医薬品局（ＦＤＡ）によって承認された。現在、双極性感情障害に使用される他の薬は、バルプロ酸（デパケン）とカルバマゼピンである。

統合失調症に対するプラセボ治療の歴史はより一層劇的であった（Bellak 1948）。年々繰り返され、新たな世代毎に報告される統合失調症の病理学のきわだつ特徴の一つに、「統合失調症の患者を不幸な身体標本として捉え、肝・脳・腎・循環機能は損なわれ、あらゆるビタミンが欠乏し、ホルモンバランスは崩れ、酵素が正常に作用しない」との見方があった（Horwitt 1956, p.429）。他の報告には、豆発芽試験の異常（統合失調症の尿・血液・髄液では豆は曲がって成長する）（Shapiro 1956）、レーマン-ファシウス髄液血清試験、尿のモーヴ因子、汗の異常臭、セルロプラスミンレベルの異常、脳におけるタラクセインの過剰、尿のピンク斑、フンケンシュタイン試験の異常、そして一九五〇年代から六〇年代にかけてヒムウィック学派や生物学指向の他の精神科医達によって数多く報告された化学的異常などがある。

全てはその時々の最新の流行知識であった。今日では基礎科学・脳の知識・統合失調症や精神医学全般の研究の爆発的成果をもたらした医療技術革命による劇的な進歩のおかげで、情況は少し違っている。しかし最近の研究の多くも、基本的な方法論の原則を守っておらず、仮説を設定して試験し、報告内容を明確にし、後ろ向き研究や結果をきちんと確認するまでに至らないので、誤った結論を導く結果となっている。さらに報告は互いに反駁し合うのみで、他の研究によって追試されていないので、統合失調症の原因について現在あまり多くは判明していないと結論せざるを得ない（Rosen 1968, Carpenter et al. 1993）。

躁うつ病や統合失調症の治療に用いられた理学療法・機械器具・薬物、そして心理療法はその時代の流行に応じて常に変化している。したがって、ここで述べた治療法はこれまで使用されてきたもののほんの一例に過ぎない。これらの使用は一般の社会的・文化的・経済的状況に強く影響されており、受け入れやすさで上流階層向きや下層向きの違いすらある（Ellenberger 1970）。

化学療法と精神薬理学的治療法

十九世紀までにはわずかながら使える治療法が導入された。癲癇《てんかん》・鎮静・催眠・種々の神経障害に使われたブロム（一八五七）（臭化物。しかし不幸にも鼻膿疱、ブロム中毒症といった無視できない副作用もあった）、精神医学で使われた最初の薬である抱水クロラール（一八六九）、バルビタール（一九〇三）、フェノバルビタール（一九一二）、アモバルビタール（アミタール）（一九二九）、そしてその後の何百ものバルビツール酸塩系薬の先駆けとなったパラアルデヒド（一八八二）などである。しかしこれらの治療は非特異的で、精神医学ではほんの少ししか使用されなかった。特異的な生物効果を持つ治療は、二十世紀になってごくゆっくりごくわずかに出現し始めた。

進行麻痺の治療

梅毒は四百年以上にわたって性的な天罰と見なされており、二十世紀初頭に至るまで欧米における生涯有病率は五〜二〇パーセントと推定された。一九一四年までに英国では三百万人の梅毒患者を教えた（Austin et al. 1992）。その進行は予想し難く、衰弱が進んで、神経梅毒となり早死する結果となった。二十世紀初頭に使われた進行麻痺の多数の奇抜な治療法は、その当時の他の治療法と同じく無効であった。治療は基本的には梅毒性下疳を対象とし、甘汞・塩化第二水銀（昇汞）・軟膏・水銀石鹸・ビスマスないし水銀と混ぜたアルスフェナミン（サルバルサン）・ツベルクリンを用いるものであった。

他の治療法に発熱療法があった。マラリア療法は時間がかかり高額で危険でもあったが、たちまち受け入れられ、多くの熱狂的な論文が発表され、一九五〇年代初めにペニシリンによる治療に取って代わられるまで、何千人もの患者が治療された。オースチンらはマラリア療法の歴史と、発表当時は一般水準であったが今日では方法論的に未熟な刊行文献を調べて、「その歴史で最も奇妙なことは、神経梅毒の治療としてマラリア療法がはたして本当に有効であったかどうかにつき誰一人、今日でさえ知らないことである」と結論した（Austin et al. 1992, p.518）。マラリア療法に関してブラスロウ（一九九五）は、治療により患者が改善したとする診療録の記載を説明して、もし医師が自分で有効だと信じている治療を行うと、より楽観的になるのではないかと示唆している。彼は、こうした治療は医師 - 患者関係を望ましい方向に変えると述べている。

インスリンショック療法、メトラゾル痙攣療法、電気痙攣療法

統合失調症に対するインスリンショック療法〔訳注：インスリン昏睡療法ともいう〕は一九三三年にマンフレッド・

サケルによって導入され、ついには統合失調症の究極治療となった。しかしながら一九五八年までにこれは極めて危険な手段であり、複雑なプラセボ治療であると判断された。大部分の病院はやがてその使用を中止した(Boardman et al. 1956; Ackner et al. 1957; Boling et al. 1957; Fink et al. 1958; Shapiro 1960b)。

ラディスラフ・フォン・メデューナは一九三四年に痙攣誘発に樟脳を使用し、後にペンチレンテトラゾル(カルジアゾルとメトラゾル)が統合失調症の治療として用いられた。これらの治療は電気痙攣(ショック)療法に代わり、痙攣を誘発するのにより簡単、より安全な方法となった(Kalinowsky 1970)。

電気痙攣療法は一九三八年にウーゴ・チェルレッティとルチオ・ビーニによって導入された。電気痙攣療法はその導入後長年にわたって大部分の精神病に対して用いられたが、時とともに医師達は、この治療が統合失調症には無効なことに気づきだした。それはプラセボ効果と関連しており、痙攣中の意識消失と笑気による意識消失との間に差がないとの発見によって判明した(Bond & Morris 1954; Brill et al. 1957)。しかしながら一九六〇年代までに電気痙攣療法はうつ症状には有効であると実証され、現在うつは電気痙攣療法の第一の適応となっている。

精神外科

次の注目すべきプラセボ治療はロボトミー(前頭葉白質切截術)であった。精神外科施行の歴史を調べてみると、かつていかに奇怪な治療が理論的に考え出されて知的で理性ある人々によって発展・実施され、ノーベル賞に値するとまで評価されて、二十年以上にわたって五万人以上の患者へ行われ、単なるプラセボよりもずっと深刻な結果をもたらしたかが分かる。この事実は、有効な治療法を求める矢も楯もたまらない欲求が、無効な治療ばかりではなく——実際にはプラセボ治療であったが——瀉血のための静脈切開のように、知らないうちにぞっとするような副作用を生じる治療をもいかに数多く生み出すかということを改めて示しているが、これら全ては百人を対象とした比較試験によって避けることができたはずである。精神外科の新技術に基づくデータによると、帯状回前弓切截術の場合のようにもし病巣が限られれば、術後合併症は最小限となり（Henn 1989）、慢性の頑固なうつや強迫症状を持つ一部の患者には有用な治療となるかも知れない。

刺激薬（覚醒剤）

精神科において刺激薬（覚醒剤）は、最初の有用・有効な、広く使用された薬剤である。最も有効なものがアンフェタミンであった。最初はナルコレプシーに使われ、それから抑うつ、疲労・不眠・肥満・過剰活動の改善に広く用いられた。アンフェタミンには依存性があり、耐性・薬物依存・禁断症状を生じ、時に短期間ではあるが極めて激しい妄想性精神病状態を示すことが認められている。結果として刺激薬（覚醒剤）は規制薬とされ、州によっては特別な処方が必要とされる。

抗精神病薬ないしメジャートランキライザー（強力精神安定薬）

一九三一年にインド精神医学に導入された印度蛇木〔訳注：根茎にセルペンチンなどの血圧降下作用のあるアルカロイドを含む〕と一九五二年に精神医学に導入されたクロルプロマジンは、精神薬理学上の革命をもたらした。クロルプロマジンは有効な最初の精神弛緩薬である（Deniker 1970; Mitchell 1993）。

その後も他の多くのフェノチアジン系の抗精神病薬が開発され、何百もの充分な比較試験によって多彩な精神症状を軽減させることが確認されている。同時に、当初は万能薬として登場し、統合失調症の治療に広範に用いられた多くの薬物は、結局無効と証明されて使われなくなり、単に一時的な流行のプラセボに過ぎないことが明らかになった。それらには、ビタミン大量療法つまりニコチン酸（ビタミンB_3ないしナイアシン）・ナイアシナミド・ビタミンC・ビタミンE・ピリドキシンの大量投与、ディーナー（コリン類似体）、抗てんかん作用のジフェニルヒダントイン（ジランチン）、幻覚に対するアザサイクロナル（フレンクエル）、テトラベナジン（ニトマン）などの薬が含まれる。

抗うつ薬

メランコリーは現在うつ病と呼ばれるが、ヒポクラテス以前の医師達にも知られ、メランコリー性格を持つ患者の過剰な黒胆汁を減らすという目的で、二千年以上にわたっていろいろな薬により治療されてきた。薬によってうつ病を治療しようとする試みは一九三七年までは徒労に終わっていたが、この年に、慢性疲労に陥っている結核患者を活発化することがきっかけとなって、モノアミン酸化酵素(MAO)阻害薬イプロニアジド(マルシリド)が、精神科領域ではうつ患者を治療するのに用いられた。この薬は四十万人もの患者の治療に極めて有効であったにもかかわらず、黄疸の報告も散見されるようになった。この副作用がイプロニアジドによるとは実証されなかったものの、薬は市場から消えていった(Kline 1970)。抗うつ作用を持つ他のMAO阻害薬がすぐに導入され、フェネルジン(ナルディル)、トラニルシプロミン(パルネイト)、イソカルボキサジド(マルプラン)、ナイアラミド(ナイアミド)などが現れた。二百ミリグラム/日の用量でも無効なことが示され市場から消えていったナイアミドを除く全てがまだ使われている。

ほぼ同じ頃クーン(一九五八)は、クロルプロマジンと類似するものの少し異なる構造を持つ薬剤が、抗精神病薬の性質よりむしろ抗うつ作用を持つことを述べた。この薬が最初の三環系抗うつ薬イミプラミン(トフラニル)である。その後多くの三環系薬剤が市場に出たが、全て効果は同様で副作用に違いがあった。このようにして抗うつ薬の時代が始まった。何千もの文献が書かれ、数百万人もの患者の治療が効果をあげ、うつ病の罹患率を下げて何十億ドルもの節約となった。近年のフルオキセチン(プロザック)のようなセロトニン再吸収阻害薬は、それまでのものと副作用が異なりまた全般的に軽く、抗うつ薬に新しい分野を付け加えた。これら三種類の抗うつ薬はどのタイプのうつ病にも等しく有効である(Davis et al. 1989, 1993)。

何百もの研究が、うつ病に対する抗うつ薬の四五～八〇パーセントの有効性を保証している。全ての抗うつ薬が同等の有効性を持ち、副作用の内容が異なるだけである。しかしうつ病におけるプラセボ効果もまた高率であり、三〇～五〇パーセントに達する（Brown 1988）。（九十三の研究をもとに計算したところ）プラセボは抗うつ薬の五九パーセントの有効性であり、（十三の研究から）リチウムの六二パーセント、（十三の研究から）不眠症の非薬物治療の五八パーセント、（二十二の研究から）モルヒネ注射や通常の鎮痛薬の五四～五六パーセントの有効性であった（Evans 1985）。

このような薬剤比較試験の妥当性に関する重大な問題点は、評価対象の実験薬の副作用に類似した作用のあるプラセボの代わりに全く作用のないプラセボを使用する点にある（Blumenthal et al. 1974）。この方法論の欠点は、往々にして医師と患者に実験薬と対照薬のどちらを使っているかを識別可能とし、盲検を損なってしまうことである。このため試験は、二重盲検どころか盲検ではなくなってしまい、医師と患者に重大なバイアスを生み出す（Shapiro 1978）。多くの文献により、もし抗うつ薬や他の薬剤の研究で作用のあるプラセボを使うと、その作用が仮に弱いものであっても、作用のないプラセボよりは優れたものとなることが示されている。[7]

抗不安－鎮静－睡眠薬ないしマイナートランキライザー（緩和精神安定薬）

プラセボ効果は常に、精神障害とりわけ不安に対する薬物療法の重要要素の一つであった。精神科化学療法の近年の歴史は、かつては有効と考えられていたメフェネジンやメプロバメートをはじめとする多くの抗不安薬が、現在はプラセボと見なされていることを示している。さらに、有効な多くの抗不安薬も意図的であるかないかは別にして、プラセボとしての用量で用いられていた。たとえばクロルジアゼポキシド（リブリウム）五ミリグラム、

（7）この問題の詳細な議論は、Greenberg と Fisher（1989）、Greenberg ら（1992）と第九章を参照。

ジアゼパム（ヴァリウム）二ミリグラム、プロクロルペラジン（コンパジン）五ミリグラムを神経症や心気症患者に、トリフルオペラジン（ステラジン）二ミリグラムを精神病患者に、そしてトリアビル（ペルフェナジン二ミリグラムとアミトリプチリン十ミリグラム）やリムビトロル（クロルジアゼポキシド五ミリグラムとアミトリプチリン十ミリグラム）をうつ病患者に用いている。

メフェネジン（トルセロール）は一九四七年に筋弛緩薬として導入された。しかし後にプラセボと差がないことが示され（Hampson et al. 1954）、一九四九～五〇年には最初の抗不安薬として導入された。しかし後にプラセボと差がないことが示され（Hampson et al. 1954）、一九五五年にはメプロバメート（ミルタウン、イクアニル）と交代した。メプロバメートはすぐに成功を収め、その後、臨床比較試験によってプラセボやバルビタールよりも優れてはいないと結論されるまで広く用いられた。メプロバメートの副作用はバルビタールのそれと似て、鎮静・耐性・薬物依存・禁断症状などを生じ、患者の中には自殺者も出ている（Shapiro 1964e, 1976; Greenblatt & Shader 1971）。

メプロバメートの経済的成功は多過ぎる抗不安薬の導入を生んだが、どれ一つをとってもバルビタールやプラセボよりも優れてはいない上、どれも同じ副作用を示した[8]（Shapiro 1964e, 1976）。創造性を駆使してこれらの薬に抗不安性を暗示する商品名が付けられた。こうした薬への熱狂はすぐにベンゾジアゼピン系の抗不安薬によって取って代わられた。一九六〇年のクロルジアゼポキシド（リブリウム）、一九六三年のジアゼパム（ヴァリウム）など数十もの薬があった。アルプラゾラム（ザナックス）やトリアゾラム（ハルシオン）が現今の流行である。

向精神薬が精神科医以外によって処方されることが増えつつある。一九八〇年から八一年の調査によれば、プライマリーケアの医師が六六パーセントを、精神科医がわずか一七パーセントを、そして他科の専門医が一七パーセントを処方していた（Beardsley et al. 1988）。より最近の調査は、米国における向精神薬処方の費用の相当な増加を示している。外来での向精神薬投与の費用をみると、一九七七年には五・一三億ドルであったものが一九八五年には十四・五億ドルである。全体でみると約六〇パーセントが抗不安薬と鎮静・催眠薬に使われ、抗精神病薬に約一八パーセント、抗うつ薬に一七パーセント、そして様々な組み合わせの向精神薬に五パーセントが使われた（Zorc et al. 1991）。一九九〇年代になると全体の薬剤費支出はうなぎのぼりとなった。これらの薬剤はクロルジアゼポキシド五ミリグラム、ジアゼパム二ミリグラムといったプラセボにしかならない用量で、精神科医以外あるいは精神薬理学の知識に乏しい医師によって処方されることがある。抗不安・鎮静・催眠効果の区別は明確ではなく、おおよそ用量に依存している。

抱水クロラール・ブロム（臭化物）・パラアルデヒド・バルビタール・非バルビタール系鎮静薬・ベンゾジアゼピンは全て基本的には同一の効果を生み出す。低用量でのプラセボ効果、やや多い用量での抗不安効果、さらに多い用量での鎮静・催眠効果、そして最高用量での麻酔作用・昏睡・死亡である。全て用量に依存した同一作用を持つので、これらの薬は、抗不安－鎮静－睡眠薬と呼ぶのが適当であろう（Shapiro 1976; Gorman & Davis 1989）。比較試験はベンゾジアゼピンが急性不安症の患者に有効なことを示しているが、当初の用量のままでは約一週

（8）たとえば塩酸ヒドロキシジン（アタラックス）、プロモキソレン（ジメチレン）、グルテチミド（ドリデン）、エミルカメイトとヒドロキシフェナメイト（リスチカ）、エクティル尿素（レバニル）、メチプリロン（ノルダール）、塩酸ベナクチジン（フォベックスやスアビタル）、エチルクロルビノル（プラシジル）、オキサナミド（キアクチン）、塩酸ブクリジン（ソフトラン）、カプトジアミン（スブレン）、メフェノキサロン（トレピドン）、クロルメザノン（トランコパール）、フェナグリコドル（ウルトラン）、エチナメイト（ヴァルミド）、塩酸ヒドロキシジン（ヴィスタリル）、プロメサジン（フェネルガン）である。この時期にはまたデキサミル（バルビタールアミバルビトールと刺激薬のデキストロアンフェタミンの合剤）、トリアヴィル（抗精神薬ペルフェナジン［トリラフォン］二ミリグラムと抗うつ剤アミトリプチリン［エラヴィル］十ミリグラムの合剤）、リブラックス（クロルジアゼポキシド［リブリウム］五ミリグラムと臭化クリジニウム二・五ミリグラムの合剤）といった合理性のない薬剤の併用もあり、いずれも通常プラセボでしかない用量で処方された。

間しか効かず、耐性を生じてからは増量が必要で、鎮静作用の副作用や依存症の危険がある（Shapiro et al. 1983; Kahn et al. 1986; Lipman 1989）。

治療において繰り返される一時的なはやりすたりは、医学・精神医学・心理療法の歴史ではありふれたことである（Deutsch 1949）。この流行は経済的・政治的・宗教的・哲学的・社会的変化や、新しい物質・物理現象・技術・科学理論の発見によっても触発される。初め治療は、患者や見事な結果を述べる熱心な治療者によって真の解決策と見なされる。時間とともにその結果は次第に怪しくなり、まず懐疑的な治療者がその有効性に疑問を呈し、ついには新しい治療法が古いものに取って代わる。

繰り返されるこのテーマはプラセボ効果の大きさの反映であり、それは一九五〇年代以降、治療法の比較試験を対照のない試験と比べることによって明らかにされてきた。一九五一年から五六年まで英米の複数の精神医学雑誌に発表された治療に関する七十二研究のレビューで、対照のない試験では八三パーセントの治療が成功し、一七パーセントが失敗に終わったと報告したのに対し、（多少の違いはあるものの）比較試験では七五パーセントの治療が失敗し、二五パーセントが成功したと報告している（Foulds 1958）。同様に一九五七年に発表された五十七研究のレビューでは、不充分な比較試験は九一パーセントの治療を成功とし、わずか九パーセントを失敗としたのに対し、充分な比較試験では五四パーセントを成功、四六パーセントを失敗としている（Fox 1961）。脳損傷のある子供へのグルタミン酸投与に関しては、対照のない十四の研究が有効と報告し、無効としたものはなかったが、比較試験では無効六八パーセント、有効三二パーセントとされた（Astin & Ross 1960）。どの研究も最低限の基準が満たされたのみで二重盲検ではなかったので、おそらく比較試験の成功率はこれでも高過ぎるだろう。

心理療法は、その歴史自体の長さ・表現の多様さ・広範さのため、また数多い心理的治療の理論・体系・方法のどれも確証することが困難なため、簡単な歴史にまとめることは不可能である。したがって議論の中心を、心理療法にプラセボの可能性がないかを主に検証することに置き、そのために一部を取り上げ概括することとする。(9)

プラセボ効果の研究は、心理療法において何が特異的で、何が特異的ではないかという問題への解答の糸口を与えることとなる。この議論は心理療法を行う人々の間では一般的ではなく、彼らの多くは心理療法は科学原理に基づく近代的治療であると信じ、プラセボ効果は薬剤に対する暗示に関係した反応の一つと捉えている。こうした態度を示す精神科医達は、プラセボ効果について、現在使われている大部分の心理療法手段の存在自体・人気・有効性を形作っている要素の一部分、あるいは全ての基盤であるとは考えていない。われわれは、一つ一つの治療について、もし全治療に当てはまる基本原理との関連で検討し、またプラセボ効果との関連を考慮して心理療法についても検討するならば、さらに治療について学べるはずだと固く信じている（Shapiro 1971; Shapiro & Morris 1978; Shapiro & Shapiro 1984b）。

心理療法の歴史

一般の常識とは異なり、心理療法はフロイトによって始まったわけではない。フロイト以前でも精神障害患者は、内科的疾患の治療法と類似した方法ばかりではなく、今日の心理療法に酷似した方法も使って治療されていた。心理療法の発達に関するある綜説的研究は、多くの一次資料とオリジナルの歴史記録を含み、近代的な心理療法の手法と、原始時代、ギリシア・ローマ時代から引き続く治療、宗教的治療、われわれの現在に至る手法を、

（9）心理療法とその有効性に関する文献は何千もの論文や書籍からなり膨大である。心理療法研究の多様な側面についての包括的議論は本項に引用された参考論文や文献目録、国立心理療法データベースによって知ることができる。

並行して豊富に記録している（Janet 1909, 1924, 1925; Ellenberger 1970; Roccatagliata 1986）。この歴史の傾向と詳細は、各世代の潜伏記憶によって導かれてきた[10]。歴史は、古くなって捨てられた治療概念が新しい発見や洞察を装って再登場するという、気づかれないままの繰り返しに過ぎず、その盛衰の時期は社会・患者・治療者に関係する社会的・経済的要素によって決まる。ヘンリ・E・エレンベルガー（一九七〇）は力動的心理療法の起源を探り、最近の画期的進歩を確認して、科学的治療とわれわれの祖先や先駆者の長い系譜とを結びつけた。過去の医学的・哲学的・治療的概念には、「現在の最先端の発見とみなされるものに結びつく驚くほど高度な洞察」（三頁）がある。これらの概念と実践にみられる潮の干満のような消長は、エレンベルガーが説得力をもって述べているように、全般的知識の向上、強固な伝統の断絶、新しいパラダイムとともに社会経済的・宗教的要素、政治的背景、文化的傾向、開拓者の人格や支配階級の変化などによって影響を受ける。

心理療法の歴史ではよくフリードリッヒ・A・メスメル、ヴァレンタイン・グレイトレイクス、催眠術、クリスチャン・サイエンスやフロイトの影響に注目が集まるが[11]、全てに多くの先駆者がいる（Janet 1909, 1924, 1925; Podmore 1963; Ellenberger 1970; Roccatagliata 1986）。心理療法は、それまでに発表された多くの手法――説得・暗示・再教育・認知療法など――を携えて世紀の変わり目に急成長を遂げた産業だといえよう。

精神分析

長年にわたって無視されていた精神分析は、一八九四年の導入の後もたびたび評判を落としていた。たとえば長く「米国医師会雑誌（ＪＡＭＡ）」の編集者を務めたモリス・フィッシュバインは、その著書*New Medical Follies*（一九二七）の一章を「精神分析：カルト運動か？」と題した。フィッシュバインによれば精神分析は徐々に芸術家・作家・批評家のおもちゃと化し、またトーリィ（一九九二）は、精神分析が自由な知識人・社会改良家・人類学者・教育者・作家らに浸透していると述べている。グリュンバウム（一九九三）は、文芸評論・倫理学・歴史学・伝記・宗教、そして全ての社会科学に影響を与えたと記している。社会の上流階層の興味を引き、エレンベルガー（一九七〇）によって、漠然とした問題を不安に感じている金持ち連中用の治療と評された。その他、精神分析の持つ性的許容、夢想的な自由連想、（ゲーテ文学賞を受賞している）フロイトや他の精神分析医の広範な優れた著作に引かれた人々もいたであろう。

一九三〇年代に多くの優れた精神分析医がドイツから米国へ移民し、米国での精神分析開業医数とその出版数の両者が増加した（通常好意的に評価された）。彼らは第二次大戦後の若い世代の精神分析医や心理学者に影響を与え出した。精神分析的な哲学は間もなく育児・教育・心理学・人類学・歴史学・社会学・社会事業・芸術・文学・演劇・映画といった米国人の生活に浸透し始めた。パーシヴァル・ベイリー（一九六五）は、精神分析は「米国において……肥大し歪められた圧倒的な影響力を持ち」、「われわれの文明全体にも精神医学にも大きなダメージを与えている」と結論している。マーチン・グロス（一九七八）は精神分析を新たな信仰・教義として特徴づけ、新しい宗教としての全ての特徴を備え、米国を一つの「心理的社会」へと変容させようとしているとした。

フロイト派精神分析は一九五〇年代には米国医学校の大部分において、精神科医や医学生の教育を支配するようになった。多くの精神医学教室の席は、多くの医学部教官と同様に精神分析医ないし精神分析を指向する人々によって占められた（Garfield 1980）。権威ある治療法は古典的な精神分析であったが、もしそれが受けられなけ

（10）これまでの心理療法研究と文献についての潜伏記憶ともいうべき背景は一九八三年に開催された米国精神病理学会の三日間の討議に反映されている（Williams & Spitzer 1984）。四つの論文が不安症・うつ病・統合失調症・行動障害に対する心理療法の結果をまとめている。これらの論文の三百二十五の参考文献のうち、九一・四パーセントは過去十年間に刊行されたもので、七・七パーセントは一九六三年から一九七三年まで、一九六三年以前は三パーセントに過ぎず、最も古い引用は一九五三年であった。

（11）W. B. Parker（1908–1909）によって編集された心理療法手法の評価と比較についての三巻の書籍を参照。

れば、患者は力動精神医学療法を必死に求めた。そして精神分析医は分析治療によって、甲状腺機能亢進症・高血圧・喘息・片頭痛・潰瘍・潰瘍性大腸炎・関節リウマチ・重症筋無力症・トゥーレット症候群・統合失調症・躁うつ病、その他の何もかもを治療した。

精神科医は一九五〇年代から六〇年代にかけて治療を独占していた。やはり精神分析理論に影響されてはいたが、心理学者は主にロールシャッハ検査（「このインクのしみは何に見えますか？」）、主題統覚検査（「絵について話を作って下さい」）といった投影法検査や知能検査を実施することに限られていた。入院や外来の患者が検査を受け、それらの結果は畏敬の念をもって見られるか、さもなければ病理学者の剖検に委ねられた。臨床心理学の博士課程で細々と治療教育が行われたが、（患者中心の）ロジャース療法のような非分析的手法であった。あちこちで他の療法も行われ、精神分析の分派・電気療法・非指示的精神療法・論理療法・催眠療法やいくつかの行動療法などがあったがあまり権威がなく、主要な教育施設では教えられなかった。心理療法士は多くの精神分析実施施設で受け入れられず、彼らを精神分析医として教育するために特定の施設が確立されるまでには長い年月を要した。

フロイト派の精神分析の影響は大きく、多くのフロイト的概念・単語・専門用語の広範な使用に反映されている。たとえば〈unconscious〉（無意識）という単語は一般的に、失言・物忘れ・失敗・発音の誤り・考え方の誤り・遅刻・時間厳守などを説明し、夢を解釈し、多くの些細な過失を説明するのに用いられている。しかしフロイト派では〈unconscious〉は思い出したり回想したりできず、知り得ないもの、ただし集中的かつ長時間の精神分析の間に、無意識の表現を理解するべく長年訓練を受けてきた精神分析医のみに知り得る精神生活と定義されている（Fenichel 1954; Salter 1952; Grünbaum 1993）。分析者によって各々解釈された抵抗・抑圧・転移・夢・空想・失言・自由連想の解釈が精神分析中に繰り返し患者に教えられ、患者達はその無意識の解釈を理性的に受け入れるようになるが、患者自身は実際には無意識下の欲望や考えに決して気づかないのである。フロイト派の無意識は、患者によって回想できる前意識とは異なっている。また選択的注意・潜在意識の知覚・両耳分離機能・知覚過程・網膜像安定化・両眼の独立視覚機能・背景遮蔽、その他の認知を扱う心理学者による無意識についての概念や研究を含んでいない（Loftus & Klinger 1992）。

無意識の解釈や他の精神分析の定式化は、その信頼性と妥当性を支持する証拠があってはじめて正しいものになるだろう。しかしそうしたデータはない。たとえば精神分析の解釈や定式化の信頼性はこれまで示されておらず、分析医自身によって報告された否定的な所見もいくつかある。[12] 妥当性も同様であり、[13] 精神分析の有効性は期待はずれであるとする、精神分析医による対照群のない報告が二つある。[14] 精神分析治療に関する比較試験は一つ

（12）精神分析的解釈の信頼性に関する野心的な研究の予備結果が一九七〇年代にニューヨーク市で開かれた学会の一つで報告されている。結果の一部は引き続きDahl（1983）によって報告された。適宜選んだ精神分析治療のテープ録音を聞いてから、六～八人の精神分析医が想定される無意識下の欲求と臨床への応用を裏づける根拠を判断し、分析医の治療にならって予測を行うものであった。仮説を裏づける根拠の数は参加者間で大きく異なり、自分達の仮説を支持する証拠は他の人々の判断に比べると過大視しがちであった。わずか一回のみ、参加した精神分析医間で一致があったが、その結論は実際に治療にあたった分析医のそれとは違っていた。

（13）たとえば一九五九年にニューヨーク精神分析研究所で開催されたフロイト以来の精神分析手法の変遷に関するセミナーで、フロイトの分析手法はそれ以降用いられているものよりもずっと簡単であったとされた。フロイトの治療はごく短い進歩的ともいえない手法であった。彼は現在のセラピストよりもずっと形式ばらず活動的であり、もっとたくさん話した。それでもなおフロイトの治療結果は極めて良かったのである。セミナー当時、若い分析医として私（ASK）はこの難問にぶつかったが、分析手法にとって何が重要なのかとの私の疑問は、先輩の分析医によってにべもなくはねつけられてしまった。

（14）Knight（1941）による治療結果、米国精神分析学会の *Central Fact-Gathering Committee; Summary and Final Report*（American Psychoanalytic Association 1958）に関するSalter（1952）やGross（1978）の議論を参照。

もなく（Nagel 1959; Scriven 1959; Fisher & Greenberg 1977; Luborsky & Spence 1978; Grünbaum 1986, 1993; Strupp 1994;その他多数）、臨床観察や治療研究からのデータの蓄積によって、治療間に差はないとの見解が支持されている（Frank 1973; Luborsky & Spence 1978; Bergin & Lambert 1978; Fisher & Greenberg 1989）[15]。

　多くの精神分析医は治療における非特異的要素の重要性を認識している。事実、ある医師達はこうした要素を暗示（転移として解釈される）と述べている。しかしながら、これらを論理的に思い切ってプラセボ効果であると断言してしまう医師はほとんどいない。精神分析医はプラセボ効果について尋ねられれば、プラセボ効果はあらゆる治療の一部に存在するとの主張には賛成せず、心理療法をプラセボの定義から除外してきた（Shapiro & Streuning 1973a, 1973b）。

　精神分析の影響は一九五〇年代から六〇年代の初頭にかけてその絶頂に達して後、関連する多くの要素から影響力が失われ出した。重要なのは、前述した方法論上の欠点が次第に明らかになり、臨床上の治療効果が失望に終わり、比較試験が欠如していることである。この欠如は、研究データの信頼性と妥当性および研究対象の持つ有効性を示すのに充分と考えられる立証と手法のあり方を確立した先例である、新薬の承認に際して要求の厳しい食品医薬品局（ＦＤＡ）の基準に当てはめると、より一層きわだつ。医学・精神医学・心理学の目を見張る進歩は、科学的手法への関心と信頼を大いに高めたことだろう。

　精神分析衰退への間接的影響には、データを重視する心理学者によって何年にもわたって蓄積された有効性に関する否定的データによって、主として精神分析学上定式化されていた投影法検査など、以前は万能と考えられていたものの長所が失われたことがある。高機能機器の発達・脳機能に関する新知識の集積・重要かつ劇的な発見の確かな見込みなどから、これまで単に推測に留まっていた疑問に解答が得られる可能性が生じ、心理学的精神医学から生物学的精神医学へ関心が移るきっかけになろうとしている。他の要因としては、多数の異なる精神分析の研究施設・指導法・教育機関の存在によって生じる、失望するほどの理論的曖昧さや、他の多くの精神分析的アプローチ支持者との間の共倒れになりかねない論争や、正統的な精神分析施設間の相互否認も関係している。

その他、精神分析衰退の重要な要因には、精神分析教育の高額な費用、臨床心理士やソーシャルワーカーとの競合（彼らの治療費は一般に精神分析医より安い）、週に三〜五回の受診を必要とする治療費用の保険からの弁済が徐々に減少していること、マネージドケアなどの包括的支払機関の成長なども含まれる。「サイキアトリック・ニュース」誌によれば（無名氏 1994b）精神医学自体は、レジデント制へ応募する米国の医学生の比率が一九八八年の七百四十五人から一九九四年の四百三十八人へ四一パーセントも劇的に減少し、精神分析教育を受けようとする精神科医の数にも同様の減少がみられている。

これらの要因や多くの文献にみられるより詳細な記述にもかかわらず、開業の精神分析医の多くは、精神分析は科学であるとの立場を守っており、一方、精神分析を行わない人々はその科学的基盤を疑っているのである（Grünbaum 1993）。こうした議論は——進化論対創造説、宗教対無神論、人間行動を決めるのは遺伝といった生物的なものか心理的なものかなどの両立し得ない論争と同じく——決して決着しないように思われる。

今世紀の最も不名誉なプラセボ治療は精神分析であるという、簡潔で極めて選択的で焦点を絞ったこの検証は、いくつかの疑義を抱かせた。精神分析治療は有用か？　ある特定の患者に有用なことは疑う余地がない。しかしその効果は他の多くの競合治療よりも有用であろうか？　おそらくそうではない。不幸にも、この問題に対する唯一の解決策は比較試験を行うことであるが、非常に実現が困難なため、将来的にも行われないであろう。一つ

（15）精神分析の公式化における、有効性の立証欠如や精神分析と他の治療との間にほとんど差がないことなど、信頼性や妥当性の不足に関する多くの議論は Salter（1952）、Gross（1978）、Grünbaum（1984, 1986）を参照。また *Behavioral and Brain Sciences*（1986）における Grünbaum の議論や彼の論文を集めた最近の本（1993）を参照。

の可能性は、正統的なフロイト派治療対ユング派治療といった異なる精神分析の方向性を、アドラー派対ロジャース派の来談者中心療法の研究（Shlien et al. 1962）で行われたように、いずれのアプローチが治療への関心を患者に与えるかを比較することである。この比較は、精神分析指向の療法対行動療法（Sloane et al. 1975）、経験を積んだ精神分析指向のセラピスト対セラピストではないが大学で人気の高い教官（Strupp & Hadley 1979）、認知療法対対人関係力動精神医学療法（Elkin et al. 1989）でも行われた。

これまで述べてきたことは、患者を助けるための精神科医の関わり方や患者の福利についての関心を何一つ批判するものではない。唯一の問題はこうした関わり方や関心が、強い意志を持ち洞察や臨床経験を基盤とする全ての革新的な治療者・臨床家・医師を特徴づけ、振り返ってみればプラセボ治療と見なされる治療を発達させ、あるいは強く支持していることにある。

心理療法の歴史におけるプラセボに関するテーマ

心理療法に関する文献は古代にまでさかのぼるが、十九世紀末に急速に増加し、一九五〇年代以降爆発的に増大した[16]。精神分析に関する文献よりも広範であり、完全に読解することは一個人の能力を超えている。ここに示すのはその歴史と文献の断片でしかないので、読者は、引用した以外でも読むことのできる他の資料と同様に、ここで述べる歴史や文献を参照してほしい。精神分析について述べた多くのプラセボに関する要因が、同じように心理療法についても当てはまり、またその逆も成立する。この節ではプラセボ効果に関わる心理療法のいくつかの側面を検討することにする。

心理療法の手法は常に交代を繰り返している。古い治療も意図せずに新発見として新たな装いで再登場し、先行治療や同時期の他の心理療法よりも有効であると信じられることとなる。多くの研究者の中でピエール・ジャネはこのテーマについて論じている。ジャネによれば「彼ら［心理療法士］が初めて暗示現象（プラセボ効果）に出会ったとき、彼らはある発見をしたと信じ、これまでにない新奇な何かを示すということに満足した」のである（Janet 1925, p.215）。

心理療法の学派

知識が不充分なとき、医学（また全ての人間の試み）には学派が生まれ、知見と比較試験が集積するに従い消えて行き、統一理論へとつながっていく。数十の学派へ分裂した精神分析の数を凌ぐのは激増する心理療法のみである。心理療法の数は一九七七年には二百とされたが（Wolberg 1977）、一九八〇年には二百五十を超えた（Herink 1980; Parloff 1980）。おそらく一九九五年には五百に達しているだろうし、歴史に記載された心理療法の総数は千を超えるであろう。

臨床家の数も増加している。その中にはM.D.（Doctor of Medicine）、D.O.（Doctor of Osteopathy）、Ph.D.（Doctor of Philosophy）、Ed.D.（Doctor of Education）、Psy.D.（Doctor of Psychiatry）、M.S.W.（Medical Social Worker）、B.A.（Bachelor of Arts）といった肩書きを持つ精神科医、心理療法士、ソーシャルワーカー、カウンセラー、専門家の補助をする人、そしてあまりはっきりしない分類の他の精神衛生専門家や非専門家が含まれる。ある者は高卒資格しか持たず、ある者はその能力を証明する多種の資格を持ち、またある者は何の資格も持っていない。米国の精神科医数は一九六五年の七千人から一九九四年の約四万二千人まで六〇〇パーセントの増加を示した。より多くの患者が約五万人の臨床心理士によって治療されるが、さらに十万人を超えるソーシャルワーカー、五万人以上の他の精神衛生専門家が存在し、各々数知れない多様な、専門家ではないインチキ治療師と競合している

（16）精神分析に関する前章で引用された文献を参照。

(Fink 1994)。心理療法は巨大な産業であり、米国では二十五万人が心理療法に携わり、おおよそ八千万人が心理療法士のもとを訪れ、四十二億ドルの治療費を払い (Sledge 1994)、二百五十万人の子供が年間十五億ドルの治療を受けた (Weisz et al. 1992)。来るべき医療制度改革の時代には十万人以下の心理療法士しか必要にならないと予想され (Fink 1994)、心理療法はまさに危機に瀕している。

心理療法の学派数の増加は、様々な心理療法士によって行われる治療が何らかの作用をもたらすとすれば、それは理論や治療手段のためではなく、その基盤にある非特異的な、あるいは非特異的と決められないにしても、現在われわれがプラセボ効果との標題の下に包含している作用のためであることを示している。

複数の疾患に対する単一の治療

多くの精神分析ないし心理療法の学派では、異なる精神疾患を同一の基礎理論の枠組みないし治療アプローチによって治療している。対象となる疾患には大部分の精神障害 (例:不安症・ヒステリー・恐怖症・強迫神経症・大小うつ病・人格障害・精神病状態・依存症) と、多くの身体症状と障害が含まれる。個別の理論的枠組みに基づく各学派は、多くのあるいは全てのこうした疾患の病因を推定し、治療の手段を導き出している。たとえば、無意識についてのフロイト理論に焦点を合わせたフロイトの正統的後継者達、集合的無意識における古態型に注目したカール・ユングの後継者達、劣等感に焦点を合わせたアルフレッド・アドラーの後継者達、情況や人格反応に注目したカレン・ホーナイの後継者達、対人関係に注目したハリー・スタック・サリヴァンの後継者達、来談者中心療法のカール・ロジャースの後継者達、認知療法のアーロン・ベックの後継者達などである。一つの治療が多くの異なる疾病に用いられる際は、その治療作用はプラセボ効果によるものと考えられる。

情緒障害の治療が大部分は非特異的であることは、主として心理療法の学派・指導・種々の治療法の目覚ましい増加により強調されている。文献には何千もの臨床の症例報告例があるが、対照のない後ろ向き報告で、比較試験はほとんどない。対照群を使った研究の大部分には重大な欠陥がある。こうした研究は対照として入約リストの患者（入院待ちや症状悪化につながりかねない加療への患者の割付）や、不充分な一致しないプラセボ（長い間隔をあけた、短時間の診察を、不熱心なセラピストが行う）を用い、作業仮説に基づかないあるいは後ろ向き研究での変数の広範な解析を行っているため、再現性に欠ける不適切な所見を生じる確率を最大にし、重大な疑問を残したままにする。加えて、特異的治療とその対照との間の治療効果の有意差を検出する充分な比較試験のないことが問題として挙げられる。結果として、臨床および研究にあたる精神科医・心理療法士・精神分析医らは心理療法の非特異的効果について広く議論し、大部分の臨床の指導的研究者は、非特異的効果は特異的効果を著しく上回っていると結論した。[17] 現在の六百を超える心理療法の研究（Herink 1980）や子供の治療手法に関する二百三十もの研究（Kazdin 1988）があり、いろいろな点が比較できるが、心理療法において何が特異的に作用しているかに関する結論は出ない。導き出される推測は、心理療法は今世紀における主要なプラセボだろうということである。

（17）心理療法における非特異的要素の傑出した重要性に関する今日の見解は、多くの精神分析医や、精神分析・力動精神医学・折衷主義・行動主義の立場に立つ心理療法の著名な研究者達のほとんどに認められている。こうした要素の研究は主要な研究対象となり、関連文献はあまりにも膨大なので何頁にも及ぶ。読者には、精神分析に関するこれまでの文献や膨大な心理療法文献の代表例を紹介しておく。Janet 1925; Murphy 1951; Eysenck 1952, 1961, 1965, 1966; Rosenthal & Frank 1956; Tibbets & Hawkings 1956; Frank et al. 1957; Imber et al. 1957; Smith & Wittson 1957; Shapiro 1960b, 1971, 1984; Frank 1961, 1973; Torrey 1972, 1992; Luborsky et al. 1975; Sloane et al. 1975; Gross 1978; Shapiro & Morris 1978; Shepherd 1979; Rachman & Wilson 1980; Garfield 1980, 1983, 1984; Smith et al. 1980; APA Commission on Psychotherapies 1982; D. A. Shapiro & D. Shapiro 1982; *Behavioral and Brain Sciences* 1983; Prioleau et al. 1983; Critelli & Neumann 1984; Shapiro & Shapiro 1984b; Williams & Spitzer 1984; Parloff 1986.

心理療法はプラセボではないか？

もう一つの問題は、心理療法の研究者の全てとは言わないまでもその多く（例：APA Commission on Psychotherapies 1982; Prioleau et al. 1983での討論者; Parloff 1986）が、プラセボおよび「プラセボ」という言葉自体を心理療法研究の対照として使用することを拒否していることである（例外はRosenthal & Frank 1956; Shapiro 1971; Prioleau et al. 1983での他の討論者; Critelli & Neumann 1984; Grünbaum 1984, 1985, 1986, 1993; Critelli 1985）[18]。この拒否はモーリス・パーロフ（一九八六、八六頁）のよく考慮された興味深い論文にも見られ、そこではプラセボに関する過去の文献をもとにして、「プラセボを比較対照とする研究をさらに進めることを提唱するが、もはや必須条件ではない」と結論された。こうした見解が研究戦略として適当かの議論が続き、いくつかの仮説に追い立てられている間、彼らは歴史的に重要で、発見に役立つ、妥当な臨床試験に不可欠な方法論的要因を無視してしまった。この問題は第六章で細かく議論するが、文献上繰り返される誤りのいくつかはここで簡単に指摘する。

プラセボは作用のないものと定義され、欺瞞であり、倫理にもとる治療の妨害物であるから対照として不適切であると往々にして述べられ、また薬剤の研究には適しても、プラセボ自体が心理的なものなのだから心理療法には適さないとされた。適切な対照とは、検討対象の心理療法に関連した心理学的要因を含むが、特異的ないし本質的な要因とは見なされない手段ないし治療であるとされる。

第二章で論じたように、語義の歴史をみれば、プラセボは作用のないものと定義されたことはほとんどなかった。一七八五年の最初の定義は「ごくありきたりの処置もしくは薬剤」であった。薬剤がより重要性を高めた一八二〇年頃までにこの定義は少し変更され、「患者に利益よりも悦びを与えるために使う薬に与えられた形容」に入れ替わった。次の変更はドーランド辞典がプラセボを「みせかけの薬」と定義した一九四七年である。定義はさらに一九五一年に変更され、おそらく研究における対照として作用のないプラセボを使用し始めたせいで、「作用のない物質ないし処方」へと変わった。これ以降、プラセボは不活性物質と定義されるようになり、後に臨床試験の対照としてこの定義が使用されるようになった。同時にプラセボ効果の研究の増加とともに、文献や辞典におけるプラセボの定義は本来のそれに戻り始め、薬剤（不活性薬と作用薬）と手段（手術、心理療法や他の治療法）の両者を含むものとなった。事実、不活性物質の処方はごく稀なので、もしプラセボを不活性なものとすれば、欺瞞や倫理の問題、治療妨害としての問題は生じないだろう。抗しがたく優勢で普通に使われるプラセボは、これまでもそして今もなお有効と信じられている治療である。さらに臨床比較試験の発達とともに、不活性のプラセボでは、見破られやすく二重盲検が損なわれ（したがって研究は一重盲検になってしまう）、作用薬に有利な所見を強めるので、対照としては不充分であることが明らかになってきた。

心理療法士は、あたかも薬剤を使わない外科医がプラセボ使用に否定的なように、プラセボ概念を拒否することについて弁解するかも知れない。また内科医も、ビタミンB_{12}注射といった実際に作用のある薬剤のみを使うため同様に否定的である。薬剤を使わず、プラセボと定義していない心理療法を使う精神分析を指向する精神科医も、また同様である。こうした人々は治療時のプラセボの使用は非倫理的であるとし、大抵は自分以外の他の医師や、他の専門分野の医師達が使用しているものと見なしている（Shapiro & Struening 1973a, 1973b; Shapiro et al. 1983）。

心理療法の研究には、プラセボ対照を表す混乱をもたらしかねない用語が氾濫する傾向がある。たとえば「最

(18) 行動療法の研究で使われる対照については研究者によって詳しく議論されている。特に周到に書かれたのは、きちんとしたプラセボの使用、治療に対する肯定的な期待に向けた対照の工夫、研究に要求される特質などの要因の標準化などの重要性を述べた綜説である。しかしながらセラピストらへの盲検性が重要とは見なされていないのは奇妙である（Kazdin & Wilcoxon 1976; Jacobson & Baucom 1977; Kirsch 1985; また上記の文献も参照）。

小治療、薬物管理、最善治療、中立性期待、抵抗要求、構成要素対照、注意対照、期待対照、治療要素対照」などである。これら無数の対照手段に関する議論は妥当かつ意義があるが、その用語も心理療法をプラセボから区別するために防御的に使われていると思われる。心理学の「精神医学治療をふたたび医学に引き戻すという熱狂的な努力」(Parloff 1986, p.82) は、必然的帰結としてプラセボを心理学から排除して、心理療法はプラセボであるという汚名を晴らそうとする熱心な努力でもあった。臨床試験におけるプラセボ対照の一般的概念は、プラセボを一〜二の治療法に限って不活性あるいは作用のあるものとするのではなく、評価の対象となる治療の特異的あるいは仮説化した目的を除く全てに対して充分な対照になるものである。

実際のところ、作用のないプラセボと作用のあるプラセボの問題は机上のものでしかない。なぜなら第二章で論じたように作用のない物質というものは存在せず、作用の有無は薬用量で決まってくるからである。しかしどのような心理的要因が、そしてそれら要因のいかなる量的違いが、作用のない心理療法的プラセボと、作用のある心理療法的プラセボと、有効な心理療法を区別するのであろうか。こうした治療手段は全て確立されたプラセボと比較した対照試験によってのみ区別される。

心理療法の研究でプラセボを使用するには他の問題もある (Parloff 1982, 1986)。文献での広範なデータによると、無治療や入約リスト患者の対照、作用のないあるいは不活性のプラセボ、作用があるかあっても充分な信頼性のない手段を用いる研究が——実際はどれをとってもそうなのだが——心理療法は対照よりも効果的であるとの結論を出してしまうことはおおむね実証されている。加えてこれらの研究手法は一つとして二重盲検を用いていない。しかし、二重盲検法はバイアス効果を抑えるのに不可欠なのである。プラセボ対照に代わる概念としてよく述べられるのは、非特異的な心理学的要因を含むものの、研究の対象となる心理療法の仮説化した特定の治療要素は含まない、心理学的要因の混合物を作るというものがある。しかしこうして作られた心理学的混合プラセボも、心理学的要因やプラセボに関連する要因が充分には解明されておらず、プラセボ効果に関連した信頼性・

妥当性のある予想要因を特定することができないので、不充分なものにならざるを得ない（Parloff 1986）。さらに心理療法士が実際の治療を行うのと同じようにプラセボ治療にその力を注ぐことは難しく、治療を盲検化することなしにバイアスは抑えられない。

心理療法の研究

主要な問題は、心理療法の研究に適切なプラセボ対照を考案することである。いかなる研究においてもプラセボ対照が確かな治療手段であって、評価しようとする治療に特異的な理論的原理を除いてその治療とうりふたつであることが不可欠である（すなわちプラセボは受診回数と受診期間、患者の治療への動機、セラピストの治療への興味などが同じでなければならず、研究は二重盲検が充分確保されなければならない）。特に別の心理療法で特異性を持つ治療手段として使われていない適当なプラセボを見つけだすことが困難なので、心理療法のどの研究もこうした目標を達成できていない（Shapiro 1984; Parloff 1986）。

このジレンマから抜け出す方法は、正統的治療対ユング派の精神分析といったように、ある治療を他の治療と比較することである（Rosenthal & Frank 1956; Shapiro 1984; Parloff 1986）。これにより、特異的効果を持つことが了解されている薬物療法などの治療法にはより適切な、従来のプラセボ二重盲検法の使用にあたっての問題点の多くが解決される。この方法は、セラピストが彼らの理論的方向性を体現した経験者であり、患者は治療に対して熱心で、無作為に割り付けられているなど、その他、確立された方法論上の保証がされていることが前提である。それによってセラピストは患者を自己の確固たる方向性を持った特異的原理によって加療し、治療に対する熱心さや理論的枠組みの一貫性、そして特異化したり制御が難しい他要因といった非特異的因子を抑えることができる。解答されるべき研究課題の核心は明白である。ある治療は他の治療よりも優れているか、両者とも同様に有効かである。もしそうした治療のいくつかを互いに比較し、一つあるいは複数の治療が常に他にまさった結果を出したとすれば、その結果を出した治療はプラセボ治療ではないことを意味する。そうすればその治療を特に取り上げて、さらに研究を進めることになる。言い換えれば、もし治療間に違いがなければ、必然的に治療の有効性はプラセボ効果によると推定され、これまで非特異的と考えられていた他の要因について、より研究を進めなければならない。他の多くの要因の中でもう一つの可能性は、特定の患者ではある治療法が他の治療法よりも有効に働くという結果を示しているのではないかというものである(19)。

確立された治療を互いに比較する方法の有効性は、いくつかの研究により示されている。二十三人の患者について週二回最大二十回までの治療回数で、経験を積んだセラピストによるアドラー派精神分析とロジャース派の来談者中心心理療法を比較した研究（Shlien et al. 1962）では、全患者が改善し、治療間に有意差はなかった。ジェローム・フランクら（一九五九）は三人の二年目と三年目の精神科レジデントによって六カ月間治療された五十四人の精神神経症と人格障害の外来患者三群の治療を比較した。一群は週一時間の個人心理療法、他の一群は週一・五時間の集団心理療法で加療され、三番目の群は最小限の診察として二週毎に〇・五時間の受診であった。不快を表す点数は三群とも有意に低下したが、六カ月でも群間に差はなく、点数は一年後、五年後の評価でも各群で低下した。社会的効果は三群共に増大したが、六カ月の評価では集団心理療法の群の改善が大きかった。一年、五年の評価でも各群で増大が持続し、五年後の評価では三群間に有意差はなかった。

最も優れた心理療法研究の一つは、R・ブルース・スローンら（一九七五、一九八四）の研究である。それは、不安神経症と人格障害を持つ九十四人の外来患者が、四カ月にわたり経験豊かなセラピストにより精神分析療法か行動療法を用いて治療され、対照群の患者は初期評価だけを受けて入約リストに割り付けられ、数週毎に受診するだけというものであった。対象となる症状は三群全てで有意に改善し、中でも治療の二群がより良かったが有意差はなかった。一年経過後、二年経過後の評価でも三群全てが改善していたが、やはり群間の有意差はなかった。

他の研究では、九十一人のうつ病の高齢患者が十六～二十回の認知療法、行動療法、そして短期の力動精神医学療法によって治療された。セラピストは一年間の特別訓練を三つの方法のいずれかで受けた博士課程レベルの心理学者であり、八人は治療法を考案したセラピストにより訓練され、二人は各方法の権威者によって慎重に監督された。三つの治療は等しく有効であった（Thompson et al. 1987）。

もう一つ重要な研究として、三百四十万ドルを投じて軽度から中等度のうつ病患者二百三十九人を比較した、慎重に計画された米国国立精神衛生研究所（ＮＩＭＨ）の研究が挙げられる。実験群は訓練を受けたセラピストにより四カ月間毎週認知療法か対人関係療法のいずれかを受け、対照群は抗うつ剤のイミプラミンとともに二十～三十分間の臨床管理をした群と、やはり二十～三十分間の臨床管理と支持的な話し合いをしたプラセボ群であった（Elkin et al. 1989）。改善は四群全て同様で、有意差はなかった。患者が受けた治療は全て大きな症状改善をもたらし、特に軽症例で著明であった。いくつかの測定結果と四治療群間に関連して、一定の傾向は観察された。イミプラミンが最も優れ、二つの心理療法が中等度の有効性であり、プラセボが最も劣った。[20]

パニック障害に対する認知行動療法の特異性は、パニック障害には標準的ではない治療を集中して行った対照の療法と比較された。認知行動療法にはパニック反応の各要因に目標を絞った処方手法（例：呼吸再訓練・漸増的筋リラクゼーション）が含まれた。対照療法は驚愕症状・人生問題・ストレスに注意を向けたものであった（Shear

(19) 対象となった症状に関する短期間の研究は、行動療法のセラピストや学位論文を書く学生によってなされることが多く、長期の治療を要する人格の再構成に向けた精神力動的治療の研究よりも容易である。後者での問題には、充分な数のセラピストや長期間の治療に参加可能な患者を集める困難さ、被験者の途中脱落、研究経費、その他の研究遂行上・計画上の問題などがあり、簡単ではない。

et al. 1994)。四十五人の患者が、認知行動療法に二年の経験を持つ心理療法士により週一回、十五週にわたって治療を受けた。加えて認知行動療法により豊富な経験のあるセラピストが監督として加わり、毎回の治療内容を二つの治療法のいずれに見なすかを決定した。治療後および六カ月後の評価でパニック解消は高頻度で認められ、両方の治療群で同様の有意の改善があった。

文献によれば、異なる理論的方向性を持つ心理療法士による治療法を比較した心理療法の比較試験数は増加している。これらの研究では心理療法の目的はより限定されており、治療としては短期の療法や特異的症状に対する行動療法的手技を含み、様々な訓練と経験を持つセラピストが治療にあたっているにもかかわらず、他の治療法と比較することの有用性が示されている。大部分の研究は、比較した治療の有効性の差はごくわずかか、あるいは全くないと報告している。(21)

治療もしくは治療の構成要素を互いに競い合う行動療法と人気の高い素人療法に関する小規模な独立した比較試験の多くは、斬新で創造的で注意深く監督された学位論文であり、より大規模な臨床試験に使われるような治療手技や手法に貢献するかも知れない。累積された結果により、療法の有効・無効を区別する一助となるであろ

(20) いくつかの事後・後ろ向き研究ないしサブグループ解析がこの研究のデータを元に行われた。全てではないがいくつかは事後解析であり、新たな仮説につながる研究仮説を生み出すのに有用であることが明白に述べられている。
しばしば報告があり議論のある後ろ向き研究では、(プラセボを含む) 治療群はより軽症のうつ病には同じように有効であったが、イミプラミンが中等度のうつ病には最善の治療で、約七〇パーセントの回復を示し、二つの心理療法が四〇~五〇パーセントで、プラセボが一〇~二〇パーセントとの結果であった。
われわれの意見では、プラセボの条件は一致しておらず、うりふたつとは見なせない不充分なものであった (Shapiro 1984; Parloff 1986)。もしプラセボ治療が、同様の治療期間を確保されて充分に一致しており、愛想の良い大学教授か話好きで魅力的な俳優といった人で行われる受けのよい代替療法で、患者と治療者双方に熱意と信頼があれば、仮に中等度

のうつ病であってもプラセボ治療と二つの心理療法との間に差はなかったであろう。軽度のうつ病患者の改善が心理療法によっても薬物療法によっても同一なので、もし一回の治療時間とイミプラミン群の非特異的条件が二つの心理療法群のそれと同一であるか、もし薬物療法の治療がいかにも本当らしい疑似療法を伴っていれば、薬物療法は心理療法よりも優れていると見なせるはずである。

この研究データからのもう一つの事後解析は、全体の転帰評価によって隠されてしまう可能性のある治療効果の差があるかどうかも調べている。効果の差は方式の特異的効果と呼ばれることもあるが、各治療間では検出されなかった（Imber et al. 1990）。また、うつ病の程度と治療期間は二つの心理療法群で有意差はないと報告されている（Shapiro et al. 1994）。

（21）そうしたいくつかの研究がわれわれの注意を引く。

その一つは五人の医師による八回の治療を行った百十七人のうつ病患者に対する認知行動療法と精神力動的心理療法であるが、有意差を示さなかった（Shapiro et al. 1994）。

二つ目は行動障害を持つ子供の両親が、セラピストの集団との討論とビデオ教材、各個人で見るビデオ教材、ビデオ教材なしの集団討論によって加療された。治療後と一年後の評価で治療間に有意差はなかった（Webster-Stratton et al. 1989）。

三つ目は五十九人の信心深いうつ病患者が宗教色を持つ（宗教的関心を持つセラピストによる）認知行動療法、宗教色のない認知行動療法、そして三カ月を超える十八〜二十一時間の治療からなる牧師によるカウンセリングを受けた。宗教色を持つ認知行動療法と牧師によるカウンセリングは、治療後には有意に良かったが、三カ月後と二年後の評価では差はなかった（Propst et al. 1992）。

四つ目は三十人の子供が、親子間における家族の役割を評価するために、時間の制約のある治療と時間無制限の治療、最小限の診察の対照群に無作為に割り付けられた。最小限の診察群が試験後と四年後に有意の改善を示していた（Smyrnios & Kirkby 1993）。

最後にパニック障害に対する読書療法のみの認知行動療法の結果が、治療後、三カ月後、六カ月後に調べられたが、集団療法として行われた認知行動療法と有意差は示されないものの、両群の患者とも入約リストの対照群よりも良い結果を示した（Lidren et al. 1994）。

う。[22]

「ボックススコア」研究

一九七五年までに刊行された心理療法研究のその多さは、療法間の比較を可能にした。レスター・ルボルスキーら（一九七五）は充分な対照比較となる最低基準を満たす九十一研究を選び出し、方法論的基準から各研究を評価した。治療効果は対にした対照比較で「ボックススコア」に分類し、「優れる」「同じ」「劣る」とした。結果は、伝統的心理療法と来談者中心療法、伝統的心理療法と行動療法、個人療法と集団療法、期間を区切った治療と区切らない治療などと対比して報告された。著者らは「全てが勝利をおさめ、全てが賞をもらうべき」と結論した。つまり各心理療法は有効性の点で相互に有意差はなかったということである。より興味深いことには、薬物療法は心理療法よりも優れ、薬と併用した心理療法は心理療法単独よりも優れていた。中心となる著者が権威ある長年にわたる心理療法の研究者・心理療法士・精神分析医であったため、この結果および結論は衝撃的であった。

ボックススコア研究は文献、特に一九七五年のルボルスキーのそれで広範かつ徹底的に議論された。われわれの意見では、この報告は種々の治療法の目指す方向性について弁解に終始している（APA Commission on Psychotherapies 1982）。[23] ボックススコア研究の一つの限界は、原因と結果の間の相互関連を無視してしまうことである。ある表は七十二人の患者、セラピストそして治療因子を含み、その解析組み合わせは約五十万通りが考えられた（Beutler 1991）。治療間の差を示すことの難しさを理解し、より洗練された一般的方法を開発することにより、心理療法研究はより焦点を絞り、より制御された、方法論的に優れたものになった。

メタアナリシスの比較

メタアナリシスは多くの研究結果を漏らさず統合できる精緻な統計学的手法である。複雑な方法ではあるが、特に臨床研究を積み重ねるこれからの分析には最良のものと見なされている（Schmidt 1992; Nowak 1994）。何らかの形式の対照を持つ六百以上の心理療法の研究、そして治療間の比較をした出版物（特に心理学者による研究）が増えるに従って、メタアナリシスが文献中に激増した。

メアリ・リー・スミスら（一九七七）による最初のメタアナリシスは、一九八〇年に更新され、心理療法で最もよく引用されるものである。この研究は何らかのプラセボ、入約リスト、ないし他の対照を使った四百七十五

（22）われわれの研究で漸増的リラクゼーション／瞑想と準脱感作プラセボ対照はどちらも中等度ないし重度の不眠を改善したが、それはプラセボ対照の信頼性が高いときに限られた（Steinmark & Borkovec 1974; Borkovec, Kaloupek, & Slama 1975; Carr-Kaffashan & Woolfolk 1979）。

もう一つの研究で一人のセラピストにより、漸増的リラクゼーション、対照刺激、逆説的志向〔訳注：V. E. Franklのロゴテラピーの技法。強迫神経症や恐怖症の症状軽減のため用いられる〕を受けた患者は睡眠障害で同等の改善を示し、入約リストやプラセボ対照群よりも有意の改善を示した（Turner & Ascher 1979）。

不安軽減の研究では、七十二人の被験者における禅瞑想と二対照群、逆瞑想と無治療との間の差は報告されず（Goldman et al. 1979）、八十人の大学生におけるマントラ瞑想、逆瞑想対照、漸増的リラクゼーション対照、無治療対照との間にも差はなかった（Boswell & Murray 1979）。

学生の会話不安症では、心拍数バイオフィードバック、ダミーのバイオフィードバック、系統的脱感作療法との間の差はなく（Gatchel et al. 1979）、系統的脱感作とマニュアルに基づく自己療法、漸増的リラクゼーションに置き換えた瞑想と脱感作療法、瞑想のみとの間にも差はなかった（Kirsch & Henry 1979）。

（23）委員会の報告は総括的、詳細で良く配慮されているものの、われわれに言わせれば二十一人の委員中九人が精神分析医であるとの事実に影響され、心理療法を有効としたい意図が感じられる。さらに、臨床治療に影響する多くの非特異的変数や有用性の評価が議論されたが、プラセボ効果や心理療法がプラセボである可能性についての言及はない。

の心理療法の結果から千七百六十六の評価をまとめたもので、七十八の異なる心理療法で治療された二万五千人の患者を対象としていた（Smith et al. 1980）。心理療法はプラセボよりも優れているとされたが、著者達は「各々が全く異なっている心理療法の実証可能な利点がこれほどわずかの差だとは予想していなかった」とし、「この上ない驚きであり、好奇心をそそられる結果」と記している（Smith et al. 1980, p.185）。著者達は治療法の違いは有用性の違いや差に結びつかないと結論した。異なった心理療法に共通する非特異的要素の方が、それらを区別する特異的要素よりも重要にみえる。重要でないのは心理療法の手法・設定（個人療法か集団療法か）・治療期間・セラピストの訓練や経験、そして患者の種類やその問題点であり、有効性も多くは一時的であった。

文献でも詳しく議論されているが、この研究サンプルの限界としては、被験者の六〇パーセント以上が勧誘された者やボランティアであり、研究の約五〇パーセントが行動療法、一三パーセントが力動精神医学であり、セラピストは主に心理学科の卒業生や精神科の研修生であり、さらに被験者の三パーセントはうつ病だったことが挙げられる。研究は科学的厳密性をもって評価されず、質も様々で観察期間も短い上、診断も多様で転帰評価もばらつき、サンプルサイズは小さかった。またごく少数の被験者での研究が多くの被験者での研究と同等の重み付けを与えられていた。

他のメタアナリシスもその多くはスミスらの資料内容の一部を再解析したものであったが、スミスら（一九八〇）の研究に一致した結論、つまり途方もなく多種の治療を含む心理療法は、その多くがとても心理療法の典型とはいえないながらも、全体として比較対照となった無治療よりは有効というものであった。[24]

スミスらのまとめたメタアナリシス研究の中には、短い観察期間、学生やボランティア、そして臨床に不向きな対象（蛇恐怖症といった、臨床症状としては考えにくい学生など）を含み、さらに無治療・入約リスト・信頼性に欠けるプラセボ対照も含まれ、使われた方法論にも問題があった。大部分がよくできた類似の研究、学位論文、そして心理学あるいは心理療法の細目に関する行動療法などの研究であった。心理療法の有用性を評価するメタアナリシスは、「方法が過っていれば結果も誤る」との問題点を例示している。こうした問題点や他の限界は、メタアナリシスを改善させる方法論とともに、蓄積された調査をまとめる方法としての有用性の裏づけなどと同じく文献で徹底的に議論されてきた（*Behavioral and Brain Sciences* 1983）。

心理療法は対照よりも有効であるというスミスらの結論さえも、サンプリングと方法論上の人為的な側面を批判されてきた。スミスらの研究を再解析し、実際の患者（精神科の入院患者や外来患者）のみを組み込み、研究に参加することを依頼された例や心理療法をプラセボ治療と比較した研究での治療例を除くと、こうした基準を満たす三十二研究でのエフェクトサイズは、プラセボで治療された患者と心理療法で治療された患者との間で同一であった（Prioleau et al. 1983）。（エフェクトサイズとは臨床比較試験における実験群と対照群の差の大きさを統計的に計測したもの。）

一九八三年のプリオロウらの論文に対する三十六人の討論がある（*Behavioral and Brain Sciences* 1983）。これらの討論者による論文は、心理療法の研究法・（プラセボ対照を含む）対照の必要性・対照の形式などについての現在の論争を反映していた。またメタアナリシスの使用についてや、心理療法は有効か、プラセボよりも有効か、それ自体プラセボかといった点への個人的意見も含んでいた。論争はドラマチックで好印象を与えるもので、非常に魅力的で目が離せないので、読者は最後に読んだ論文に賛同しがちであった。興味深いことに、討論者の三

（24）Smithらの対象の一部を治療群・無治療群・プラセボ対照群への無作為化割付として再解析し、LandmanとDawes（1982）は心理療法は有効と結論した。Smithらの被験者のうち、治療を求めた「実際の患者」と種々の対照とを比較した再解析でも、心理療法は有効と結論された（Andrews & Harvey 1981）。より最近の二百九十研究をまとめたメタアナリシスも同様に、刊行された研究は刊行されなかった研究よりも治療を有効と報告しがちであるが、心理療法は有効と結論した（Lipsey & Wilson 1993）。

分の一は心理療法の有効性はスミスらのメタアナリシスで立証されたと見なし、三分の一は心理療法は無効ないしプラセボであると考え、残りは態度を保留した。著者らが自分自身の信念を保持したことは明らかである。事実、過去の世紀の心理療法の歴史を通じて明らかであったように、意見や信念は研究や調査・データ・論理によってはほとんど影響されないように思われる。

あるメタアナリシスは、短期の力動精神療法は入約リストに載るだけよりも有効であり、精神治療以外の（自助グループ・臨床管理・薬剤相談・低頻度の診察などの作用のあるプラセボ対照と見なされる種々の）治療よりも少し優れていたが、他の心理療法や薬剤とは同等であった、つまり各種心理療法には効果の点で違いはなかったと結論した（Crits-Christoph 1992）。

アルバート・エリスの論理療法（ＲＥＴ）を他の療法と比較した（二十八研究に基づく）メタアナリシスでは、ＲＥＴはプラセボや無治療よりも優れていたが、ＲＥＴ読書療法、ＲＥＴ教室訓練、宿題を出したり出さなかったりするＲＥＴ役割演技実習、理性的‐情動的表象を持ったり持たなかったりする理性的な役割交替、そして系統的脱感作療法・来談者中心行動療法・折衷的力動精神療法・職業訓練・力動精神療法などと組み合わせたＲＥＴといった同類の療法とは同等であった。予想されたように、このメタアナリシスではＲＥＴはプラセボや無治療よりも有効であったが、合併療法や系統的脱感作療法といった他の治療との比較では同じ有効性であった（Engels et al. 1993）。

異なる方向性を持つ開業医による治療結果を比較した百六十三の無作為化試験を調べたメタアナリシスでは、治療の形式として家族や夫婦間の心理療法および個人療法を含んでいた。当然、解析は複雑なものとなった。結果をまとめると、家族や夫婦間の療法は対照よりもわずかに良かったが、有意差には至らず、個人療法との比較でも有意差はみられなかった。各療法の持つ方向性をみても、いわゆる人間性療法がやや有効性が低かったのを除くと互いに違いはなかった（Shadish et al. 1993）。

対照群と比較した、二つ以上の治療群からなる百四十三の治療結果をまとめたメタアナリシスから導かれた結論は、これら治療は最小限のプラセボ治療よりも優れており、異なる治療手法の効果については、行動療法や認知療法がそれなりの結果で、力動精神療法や人間性療法が不良なのを除くと、互いにそう大きくは違わないというものであった（D. A. Shapiro & D. Shapiro 1982）。メタアナリシスの限界はD・A・シャピーロとD・シャピーロ（一九八二）で言及されている。それは、行動（それと類似の）療法の頻度が高く、勧誘したボランティア学生を分析対象に用いていて実際の臨床患者はほとんどいないこと、学位論文や刊行済みの研究（仮説を支持しない研究よりも支持する研究を報告する傾向がある）や、臨床上の実状を反映しないメタアナリシス研究（したがって日常診療に一般化するには限界がある）の結論を使っていることである。

二百もの比較試験に参加した一万二千人以上の患者を分析した四つのメタアナリシスのレビューから、最終的に子供と若年者には治療の有効性があったと結論された。しかし有効性は、勧誘された被験者で、少数例を担当するだけのよく訓練されたセラピストによって、限られた問題のみを治療した例に多く、他の点でも典型的な臨床治療例の特徴は備えていなかった。より一般的な精神疾患を扱う医療施設に紹介された患者の臨床研究では、有意の治療効果を示せなかった（Weisz et al. 1992）。子供と若年者の治療についてのメタアナリシス研究のアラン・E・カズディン（一九九二）によるレビューも、個々の治療手法は互いに違いを示さなかったと結論している。

このメタアナリシス研究のレビューは、多くの心理療法が無治療や種々の対照よりも明らかに優れていることを示している。メタアナリシスは研究結果を評価する新しい分析方法として重要であるが、疑問のあるデータも含んでいるとの批判もある（Eysenck 1994, 1995）。

心理療法の評価問題

異なる治療間に統一性を持たせるべく作られた心理療法のマニュアルやガイドは、心理療法研究の中で増加していった（Sifneos 1972; Mann 1973; Horowitz 1976; Beck et al. 1979; Davanloo 1980; Luborsky 1984; Klerman et al. 1984; Strupp & Binder 1982; Fawcett et al. 1987）。セラピストによる心理療法を標準化しようとする試みは、多くの要因によって触発されていった。刊行されている治療理論は、臨床での患者の治療にあたる心理療法士の行動をそのまま反映したものではないことは以前から知られていた（Glover 1955; Klein et al. 1969; Lieberman et al. 1973; Luborsky & Spence 1978）。開業医による臨床治療や治療理論は時代とともに発展し、新療法の元々の内容からははずれていく（Parloff 1986）。こうした変化に関する認識は、特に原典が不易なものと見なされている古典的フロイト理論と治療において明らかである（Grünbaum 1986）。多数の非特異的治療手技や手法の使用、さらにはセラピストの行動により、特定の治療に想定されている原理を意図しないままにより重視する結果になってしまう。こうした問題点は異なる療法の充分な評価を妨げる。もう一つの要因は標準化された方法の浸透であり、心理療法研究の標準化に役立つであろうインタビュー法・データ収集・結果分析のマニュアル化である。さらに治療マニュアルを加えることなく心理療法研究に承認を得て研究費を交付されることは、不可能ではないにしても次第に困難になりつつある。

標準化された心理療法マニュアルを使うとは感心なことではあるが、一方で心理療法士の自発性・感受性・柔軟性・熱意・誠実・共感、そして予測し難い特異的情況にも臨機応変に適応する能力や、効果的な心理療法に対する充分な動機を、想像以上に奪うことにもなる。こうした要素は不確かなプラセボの使用にも当てはまる（Parloff 1986）。心理療法士はフォーチュン・クッキーに入っている紙に書かれた忠告・格言・予言でも授けるような、機転のきかぬ阿呆になった気がするかも知れない。マニュアルに基づく治療は画一的でつまらなく、陳腐なので、治療の要素は全ての治療で同一で、意義のない差をもたらすだけということは起こり得よう。

（たとえば認知療法と行動療法の）同様の経験と方向性を持つセラピスト二群の、一群はマニュアル治療の研修を受けてそれを実践し、一群は通常の臨床治療を行うときの心理療法の類似性・差異・有効性を比較することにより、マニュアルに基づく治療の同等性を評価するような適切な研究が求められる。もし二種のマニュアルに基づく治療が行われたならば、治療内容をきちんと定義し、各治療時間での療法の実際の違いをはっきりさせる必要がある。セラピスト達がマニュアルに基づく治療を広く実践する前に、こうした研究が行われなかったのは不思議である。

逆説的であるが、著名な心理療法研究者や政府の研究費補助組織によるフォーチュン・クッキー式治療の受け入れと幅広い利用は、心理療法はプラセボであるとの考え方を支持することになった。さらにもし、マニュアルに基づく治療と臨床治療を比較する研究が、両者は同等の治療効果を持つとの結果を出したらどうだろう。このことは単純なマニュアルに基づく研修が（より高い医学や心理学の学位を要求することなく）何年にもわたる集中的かつ費用のかかる臨床訓練に代わり得るということを意味するのであろうか？　心理療法は保険から現在のレベルの治療費を支払ってもらえるのか？　こうした結果は心理療法はプラセボであるとの考え方をさらに裏づけるものになるのであろうか？

いくらかの独創的な想像力と充分な動機があれば、適切で信頼性のある倫理的なプラセボ治療を作り上げることは難しくはないだろう。これには治療の世界にたびたび勢いよく登場するはやりの療法のいくつかが含まれ、前述のクリスチャン・サイエンス療法、タッチ療法、瞑想、原初療法（「原初からの叫び」）、オルゴン（エネルギー）療法、ロルフィング、ダイアネティックス、その他の全体論《ホリスティック》医学や代替医学と同じく、話好きで説得力があり人気者のテレビのコメンテーター達や熱狂的な信仰治療師によって行われるだろう。唯一の問題は、われわれが思い切ってやってみる気があるかである。

比較試験の限界はある文献（APA Commission on Psychotherapies 1982）で詳しく議論されている。それによれば、大多数の研究が短期間の観察であり、通常、力動精神医学の療法士達が治療上必須だと考えているようなより自由な形式の、あるいは長期の心理療法の比較試験がないという批判を含む。しかしながらこれまでの研究綜説を見る限り、精神分析学・力動精神医学そして他の方向性を持つ理論的・臨床的心理療法を問わずほとんど全ての心理療法の研究者は、潜在的な特異的要素よりも明らかに非特異的要素の方がまさっており、特異的要素も全ては同定されておらず、心理療法の特異的有効性は比較試験で裏づけられていないと結論している。[25] したがって責任は今や、ある種の心理療法の手法は特異的効果を持っているので心理的なテリアカやプラセボではないとする、もう一方の仮説を擁護する人々にかかっている。この挑戦に応えようと、最近の研究は方法論的にも進歩している。

心理療法の最近の問題

方法論的に進歩した心理療法の研究数は過去十年間で激増した。[26] その理由は、医学・精神医学・心理学における高度の研究手法の発達とそうした手法の重視（研究費補助の際の要求）のためであり、また、多くの日常的仕事を効率よく管理し、より容易に複雑な統計解析を行うコンピュータ利用の普及のためである。そうした研究には、従来よりも優れた仮説や予測を立てた研究デザイン、改良された対象患者用の診断基準、より大きなサンプルサイズ、より注意深く定義した心理療法手法、治療手技や手法のより良い規定、より信頼性・妥当性のある独立・従属変数と尺度、より適切な対照サンプルへの配慮、より洗練された統計計画と結果解析、多くの研究結果のより良い統合（つまりメタアナリシス）、そして一般に優れた研究デザインなどが含まれる。ある種の心理療法（単独あるいは薬と組み合わせて用いる）に対しては、多様な診断グループで症状もその程度も異なる患者が、他の心理療法や薬剤単独での治療に対してよりも、より良く反応することが明らかになりつつある。数多くの研究が、患者の治療に対する好み・到達目標・治療に対する期待（信頼・希望・動機など）・患者とセラピストの関係の重要性（相互の社会的背景・尊敬・興味・嗜好・熱意・魅力）といった影響因子に注目している。これらの要因は心理療法の将来の研究の質と意義にとっては突破口となる。

しかし方法論上の大問題が心理療法研究を悩ましている。上記のような研究は多額の費用を要し、終了までに時間がかかり、研究の計画や施行に際し薬剤研究よりも困難が多い。ここではほんの一つ二つの問題点を指摘するに留めよう。

第一に、「精神疾患の分類と診断の手引 第四版」(*Diagnostic and Statistical Manual of Mental Disorder–IV*: DSM–IV) を診断基準とすることの問題である。というのも、体系的ではない個別の研究データの登場を受けて、五年毎に必ず増補や削除が行われることになっているので、結果として比較試験は困難となる。同様の問題がインタ

(25) たとえば、Luborsky ら (1975)、Parloff (1986)、Strupp (1994) などの精神分析の立場に立つ主要な研究者らによって、この結論が支持されていることを参照。また Grünbaum (1986) を参照。

果たして心理療法が有効かとの中心命題に関しては、自己記入式のアンケート法を用いた読者調査の結果を載せた「コンシューマー・レポート」誌 (無名氏 1995) に発表された論文がある。「コンシューマー・レポート」誌は無作為に抽出された十八万四千人の購読者に精神衛生事業に関する経験を尋ねる質問からなるアンケートを送付した。その結果、調査対象となった人々は一般には心理療法に対して好意的であり、その反応は治療の内容や併用薬剤には無関係であった。しかし彼らは米国人全体を代表するわけではなく、典型的な心理療法患者でもないとの批判もある。さらに自己記入式調査は「原因因子を引き出そうとすると臨床比較試験の代用にはならない」といわれている (Hollon 1996, p.1025)。「コンシューマー・レポート」誌の論文が一般には心理療法に対して好意的であっても、われわれにとって悩ましい問題、つまり心理療法は有効かとの難問はまだ残っている。

(26) この心理療法に関する文献の増加は医学・科学そして心理学全般の出版物の増加 (一九九四年には医学雑誌だけで一日十七万五千の論文があった) と並行しており、完全なレビューを不可能にしている。今や心理療法専門誌、ハンドブック、分担執筆本、シンポジウム出版物、個人の単著本といった多様な刊行形式で無数の論文が発表されている。読者はすぐに手に入る多くの参考文献を見られる。この章ではわれわれの関心は心理療法をプラセボとして研究したものにのみ制限した。

ビューの計画や尺度の変更でも起こり得る。

第二に、こちらの方が重要といっていいのであるが、研究者達が研究におけるいくつかの基本的原理を守れないことである。これらの原理の中で最も重要な点は、検証する特定の仮説について、仮説を肯定ないし否定するのに使う独立変数や従属変数について、そして解析に使う統計手法について明確に述べなければならないことである。これらの主要な点は論文刊行の際には明確にされ、詳細な計画からはずれた部分や複合的統計解析のための適切な調整を含むあらゆる後ろ向き解析はきちんと規定されていなければならない。多くの発表論文はこうした研究デザインからの逸脱には触れていない。事実多くの研究で、著者の持つ意見を支持するような（偶然に有意であった多数の中から取り出した）少数の有意の関連のみを報告したり、強調したりする傾向がある。これは「データの絞り出し」として知られ、牛の乳搾りと同じく、乳房を最後に一もみすれば余分に牛乳はとれるが質がいいわけではない。データの絞り出しないし後ろ向き解析は研究者にとって抵抗できない誘惑であるが、追試不能の知見を生じ、将来の研究に余分な仮説を生み出すだけに終わる。

心理療法は有用か

全員ではないにせよ大多数の研究者が、心理療法は治療効果を持つと結論してきた。これら研究者達は、心理的効果を持つ以前からある治療と比較して、現在の心理療法には神秘的な点は少なく、疾患原因や治療に関する現今の心理学的・神経学的原理や説明にしっかり準拠していると述べている。しかし今日の理論や治療がより合理的で最新の知識に従っているとしても、過去の理論や治療もまたその当時の最善の科学的原理に拠っていたのである。

歴史は多種多様な形式の——つまり相手にとって治療として信用される限り、魔術的・神秘的・宗教的・形而上的・詐欺的・医学的・心理学的な形式にかかわらず——心理的援助の有効性を示す証明に満ち満ちている。治癒については一世紀にはガレノスによって証明された。十二世紀にはマイモニデスにより無意味な薬の使用について記され、十五世紀にはパラケルススにより本物や偽物の聖者やその像がなす奇跡につき記載され、十六世紀にはピエトロ・ポンポナッチによりやはり本物や偽物の聖遺物（聖なる遺骨）に対する信頼と想像力に由来する驚くべき治癒も記録された。他の例証には十七世紀のヴァレンタイン・グレイトレイクスのみせた印象的な力や十八世紀のベンジャミン・フランクリンによる「フランクリン療法（静電気と電気ショック療法）」、十九世紀のアルマン・トゥルソーによるまだ有効性のあるうちの新しい薬の使用、ルルドでの数々の治癒例、神や聖人への信仰による治癒、薬剤や催眠術による治癒例も含まれる。これらの例証に加え、歴史を通じて何十億もの病人へ無数のプラセボを与えた医師達と同じく、無数の呪術医・薬草医・宗教的療法・いかさま治療・信仰療法・心霊療法などの非正統の治療者による広範な治療の歴史がある。

治療上の迷信や流行はここで述べたよりもっと広範に及ぶのかも知れない。多くは医学史の中で失われたが、特許を持った医療や他の療法の広告の氾濫からして、その数はむしろ増え続けていると見なしてよいだろう。テレビなどのメディアは初めのうちは新しい治療を喧伝し、しばらくするといかがわしい無効な治療だと攻撃する。いかさま治療や信仰治療は、人々の教育水準が高くなり科学が進歩しても成長を続け、学者達はこれらが決して根絶されないものと匙を投げている（Young 1992; Hilts 1995）。

こうした治療の有効と思える結果の一部には、自然経過や自然寛解、また多くの症状や障害にみられる変動や、存在しない「障害」の一時的治癒、そして嘘・欺瞞・ごまかしといった非特異的効果によるものがあるとしても、大多数の学者は、あらゆる治療法には何らかの治療的要素が存在し得ると考えている。その要因が不明なのでこうした要素は通常プラセボ効果とされる。心理療法はプラセボ効果の長い歴史中の一例に過ぎないのかどうかはまだ結論に至っていない。われわれは多くの同僚達と同じく、心理療法がプラセボではない有効な治療かとの疑問は、実践的な比較試験によってのみ解答されると信じている。その治療能力と有効性を示すために、もっともっと多くのことがなされなければならない。

将来の心理療法

心理療法の未来にどのようなシナリオを描けるか？　一つの可能性は将来の研究により、ある心理療法的手段が特定の症状や疾病に有効との証拠を示せるというものである。二百五十以上の異なる心理療法と数百もの「精神疾患の分類と診断の手引　第四版」の診断のもと、種々の心理療法における有効性や副作用の可能性を評価し、治療法の各要素、身体や脳への作用、注意点、禁忌そして副作用を述べた「心理療法士の机上マニュアル」を刊行する「食品医薬品・心理療法局」といった新しい政府組織を作る必要があろう。

二つ目の可能性は、神経科学者によってすでに開発が始まっているような脳機能のコンピュータモデルの進歩であり、脳の異なる領域での正常な神経細胞と軸索の数と型、神経伝達物質、酵素、その他の物質の正常な型と濃度、適切な神経生理関係を同定することである。非侵襲的な画像手段によって精神病理的所見が得られれば、その病変は、脳の活動抑制部分を増やして活動過剰部分を減らしたり、異常な脳組織全体を摘出して正常で健全な脳組織を移植したり、あるいは機能異常の脳を神経生化学・生理学的に変えることで正常に戻せることだろう。

最後の可能性は、徹底的な研究にもかかわらず、心理療法の有効性が確認されない場合である。心理療法はよろよろと歩み続け、新しい療法は常に古い療法に取って代わられ、進化する文化と時代精神によって形作られるであろう。

心理療法の特徴、つまり形を変えて再登場を繰り返し、無数の学派があり、一つの治療を多くの疾患に用いる反面、多くの治療を一つの疾患に用い、非特異的効果が優勢であり、特異的な有効性の証明に欠けるといった点は、心理療法がまさにテリアカのようなものであることを示している。

万能薬とは、既知のあらゆる作用物質を含み、いかなる症例でも常に使用できる薬である。患者はどんな病気であっても、必ず必要なものがその中にあるとの希望にすがって飲み下すことになる。これまで私が述べてきた治療法は心理的テリアカの一種と見なさざるを得ず、見境なしにあらゆる精神現象を引き出し、その治療法の中に必要なものが見つけられるとの希望の下に、どのような状態の患者の心理操作であっても可能にする。こうしたことはしばしば起こり、心理的テリアカは確かに何らかの成功を収めている。しかし常に成功しないからといって、またこうした治療が正統科学では賭のようなものと見なされているからといって、驚くことはない（Janet 1925, p.122–123）。

第6章　臨床試験の歴史

三つの重要な発展が、結果的にプラセボ効果の効力を弱めることとなった。第一は科学的手法の発見、そして第二は臨床試験の出現である。そして最も重要な第三は、治療法を評価するためにプラセボを対照群においた臨床比較試験と二重盲検法の出現である。十九世紀以前には、一定の形式化された実験手法はまだ存在せず、未熟ながらも確かに実験も行われたが、医療現場に組織的な影響を与えるようなことはほとんどなかった。方法論的な裏づけを欠いたまま、治療は精巧に組み立てられた理論や、神秘主義・迷信・伝統によって決定されていた。この章では臨床試験の発達について述べ[1]、続く第七章ではプラセボ対照群の使用と二重盲検法の発達と使用について述べる。

古代および中世

古代の医学において、臨床試験が行われた事実を示すものはない。古代エジプトにおける医療は極めて進んで

（1）臨床比較試験についての歴史は、Bull（1959, 1970）の資料および文中に示す参考文献によった。

いたと信じられているが、実際は混乱と混沌そのものであったと言える。「このことだけは留意をしてもらいたいのである。古代薬の有効性についてはほとんど判っておらず、たとえクスリ自体が知られていても、実験的研究はほとんど皆無である」(Majino 1975, p.108)。同様に古代アッシリア人やバビロニア人が臨床試験をしていた形跡もない(Jayne 1962)。

アスクレピウスの門弟たちは、人に生来備わっている治癒能力に重きをおいていた。それらは他の古代文明の複雑な薬局方に比べれば明らかに害は少なかったかもしれないが、ギリシア医学は「何ひとつ、科学的ではなかった」(Majino 1975)のである。グレコローマン時代で最も有名な臨床医はガレノスであり、彼は二十二巻の書を著しその三分の二は現存している。彼は同僚達に深く尊敬されていた。しかし彼の指導下で医学はヒポクラテス医学より先には進まなかった。誰一人彼の医薬品の効果をテストしようとはしなかったのである。フィールディング・ガリソン(一九二九)は、ガレノスの死後十四世紀近く医学が進歩をみなかったのは、全てを純粋な理論のみで説明できるとした彼に責任があるとしている。とはいえ、ガレノスが残した「信頼されれば治ったも同然」という言葉は、彼がプラセボ効果について気づいていたことを示している。

アンブロワーズ・パレは臨床試験の最初の一つを試みた。彼は、顔面に火傷を負ったドイツ人衛兵の傷の半分にタマネギを当て、残りの半分に当時よく用いられていたクスリを塗布した。彼はタマネギで治療した方には水疱も表皮剝離も生じず、別の側にはその症状が生じて問題となったことを報告した(無名氏 1960a)。その他にも、実験を行ったというよりは偶然の要素が強いものの、射創には熱した油よりも軟膏の方が効果があることを発見した。同時代の他の医者と異なり、彼は効果のない治療法を躊躇なく切り捨て、他者により高く珍重されていた治療法に対しても批判的だった。したがって、彼は当時広く用いられていたにもかかわらず、エジプトのミイラや一角獣の角を治療に用いることを批判した。また、死刑を宣告された宮廷料理人に対し、塩化第二水銀(昇汞)の直後に胃石を与えることによって、胃石が中毒に効果がないことを示した。料理人は苦悶のうちに死んだのである。これらの実験は、単一患者の治療において対照を用いたものも含めて臨床試験のごく初期の例である。しかしこのような批判的思考は、一般的ではなかった。迷信や薬草治療、そしていかさま治療が医学に横行し、臨床医はいつ瀉血を行うか、いつ下剤をかけるか決定するのに占星術に頼って満足していたのである。

十七世紀

物理・化学・生物学における十七世紀の科学的手法の進展は、医学にはあまり反映されなかった。ほとんどの医学的アイデアは単なる理論に過ぎず、ほとんどの医学的仮説は検証されておらず、医師達は依然として過去の論拠に頼っていた（Bull 1959）。しかし中には確立されたそのような方法に異議を唱え、治療法を評価する「実験的な」方法を探求する者もいた。その一人が懐疑派のロバート・ボイルであり、彼は、支持されている療法にはたして医学的な価値があるかどうかを試験するのに自然主義者が貢献するだろうと示唆した。ケネス・ディグビー卿は「交感粉末（sympathetic powder）」についての論文の中で、実験的な手法を用いることを提案した。彼が、単一患者における単純盲検法を用いた実験を提案したかどうかは不明であるが、彼が行ったのはまさにその手法である。ディグビーはルネサンス人と評される人である。つまり、多芸で理知的で、実際的で批判的であった（King 1966）。どのように交感粉末が創治癒に効くかという彼の説明は、神秘主義というよりもむしろ、複雑で理路整然とした原理とその時代の科学的な理論への信頼に基づくものであった。論文の中で彼のこうした立場は、治療効果を示すために、剣によって手に傷を負い壊疽になる危険のある男を交感粉末で治療した際の記述に見られる。患者に知らせないまま、傷からの出血を付着させて乾かしたガーターを硫酸塩溶液につけると、患者の痛みは突然ずっと軽くなり、その後、ディグビーが液からガーターを取り出すと患者はふたたび痛みを感じた。そしてガーターが液の中に戻されると痛みは消え、患者は五日か六日後に治癒したというのである。患者の痛みの変化は、交感粉末についての当時の考え方をもとに説明されている。

十八世紀

十八世紀になっても実験医学はまだ稀であった。心臓病に対するキツネノテブクロ（ジギタリス）の特異的な使用に関するウィリアム・ウィザリングの研究や、マラリア熱に対してキナ皮（キニーネ）を用いるトーマス・サイデナムの提唱のように、医師による患者の詳細な観察記録が、病気の本態のより良い理解と症状の鑑別に貢献していたが、実験的な方法はほとんど進歩しなかった。

あちこちで初歩的な実験が企てられていた。C・メイトランドはニューゲートの六人の囚人に天然痘の接種を行ったところ、全員が生き延びた。しかしこの結果は後に、天然痘の既往歴が除外されていないために批判された（Bull 1959）。この世紀の終わりに行われたジョセフ・リスターの実験は、天然痘に対する予防接種の価値をよりはっきりと示すこととなった。

第三章で、バークリー主教が、彼のタール水治療の効果を示すために提案した革新的な実験について述べた。彼は、他の条件は同様にして当時の標準的な治療法とタール水を比較することを論じた。もし、実際に行われていれば、それは比較実験の最初の一つとなったであろう。

英国海軍病院のスコットランド人医師ジェームズ・リンドは、壊血病が海軍艦隊に破滅をもたらしていると記録している。一七四七年のリンドの壊血病に関する研究は、臨床治療の最初の非盲検式比較試験である。十週間の航海のあいだ、リンドは三百五十例の壊血病症例を診察し、いくつかの異なる治療法の比較対照試験を行った。二人の男は日に一クォート（一・一四リットル）のリンゴ酒を与えられ、二名は硫酸薬剤を、二名はオレンジとレモンを、二名は舐剤を与えられた（Lind 1753）。リンドは、壊血病に最も効果のあったのは柑橘類を与える治療法だったと報告したにもかかわらず、自分の独自の発見を評価せず、新鮮な空気と食習慣の変更が良いと結論づけている。おそらく伝統があまりにも強く、彼の判断に影響してしまったのであろう。

ウィザリングはキツネノテブクロを心臓病の治療に用い、薬剤の適量を求める先駆けとなった。彼は、患者の治療前後の状態を各要素毎に比較し、治療を中断した後の再燃率についても、よく記録をつけた。ジョン・ブル（一九五九）はウィザリングの歴史的手法、つまり経時的に治療を比較する手法を、こうした問題に適していると敬意を払っている。彼はどの患者がジギタリスの恩恵を受けたかを明らかにし、他の医師達が薬をたくさん用い過ぎると批判した。

ワクチンに関する実験も行われている。一七九八年エドワード・ジェンナーは、二十三名に天然痘のワクチンを接種した結果を発表した（Garrison 1929）。予防接種の重要な進歩ではあるが、その研究デザインは不備で、結論ははっきりしなかった。言えるのは、これは人工的な接種に関するもので、自然発症とは関係ないというだけのものである。一八〇〇年になって、米国の医師ベンジャミン・ウォーターハウスが、ワクチンが天然痘を予防することを初めて示した。彼は十九名の少年にワクチンを接種し、うち十二名にはその後天然痘を接種した。ワクチンを与えられていなかった二名の少年にも天然痘が接種された。ワクチンを受けていなかった二名の少年は発症した。

民間伝承の薬や方法では、医療の場で特定の方法が優位を占め続けるということはなく、一つが他のものに取って代わってきた。電気・動物磁気《メスメリスム》・金属桿といった方法は多くの神秘主義者によって推奨されてきたものの、一方でそうした方法はペテンでいかさまであると信じる人々により、実験によって評価すべきだと主張され、彼らによって批判的に検討された。磁気を実験したパリ王立医学アカデミーの報告には、それらの方法は意味がなかったと記載されている（DuBois 1837）。

その他、ベンジャミン・フランクリンによるものも含め、静電気を用いた実験も行われた。フランクリンは一七五七年に王立協会の会長だったジョン・プリングルに宛てた手紙で、彼が麻痺患者へ行った電気ショック治療について述べている（Franklin 1757）。フランクリンは患者を帯電性の椅子に座らせ、障害のある下肢にショックを送り、毎日三回それを繰り返した。その治療では麻痺の永続的な回復は得られなかったが、フランクリンは、「成功への願望が、手足を動かすために彼らに一層の力を発揮させ」患者の心理が改善した、と述べている（Franklin 1757, p.347）。

この時代ことに注目すべきは、エリシャ・パーキンスによって提唱された金属桿（'tractor'）の有効性を調べるためにジョン・ヘイガースが用いた実験デザインである。異種合金でできた金属桿で身体の患部をなでることは多くの有痛性の症状を和らげるために用いられていた（Quen 1963）。パーキンスは（当時では稀な）よく訓練された医師であったため、彼の治療は論争を引き起こした。ヘイガースはパーキンスの金属桿に懐疑的で、ごく初期の、おそらく史上初の、プラセボ対照一重盲検試験をデザインした。パーキンスによって用いられている金属製のものと形と色を似せた木製の桿が五名のリウマチ患者に用いられた。ヘイガースはある日は木の桿を用い、次の日には金属製の桿を用いた。どちらかを知っていたのは、ヘイガースのみで、患者にはその選択は知らされなかった。結果はどちらも同じであった。治癒に働いたのは患者と施術者の想像力と信念であったと彼は考えた。さらに医師の名声が患者の信念を助ける一因となっていると考えた。医師が有名であるほど、その治療効果が良い傾向があるからである（Haygarth 1801）。ヘイガースの実験は、実験的手法を使用した初期の例であるが、当時の臨床の医療にはあまり影響を与えなかった。

十九世紀

祈禱－評価論争（Means 1876）と「祈禱テスト」（Brush 1974）は、権威の支持者と科学的実験の支持者との間に生じつつあった論争を典型的に示すものである。祈禱テスト論争は、宗教的祈禱に効果があるかどうか（神は祈禱者にお応えになるのか？）、またどうやって祈禱の効果をテストすることができるのか（聖書の権威を信用するのか、それも実験するのか）に関するものであったが、この論争は、医学における権威対実験の争いに驚くほど似通っていた。この論争は一八七二年七月、「ロンドン・コンテンポラリー・レビュー」紙に「病人のための祈禱：その価値を評価する真剣な試み」と題する論文が掲載されたことに端を発する。「ジョン・ティンダル教授［著者］は著者であることを否認しつつ、序文の中でそれを認めている」。彼は祈禱の効果を、疾患に適応された治療法や科学理論を検証するのと同様の方法でテストすることを推奨した。彼は、死亡率が判っている疾患を治療している病院を、「少なくとも三年から五年の間……信徒達が一丸となって行う特別な祈禱の対象とすること」（Brush 1974, p.561）を提案した。祈禱の効力の証明は、祈禱された患者の死亡率を、同時期に祈禱されることなく他の病院で同じ疾患の治療を受けた対照群と比較することで得られるとしたのである。

「ロンドン・コンテンポラリー・レビュー」紙で、「フォートナイトリィ・レビュー」紙で、「スペクテイター」紙で、そしてロンドンの大新聞紙上で、何カ月にもわたり議論が沸騰した。ダーウィンのいとこのフランシス・ゴールトンは一カ月ほどして論議に参加した。彼は祈禱の効果について数年間データを集めており、次のようなことを示す表を発表した。通常、臣民の祈禱の対象となる王族は、弁護士・紳士階層・軍士官より早死にし、充分と思われる聖職者も、弁護士・医師よりも長命ではなかった。伝道師は若年で死亡する傾向にあり、祈る人と祈らぬ人の死産数は同じであった、というものである。祈禱を信じる人々は、信じない人々の動機・誠実さ・論理・知性を軽蔑して疑問を呈した。祈禱テストは、祈禱の価値を評価するために、その病人のために祈る群と比較するために故意に祈らない患者群を対照群として用いることを提唱したことにより、また祈禱の目的について誤った見解を示したことにより非難された。一つのグループについて祈り、対照群について祈らないことは倫理的でないと見なされた。当時は観察や統計に基づく結果よりも、直感の方がより説得力があると考えられていた。

権威よりも実験を信頼し、信用するのは科学的指向を持つ少人数のグループに限られていたが、彼らは実際よりも大勢いるような印象を与えた。それは、彼らが自分達の考えを書いたり、発表したりする傾向が強かったからである。多数派に属する者は、表立って発表したりはしなかったものの、古い、権威主義的・非科学的な考えを持ち続けていた。

いかさま療法に対する懐疑論は次第に大きくなっていった。どんどん増大していく一方の薬局方や、同一疾患に対する複数の異なる治療に異議を唱える医師もあった。大部分の薬の効果のほどは何も判っておらず、明らかなのは、その検証法が必要であるということだった。統計的手法を主張した医師もいた。一八〇〇年になるかならぬかの頃、ウィリアム・コベットは黄熱病に対する瀉血と浣腸療法の価値について疑問を呈し、それらが効果のないことを示すため統計的手法を用いることを主張した。ピエール・C・A・ルイス（一八三四）は、「数えること」の必要を論じ、それを「計数的方法（Numerical Method）」と呼んだ（Bull 1959）。彼はこの方法で、瀉血の有無は結果に差をもたらさないことを示した。イアン・ハッキング（一九八八）は従来の胆石手術方法の死亡率（患者五千六百十五名中千百四十一名死亡）と、死亡者は三百七名中六名のみという新しい方法を比較したジーン・シヴィエールの一八三八年の著作を引用している。[2] ヘンリー・G・サットン（一八六五）は、ある治療法が治癒に貢献したかどうかを知るには、まず疾患の自然経過を知ることが何より重要であることを認識していた。翌年、ジョン・H・ベネット（一八六六）は、医師は自らの成功はすぐさま思い出すが、失敗はなかなか思い出せない、と厳しく述べている。彼は、客観的妥当性の不足を補うために統計学を用いること、全ての症例を記録して数え、分析すること、性・年齢・重症度・死亡率・罹病期間などの事実についての特定の記録を作ること、を奨めている。

アルリック・トゥローラー（一九七八）は、一七五〇年から一八三〇年までの英国の医療における数学的手法の発達について追跡した。彼はこの初期の発達が、十八世紀後半の英国の医師達の多くが治療手法の効果を立証するのに、簡単な「医学計数学」を用いて比較試験の結果を表すことが必要であると認識することにつながったとしている。彼らは、当時流行して一般に認められていたその道の権威による報告、神託のような格言、単なる個人の意見といったものから離れ、仮説に基づく推論に沿って評価された分析結果による事実を優先した。彼らは、医学的計数学および計数的手法の科学を主唱したとして算術的観察者（arithmetical observationists）と呼ばれた。この方法は特に陸海軍および軍需局の科学的指向の医師達に受け入れられた。

トゥローラーは算術的観察者の社会背景についても述べている。わずかの例外を除いて彼らは「実にはっきりと」、スコットランド人であり、田舎の、無名の、辺境の生まれであり、名もない学校に通い、卒業後は見習い・徒弟となった人々であった。彼らは、有名校出身で、地主階級や紳士階級に属し、特権的な社会階層にある、家柄のある医師達とは異なっていた。彼らは出身階層が劣るだけに、権勢や権力の中心からは遠ざけられ、開業での成功は困難だった。上昇志向が強く野心満々で、才能に富んだ彼らが名声や成功を勝ち取る一つの方法が、新しい考えを吸収し反映させることだった。「算術的観察者」の名は体制に対する挑戦者としての意味を持ち、彼らは変化に興味を持ち、改革への利他的精神を発揮した――貧民に対する医療の改革、病気の伝統的治療法に対する改革、大衆薬の改革、同業者仲間の組織の作り方の改革、混乱していた医学給費生の立場の改革、そして、

（2）ジョンズホプキンズ大学の医学史科の Harry M. Marks 博士に、以下の書物を示してくださったことに感謝する。無作為化の歴史に関する著作（Hacking 1988）、共同の臨床試験（Marks 1987）、ＦＤＡによる新薬の調整と報告（Hutt 1983）、Sollmann の先駆的業績、一九一一年に、米国医師会薬学・化学評議会（AMA's Council on Pharmacy and Chemistry）によって行われた（われわれが気づかなかった）臨床的二重盲検試験の最も初期の例（Hewlett 1913）、である。

藪医者・秘密の治療法・いかさま特効薬の排除に動いたのである。挑戦者達は権勢や権力の中心から排除されるがゆえに、国家の教育や、科学的・産業的・商業的な進歩に特色のある貢献をなすことに奮闘し、臨床医学における評価の計数的方法ないし他の科学的な方法を強く信奉するに至った。彼らの科学的な研究は、彼らと大多数の医師とを画することとなった。彼らの仲間には、リンド、プリングル、ヘイガース、トーマス・パーシヴァル、またその他の優れた医師達が含まれる。彼らの研究により、病気と天候の関係、壊血病・天然痘・切断・砕石術・発熱などに対する優れた成果が導かれ、後の世代の医師達に多大の影響を与えた。トゥローラーは、観察する習慣、注意深く経時的・包括的に記載する習慣、そして簡単な計数的手法による体系だった解釈が、十八世紀の医学史上、重要な進歩であったと結論している。算術的観察者達の社会的背景が、疾病と生活条件の関係、ついには社会的条件と疾病の関係の科学的分析への道を拓いた。算術的観察は一八三〇年に「統計学（statistics）」と呼ばれ始めた。

統計学的手法の進歩は実験手法の発達を押し進めたが、統計学と実験手法のどちらが先行したかを言うことは難しい。エドウィン・G・ボーリング（一九五四）は、この二つの進歩の当初の関係は車の両輪であって、どちらが元になったともいえないと述べている。

無作為化

ハッキング（一九八八）は、無作為化——患者選択の重要な方法——の包括的な歴史を記した中で、最初に無作為化を行った人物をチャールズ・S・ピアスとジョセフ・ジャストロウ（一八八五）であるとしている。彼らはごくわずかの体重の差異を検出する方法を主張したのだが、しかしながらその方法自体は無視された。それとは別の進歩が、一八四八年にニューヨークに始まりあっと言う間に世界を席巻した降神術・霊媒・テレパシー・疑似心理学の流行に伴って出現した。この流行は、当初は懐疑的であった科学者達の興味を引き、彼らはこの現象の研究をするようになった。彼らの研究によって、確率と対照の導入が促進されたのである。ジョン・E・クーバー（一九一七）は、対照をおく、対照実験、無作為化という言葉の最初の使用者として記録されている。しかし無作為化が実験の世界で用いられるまでには長期間を要した。その概念は一九二六年にロナルド・フィッシャー卿によって説明されていたが、一九三五年に彼の重要な著作である「実験計画法」が出版されるまで一般的にはならなかった。

方法論の進歩にもかかわらず、十九世紀の医師達はそれ以前の医師達と変わらずまず何よりも臨床家として、臨床上の直感に頼っていた。オリバー・ウェンデル・ホームズ（一八九一）は医学の専門家としての科学的厳密性に対する責任を強く唱えた。彼は医師達の、観察力の欠如、証明の軽視、失敗や自然治癒の無視、「時間的前後関係をただちに因果関係と同一視する誤り（post hoc ergo propter hoc）」の問題をいつも心に留めておかないこと、経験から学べない無能さ、について糾弾している（Bull 1959）。

いくつかの臨床研究では、治療の効果を評価する試みがなされた。消毒薬とワクチンの効果を証明するにあたっては、既存対照との比較、すなわち、非治療例と治療例の予後を比較検討することが行われた。リスターは一八七〇年、切断における消毒薬の実験的使用で、消毒薬なしに行われた切断と、消毒薬が使用されるようになってからの新しい症例を比較した。検討されたのは少数例であったため、リスターはその数では統計処理をするには少な過ぎると感じ、彼自身の結論に疑問を呈した。加えて、古い症例の選択基準に批判の余地があった。リスターの方法論が未熟であったがゆえに、彼の結果は手ごわい反論にさらされることとなり、有用な方法の導入に遅延をきたした。このことは、適切な方法論を用いることの重要性を明確に示している。

細菌学の創始者であり、予防接種の先駆者であるルイ・パスツールは、彼の抗毒素を試験するのに、より洗練されたデザインを用いた（Bull 1959）。サンプルは、予防接種で感染防御させてからウイルスを感染させた二十五匹の羊と、予防接種なしにウイルス感染させた二十五匹の羊と、接種も感染もなしの十匹の羊であった。ウイルスは同量を、防御された羊とされない羊交互に注射により投与した。予防接種なしに感染させた羊が全て死亡したのに対し、予防接種を受けた羊は生き残った。優れたデザインのおかげで、この対照実験は疑いを差しはさまれず、このことは予防接種の速やかな普及をもたらした。

実験的研究の数はゆっくり増加していった。ジフテリアワクチンの比較試験は一八〇〇年代の最後に行われた。一八九八年にデンマークでヨハネス・フィビンゲルによって適切に行われた比較試験では、ジフテリア患者が交互に治療群と非治療群に分けられた。治療群と非治療群は、年齢・症状・重症度・その他の因子で比較された。実験の結果、死亡率は治療群で低かったが、対象となった症例が、最終死亡率を下げて当然の軽症の症例であったため、結果のインパクトを弱めることとなった（Bull 1959）。

急速な変化と発展の十八世紀の上に築かれた十九世紀は、「医学における素晴らしい発展の時代」（King 1963, p.221）と特徴づけることができよう。多くの要因に基づく急速な進歩、すなわち化学や細胞についての新しい知見、細菌学・薬理学・遺伝学・進化論などの新しい学問、外科手術における無菌法・消毒薬・麻酔薬などの導入、顕微鏡の進歩、ウイルス・X線・放射線などの発見、統計学の進歩、既存対照・比較試験などがなされ、さらに科学と実験の重視はフランシス・ベーコン、クロード・ベルナール、ルイ・パスツール、ロベルト・コッホ、ルドルフ・ウィルヒョウなどによって具現化された。これらの発達によってもたらされた新しい治療法の急速な発展が、二十世紀において、治療効果を評価する方法への関心をかき立てることとなった。

二十世紀

二十世紀を前にして医師達は各自、注意深く患者を観察し、全症例を記録し、治療方法を記述し、また患者背景・治療期間・疾患の重症度・疾患の自然経過などを明記することがいかに重要であるかを認識していたが、臨床比較試験はやはり稀であった。しかし二十世紀初頭になると、医学界では変化が始った。

連邦法による規制

一九〇六年に議会を通過した食品医薬品法によって、米国では、医薬品が連邦の管理下におかれるようになった。当時、特に重視されていたのは食品の純度を確保する方法であった。違反・欺瞞・不正広告についての取締り、調査、報告は食品医薬品局（ＦＤＡ）と郵政省、連邦取引委員会が実施していた。その後、食品医薬品法の改正、たとえば医薬品の製造業者は市販前に安全性を保証する試験を実施すべしという一九三八年の要求、新薬の製造業者に対して有効性の本質的証明の提出を要求する一九六二年の改正法、薬物濫用を取り締まる一九六六年の立法措置などが次々に制定された（一九七三年までのＦＤＡ規制の詳細な歴史についてはHutt［1983］を参照、その後のＦＤＡ規制の変化については七章にある）。

万能薬といかさま治療に対する反対運動

多くの万能薬・売薬・大衆薬・いかさま治療の有効性（効果）と安全性について見境のない効能表示が続くことに懸念が高まっていき、米国では十九世紀の終わりに最高潮に達した。ジェームズ・Ｈ・ヤング（一九六一、一九六七）は十八世紀から一九六〇年代までの英国におけるいかさま治療の歴史について包括的に記述している。一九〇五年、"Great American Fraud"と題した、万能薬の罪悪といかさま治療に関するシリーズ記事が「コリアーズ」誌に掲載され（Adams 1905）、米国医師会（ＡＭＡ）によって転載・出版された。

ほぼ同時期、ＡＭＡは「米国医師会雑誌（ＪＡＭＡ）」への広告掲載を受け入れる製品を決定するために薬学・化学評議会を設立し、その後間もなくいかさま治療に対抗するため宣伝活動部（Propaganda Department）を創設した。同部の指導者はアーサー・Ｊ・クランプであった。ヤング（一九六七）によれば、彼は威厳があり無口で謙虚、感受性が鋭く慎重、練達した完全主義者、勇敢で誠実、品行方正な人物で、一般の人々に喧伝されるいかさま治療と秘密の大衆薬との戦いに生涯を捧げた。クランプの著作は表現に対する彼の繊細な感覚を反映して、明解で雄弁であり、読む者に強い印象を与えるものであった。後にＡＭＡは類似のシリーズ記事を「ＪＡＭＡ」に毎週連載し、医師と大衆向けの小冊子として出版した。当時普及していた数百の治療法についてのこれらの記事と綜説は、一九一一年にクランプが五百ページの著作*Nostrums and Quackery*に収載し出版した。この本は一九一三年の第二版では七百ページ、一九二一年には八百ページと増補され、最終的にはクランプが一九三五年に健康不良のため引退を余儀なくされた後、一九三六年に二百三十二ページの*Nostrums and Quackery and Pseudo-Medicine*（全三巻）として出版された。一九三六年の本は、米国における万能薬といかさま治療に関する明解で該博な論考である。クランプはさらに、ショルダー研究所の喧伝する禿頭症治療、すなわちセオドア・ルーズベルトとハリー・フーディーニの頭髪治療に成功したと主張する方法について調査した。この主張はルーズベルトとフーディーニの死後に言われたものであった（Young 1967）。クランプがキツネのコートの毛をショルダーに提出したところ、顕微鏡分析により毛根に深刻な栄養不良があり、治療しなければ脱毛が続き悪化する重大な危険が判明した、との回答が得られた。次いでクランプはオオカミの毛、長く見事な少女の毛髪、黒色に染めた撚糸の断片、茶色に染めた撚糸を順次提出した。ショルダーはどのサンプルについても同じ手紙を送ってきた。この調査は治療者一名を対象とした一重盲検試験として分類される。

クランプ（一九二二）もヤング（一九六一、一九六七）も、いかさま治療の永遠に続く普遍的な成功の理由について洞察に満ちた分析を行っている。この分析は治療のプラセボ効果にもあてはまる。しかし皮肉にも、当時の医師が用いた治療法の大部分は実質的に無効であったのに、これについての論考はまったくなく、また医師の治療の多くはプラセボに相当すると分類することもなかった。「これもまた、治療者は他者が使用するプラセボ治療についてはは自身が使用するものよりも容易に弁別できるという能力を示す一例である」（Shapiro & Struening

1973a, 1973b)。その後間もなく、本章に後述するように、AMAは有効性の疑わしい医療を評価するプログラムを設けた。

医学教育の変化

医学の時代精神を反映し、医学教育と診療実務に重要な変化をもたらしたもう一つの重要な発展はフレクスナー報告書（Flexner 1910）である。この報告書はカーネギー教育振興財団によって援助された（Barzansky & Gevitz 1992)。報告書では医学訓練のあり方を改め、常勤教職員が教える大学病院を中心とした卒後医学教育を医学生に行うよう提唱された。また研究指向・科学指向が強調されていた。これは米国におけるその後の医学教育コースに絶大な影響を与え、続く二十年間に、これまでの「医師製作所」の大半が閉鎖されるに至った（Barzansky & Gevitz 1992)。

このような幸先の良い始まりと以後のFDAによる法的規制の進展はあったのだが、クランプは後に失望して次のように記している。「盲信が育まれるのは、知力の不足というよりも知識の欠乏の影響が大きい。誰でも、知らない分野に迷い込むときには盲信しやすい。盲信の最良の治療薬は、知性よりも知識である。……医学の分野では経験を積んでも、人の騙されやすさはほとんど変わらない」（一九三六、vii頁)。「人の軽い病気の八〇〜八五パーセントでは、介入の有無に関係なく患者は回復する。生物の生存にとって幸福なことに、自然の治癒力——vis medicatrix natura——がそのように働く。ならば明らかに、薬物の販売者にとって有利な結果となる見込みが初めから八〇パーセント以上ある」（vii頁)。クランプの言葉や他のいかさま治療に対する当然の非難にもかかわらず、ヤングは一九六〇年代半ばになっても「いかさま治療は打ち負かすことができないだけではない。過去の歴史の中で現在ほどいかさま治療が一大事業となったことはない」（一九六七、二四七頁）と結論しており、これ以降もいかさま治療は衰えていない。

モリス・フィッシュバイン（一九二五、一九二七、一九三二）による多くの小論も、いかさま治療との闘いにおいて影響力があった。モリス・フィッシュバインは長く「ＪＡＭＡ」の編集者を務め、祈禱療法や医学的愚挙の流行と問題点を容赦なく記した。

二十世紀における医学教育の変化と本質的な科学的基盤により、徐々にではあるが間違いなくプラセボ効果に対する意識が高まり、その自由にならない効果を制御するための方法論の開発が進められた。

ソルマンと治療研究委員会

米国医師会薬学・化学評議会は一九一二年に治療研究委員会（Committee on Therapeutic Research）を設置し、「実験および臨床研究の注意を、緊急だが無視されてきた実地治療学の問題に向かわせ、科学とその応用の間にある隔たりを乗り越えさせる」ための資金を提供した（Sollmann 1916, p.1439; 詳しい歴史についてはMarks 1987を参照）。委員長にはウェスタンリザーブ大学医学部の薬理学教授で学科長のトラルド・ソルマンが指名された。薬理学の大家であるソルマンは「ミスター薬理学」、「薬理学の長《ドン》」と称され（Riker 1992; Marks 1992b）、薬理学について有力な教科書を多数執筆した。明敏で洞察力のある薬理学者であり、臨床比較試験の必要性を深く理解していた。主要な医学校や病院に所属する化学・薬理学・臨床医学の他の名高い指導者と共に、ソルマンは長年にわたり委員会の方針と活動を指揮し、多大な影響を与えた。これらの指導者の見解は臨床研究の漸進的な変化を反映し、以後の医学の発展に強く影響を与えた。この間に薬学・化学評議会は常に重要な本を発表し、たとえば非大衆薬を取り上げた*Useful Drugs*（Council on Pharmacy and Chemistry 1930b）、大衆薬を取り上げた*New and Non-Official Remedies*（Council on Pharmacy and Chemistry 1930a）がある（Gold 1930）。評議会の方針はソルマンの実験治療学に関する一九一二年の論文に反映されており、そこには「健常時でも疾患時でも、個人に対する医薬品の効果についての正確で定量的な、決定的な記録の不足」が特記されており、さらに「実験治療学——注意深く計画し、正確に実行され、理性をもって解釈されたヒトの患者における医薬品の有効性研究――の必要性」が述べられている。ソルマンは「臨床試験は他の科学実験の規範に従うことが必須である」（二四三頁）と断言した。

治療研究委員会の設置から四年後、ソルマン（一九一六）は議論のある疑わしい市販治療薬を評価した委員会の研究を要約した。検討した治療薬の多くについて、安全性と毒性に関する臨床試験を行う前に、総合的な薬理研究が実施されていた。[3] 結果は注目すべきものであった。現在ならばおそらく十年を要するよりも多くの成果が四年間で成し遂げられていた。報告は、石鹸の疑わしい効能表示と広告についての「コンシューマー・レポート」誌を読むようなもので、予想通りに、検討した治療薬の大部分について、従来から大切に守られてきた有効性への信頼は追認されなかった。

一九一二年から一九三〇年の期間には、ソルマンと「ＪＡＭＡ」誌上での治療研究委員会の発表と、要約書に影響され、臨床試験をどのように実施するかに関して注意を払う動きが目立つようになった。そしてたとえば「盲検化試験」が注目され、現在二重盲検法と呼ばれるものを用いた初期の――そしておそらく最初の――臨床試験が発表された。残念ながら、ソルマンと委員会の業績はその後の研究にはほとんど影響を与えなかった。プラセボ効果と二重盲検法という用語は一九九〇年に米国国立医学図書館のコンピュータファイルに参照語として組み込まれたが、このことが、数千年にわたるプラセボ効果の覇権に対する遅ればせながらの勝利を象徴する出来事であろう。

（3）研究では天然および合成サリチル酸塩、ジギタリスの作用時間、循環に対するヨウ化物の影響、有機ヨウ素製剤、サリチル酸塩毒性、酵素の相互作用、臭化物の作用、ヘキサメチレンアミン、消化酵素、心臓刺激剤、膵臓調製物、阿片アルカロイド、塩酸の作用の相乗効果、ジギタリス浸剤の安定性、異なるクロロホルム試料の毒性、全ての体液および組織における次亜リン酸塩の分布、下垂体抽出物中エピネフリン、尿酸溶液、サリチル酸ストロンチウムが比較された（Sollman 1916）。

第7章　二重盲検試験の歴史

この章では、臨床試験の歴史の中で最も重要であり注目すべき進歩、つまりプラセボ対照と二重盲検の使用についてたどってみる。初期の実験においては、対照群とは通常、特別に何も行わない群を意味していた。個々の患者は実薬とプラセボを異なる時期に投与されるか、対象の治療と無治療を交互に行われるかであり、あるいは過去の症例が対象として用いられることもあった（実験群は、過去に他の薬剤で治療された群、ないしは転帰が判明している未治療群と比較された）。次の進歩は対照物質の使用であった。方法として最も初期に使用されたのは一重盲検法であった。この手法では、医師ないし研究者は対照物質が使われていることや、どの患者に使われたかも知っているが、患者の方は知らないというものである。通常、対照物質は不活性のプラセボである。このデザインは理論的には治療結果に対する患者側の希望や期待、そして他の変数による影響を制御できるとされたが、医師側のバイアスや患者に作用する態度の影響は制御できない（Rivers 1908）。

対照群をおくという考えは、ごくわずかずつであるが受け入れられていった。初期の研究はほとんどが孤立した実験で、治療に携わる専門家集団にはあまり影響を与えなかった。

対照と盲検化を用いた初期の研究

対照として不活性物質を使用した最初の記録は、疲労に対するアルコールと他の薬物の影響を調べたW・H・R・リバース（一九〇八）の実験研究である。実験によって生じる感覚刺激を説明するために対照が必要であり、リバースは活性物質に対する対照として不活性物質（プラセボとは称していない）の使用を提唱した。使用された不活性物質の味と外観は被験薬と区別できないように設計された。実験者（リバース）を含む被験者は、投与された物質が何か知らなかった。そこでは多くの方法論上の要因が考慮されていた。その中には、たとえば基準となるベースライン測定の必要性、全ての生活条件を一定に保つことの必要性、投与物質の用量・感覚刺激・暗示・興奮・関心・作用についてなどの特性を知ることからくる影響を制御する必要性など、多くの因子が含まれる。自らも被験者の一人となったリバースは次のように回想している。

すぐさま私は、その物質を投与されたという事実、試験しようとしている作用に刺激された事実を感じた。しかしながら生じた影響がこの関心によるものであるか、または薬物の生理的作用によるものであるかを見分ける手段が私にはないことは明白であった。そのため、その後は全ての実験においてどちらの薬物が使用されたかを考えないように努力することとした。ここで説明する新たな研究は全て、活性物質を含む材料との区別が通常不可能な対照材料を用いて実施されたものである。被験者は期間中の一定時刻に材料の一定量を毎日服用するが、実験の対象となった物質を服用しているのか、あるいはその不活性な模造品を服用しているのかはまったく知らない……その内容物の正確な性質について私が知ることができたのは実験の終了時になってからであった（Rivers 1908, p.18）。

この研究は、プラセボ効果についての初期の理解を示すものであり、おそらく二重盲検法の最初の使用例である。歴史的・方法論的に重要であるが、われわれの知る限り広く引用されてはいない。

リバースの博識と先見性は、彼の死後に出版された著書*Medicine, Magic, and Religion*（一九二七）からも窺える。その大部分は一九一〇年以前に書かれたものであった。リバースは、「精神に作用するよう明確にデザインされたものであろうと、あるいは表面上のものであろうと、暗示の作用はいかなる形の医療においても排除することはできない。それはそのまま身体に作用する」（一三七頁）と述べ、また「われわれ自身の文化に限って考えてみても、疾患の発生と治療における精神的要因の非常な重要性が明らかに認識されたのはこの五、六十年のことでしかなく、現在でもこの知識は医療専門家にも普通の人にも、完全に認識されているとは言い難い」（一二三頁）と述べている。

H・L・ホリングワース（一九一二）は、カフェインとアルコールの精神および運動効率に対する影響についての自身の実験に関連して、リバースから受けた影響を詳しく述べた。リバースの研究と同様、ホリングワースの実験は二重盲検であった。不活性物質（砂糖または乳糖）の外見と味は実薬のように偽装され、カフェインやアルコールと同じ方式で同じ時刻に投与された。被験者も測定を実施する助手もどちらが投与されているかを知らなかった。さらに注目に値する他の初期の比較試験としてアルビオン・W・ヒューレット（一九一三）、デイヴィッド・I・マクトら（一九一六）、アドルフ・ビンゲル（一九一八）の研究が挙げられる。

トラルド・ソルマン（一九一七）によって、臨床試験における方法論的安全策についての関心の高まりと、それが洗練されてきたことが明らかにされた。さらに、ソルマンはうりふたつの不活性調製物（まだプラセボとは称されていない）を対照として使用すること、「比較対照法（comparative method）または『盲検試験（blind test）』」を使用することについて最初に言及している。論文“The Crucial Test of Therapeutic Evidence”の中でソルマンは、「充分に配慮した予防措置をとらなければ、気づかぬうちに事後の推論が入り込みがちであり……臨床実験は特別に念入りな予防措置で周囲をかためておかなければならない」と記した（一九一七、一九八頁）。ソルマンは、治療法の有効性の証拠として業者から提出された、熱心だが根拠のない推薦状・手紙・臨床報告・印象などを受け入れなかった。疾患の自然経過として適切な対照（疾患を持ち、治療されない患者）、統計的な比較が可能な程度に大きなサンプル数、患者に対して被験調製物と不活性調製物を交互に投与することの必要性を説き、特に活性調製物と不活性調製物は物理的に互いに類似し、同じ味であるべきだと述べた。臨床観察の落とし穴を避けるため、ソルマンは研究者に対して「純粋に客観的で、観察者と患者のバイアスから真に独立した結果を得る唯一の方法として、比較対照法または『盲検試験』」の使用を奨励し、それが、薬物が有効であるかどうかを「決定する唯一の方法である」と主張した（Sollmann 1917, p.199）。

　ソルマンに対する科学的・方法論的影響が何であったかは分からない。比較法という語は盲検試験という語と結びついており、おそらくこれには、一八六七年にクロード・ベルナールが、「観察した事柄について推論し、事実を比較し、対照として使用した他の事実によってそれらを判断する」ために「比較観察」または「比較実験」を使用することを推奨したことが関連していると思われる（Bernard 1927, p.128）。

　しかし続く一九二〇年代には、薬の評価にあたる薬学評議会（Council on Pharmacy）はまだ比較試験よりも専門家による綜説に重きをおいていた（Marks 1987）。その上、一九三〇年代初期までに発表されている綜説では、「盲検試験または盲検法」の使用が促進されたり、治療の効果を評価するためのより良い実験方法論の必要性を高めるのにはあまり効果がなかった。

　ソルマンの考えの進展は論文 "The Evaluation of Therapeutic Remedies in the Hospital"（一九三〇）に見られ、これは医学に広く生じていた変化を反映していると思われる。ここでもソルマンは「盲検試験」の使用を推奨し、試験における対照について述べるのに初めてプラセボという語を使用し、プラセボを「盲検試験」と結びつけ、比較法という語の使用を止めた。この論文の中では「見かけ上の結果は『盲検試験』、すなわち他の治療法またはプラセボにより、可能ならば観察者が知らない状態でチェックしなければならない。期待の治療に差し支えがないならば、プラセボからは疾患の自然経過の比較チェックも得られる。他の治療法との比較は公正な見通しを立てるのに役立つ」（一二八〇頁）とコメントされている。

英国では一九二五年の薬事法（Therapeutic Substance Act）の通過とともに、ほぼ同様の進歩をみた。この法律の目的は「治療用物質の製造・販売・輸入の規制、化学的方法では試験できない純度または効力に対する規制を提供すること」であり、「比較試験実施の任務は国立医学研究所（National Institute of Medical Research）に委任されること」（Hampshire 1933, p.275）であった。英国医学研究評議会は一九三一年に治療試験委員会（Therapeutic Trials Committee）を設立し、「実験的根拠から、疾患の治療において価値があると考えられる新規物質の適切な臨床比較試験を手配するにあたり、評議会に助言と助力を与えることとする。その目的は製造業者が販売を準備している新規治療物質に関する臨床報告書を提供することであり、ふさわしい場合には……適切な臨床試験」を手配すること（無名氏 1931, p.304）とした。リリエンフェルド（一九八二）はこの報告について臨床試験という用語を使用した最初の刊行物の一つとして引用した（無名氏 1931; Hampshire 1933）。しかし、治療試験委員会による報告書は本質的に様々な薬物の綜説であり、われわれの知る限り委員会は臨床試験を実施していない。

一九二〇年代から一九三〇年代に研究者は徐々に対照を使用し始めたが、盲検化の使用には至らなかった。対象となる治療に対する非盲検対照が複数の研究で使用され、その多くで大きなサンプルと多数の評価項目が使用された。このような研究としてフォン・ショリイとパーク（一九二一）、ファーガソンら（一九一七）、レイトンとマッキンレイ（一九三〇）、フィンランド（一九三〇）、英国医学研究評議会治療試験委員会（一九三四）、ワイコフら（一九三〇）、アンバーソンら（一九三一）、ディール（一九三三、一九三五）、ホアグランドら（一九五〇）などが挙げられる。ドナルド・W・コーワンら（一九四二）は試験で使用した錠剤をプラセボと称した。しかしこれはプラセボという語の最初の使用例ではない。ハリー・A・ゴールドは一九三二年からプラセボを使用しており、キサンチン類に関する研究を一九三七年に発表している（Gold et al. 1937）。

盲検法とプラセボ対照は一九三〇年代初めの研究では稀であった。これについては、プラセボ使用に対する当時の姿勢が一因として挙げられる。ゴールド（一九六八）によれば「一般的に信じられていた考え方は、プラセボは患者を欺くために投与されるものであった。……医師は偽の薬を使用するとして批判された」。ウォルター・モッデル（一九六七）は「プラセボという言葉が話に出るのを聞いたことがなかった。……プラセボについて話す人はなく、敬遠される言葉であった。……一九三〇年にプラセボ効果について言及されることは通常なかった。……医師はプラセボの使用を認めようとせず……［そして］代わりにビタミン類や、纈草根《カノコソウ》チンキなどの苦いものを与えた。……ゴールド以外、［これらの物質を］プラセボと呼ぶ人はなかった。［ゴールドは］プラセボ効果に言及しているのを私が聞いた唯一の人物である。……他の人達は暗示と呼んでいた」と記している。ナサニエル・クウィット（一九六九）とマッキーン・カテル（一九六九）にも同様のコメントがある。つまり、プラセボは不活性と見なされており医師が公然と使用するものではなく、心理的または暗示的効果のため何かを投与したいと考えるならば、ストリキニーネチンキか纈草根チンキなど無効の物質が投与されたのである。クウィットもマッキーンもゴールドがエーテルとキサンチンの研究で使用するまで盲検法を知らなかった。盲検試験とプラセボ対照を用いたこれらの初期の試験は歴史的に重要であった。これ以後、ゴールドは全ての試験でこの方法を用いたためである。ゴールド以前の研究者が実施した比較盲検試験はその研究者の全ての試験で使用されることはなく、通常はそのとき限りの実験であった。

二重盲検試験の開発

エラ・M・ヘディガーとゴールド（一九三五）による研究では、二十七〜五十五ポンドもする高価な円筒容器で供給されるエーテルを原因とする症状悪化と合併症が、小さく安価な四分の一ポンドブリキ容器で供給されるエーテルを原因とするそれと比較された。この研究の意義は、発表論文によれば「評価した人がエーテルの供給源についてまったく知らなかったため、異なるタイプのエーテルの相対的価値に関して先入観および予見が入ることなく、総合的評価が行われた」ことであった（二二四六頁）。論文では、研究が「盲検試験」で実施されたという事実がさりげなく述べられているのみであり、他に説明はなかった。この研究ではアスピリンやジフテリアの研究と同様に二種類の活性物質が比較され、プラセボとの比較はなかった。いずれの活性物質も有効であると分かっていたため、プラセボ対照は必要なかったのである。しかし必然的に、このような二つの実薬を比較する試験の後には、実薬とプラセボを比較する研究が続いた。

早期のプラセボ研究は一九三〇年代に実施された。その背景には、プラセボ対照の使用に関する興味の増大のみならず、狭心症治療に関する懐疑論が高まっていたことにもあった。狭心症の治療に使用される薬物を試験する目的で、同じような研究が実施された。ニューヨークではゴールドら（一九三七）によりキサンチンをプラセボと比較する研究が開始される一方、ロンドンの一重盲検試験では狭心症によく使用される薬物十三種類が九十九名の患者に投与された。しかし、プラセボより有効と報告された薬物はなかった（Evans & Hoyle 1933）。ゴールド（一九六八）によれば、「一九二〇年代から一九三〇年代、プラセボとは患者に渡して飲み込ませるものであり……キニーネやストリキニーネなどのように何かが入っているものではなかった。……プラセボを用いる医師は偽医者と見なされた。……プラセボの評判は非常に悪く、医師は一般的にその名前を口にすることも、それを使うこともなかった」。モッデルはゴールドの教え子で薬理学の研究を共に行い、「プラセボはゴールドのクリニックでは非常にしばしば使用されたが、他では使われなかった。［プラセボは］ベス・イスラエル病院の処方集に入っており、三十五番の白色または淡赤色錠と呼ばれていた」（一九六七）と述べている。カテル（一九六九）によれば「非常に多くの無効な薬物が使用されていたため、プラセボはそれ自体としては投与されなかった。……ビタミン類は最も普及したプラセボであり、プラセボ効果のために投与された。……プラセボ効果はしばしば薬理活性より重要であった。……用量は少なかったので、何の影響もないことがたびたびだった」。

ゴールドのグループの一員であり、共同研究者であり、共著者であったクウィット（一九六九）は、キサンチン研究の発展について述べている。一八九五年以来、キサンチン（アミノフィリンとテオブロミン）は狭心症の回復に有効であると考えられてきた。一九三二年までには多くの狭心痛の患者が、その病歴中に何回かはキサンチンで治療された経験があった。ゴールドはキサンチンの効果に懐疑的であり、キサンチンの効果と不活性の（乳糖）プラセボの効果を比較する研究を、百名の狭心症の患者で計画した。研究は一九三二年に一重盲検研究として開始された。クウィット（一九六九）とゴールド（一九六八）[1]によれば、彼らは、（二～三年の後）研究が進展するにつれ、薬剤を投与している医師が、患者に痛みの重症度への効果に対する「誘導的質問」を行っており、そのため結果にバイアスが入っている可能性に気づいた。患者が医師の質問に抗するような回答をしているカルテの再調査から、医師を盲検化することが重要と分かった。著者らは客観性の重要性について強調している。「原因と結果を判断するためにわれわれが採用した方法は、より客観的で、より個人的要因のないものであった。その手続きは次のような一般的原則に基づいていた。すなわち、もし、キサンチン使用時に痛みが軽減されるのが薬剤の特異的効果によるものならば、患者はその効果を、同様の情況で与えられるプラセボと（プラセボでは痛みの軽減が得られないことにより）識別できるはずであり、何度でもそれができるであろう」ということである（Gold et al. 1937, p.2175）。彼らの要約によれば、「得られたデータはある意味では、『盲検試験』を使用したことによって、バイアスから比較的自由だった」（二一七八頁）。しかしながら、研究のどの時点で医師が盲検化されたのか、それがどの程度厳密に行われたのかははっきりしない。患者を評価する医師の役割を述べるところで、著者らが「質問者は用いられた薬物についての情報が得られにくい」と述べているのみである（二一七五頁）。クウィット

（一九六九）は彼らの見解をこう述べている。「研究の最後に至るまでに、われわれは、医師は自分が与えたものが何かを知るべきではないし、患者は自分がもらったものが何かを知るべきではないし、質問者は何が与えられたかを知るべきではない、と悟った。研究は一重盲検試験で開始され、そして次第に部分的に、最後には全てが盲検化された。……論文を書き終えるまでには、われわれは、すでにわれわれの意味するところの二重盲検試験を確立していた。何かを評価する唯一の適切な方法は二重盲検を用いることなのである」（しかし論文中には二重盲検という語は使用されていない）。「われわれはその方法の重要性を実感していたが、歴史的な意義には気づいていなかった。薬物の試験法として絶対確実な唯一の試験法と考えられるものを考案したことは分かっていた」。言うまでもないが、この研究や他の研究の後では、心臓の痛みに対するキサンチン類の使用は減少した。一九三七年のキサンチン研究以後、ゴールドの研究室が行う全ての臨床試験では、二重盲検法が使用されることになった。

　キサンチン研究は完全な二重盲検ではなかったが、それでも歴史的には重要である。それは、二重盲検試験においてプラセボを対照に使用した最初の臨床治療研究であった。二つの方法（プラセボ対照と二重盲検法）の対比に関するゴールド（一九六八）のコメントは興味深い。ゴールドは対照物質をプラセボと呼ぶことによって、その語に正当性が与えられたと考えていた。それ以前、プラセボという語には軽蔑的な意味があり、プラセボとは患者を欺くために使用される薬であった。ゴールドはこのインタビューの中で、「プラセボと二重盲検は一九三七年の研究以後は不可分なものになった」と語っている。

　この研究のもう一点興味深い特徴は、大きさ・形・色・味が似通った薬物を使用し、プラセボを実薬と区別できないようにしたことである。研究の早期にはカスカラ〔訳注：樹皮からカスカラサグラダと呼ばれる下剤が採れる〕また

（1）一九三七年の論文から得られない情報は、テープに記録されたインタビューによった（Modell 1967; Gold 1967a, 1968, 1969; Kwit 1969）。

は乳糖がプラセボとして使用され、患者はプラセボと実薬の差を見破り、実薬を希望した。研究者はこのことで患者側に主観的バイアスが導入されると気づき、したがってうりふたつの物質の使用が欠かせないと認識した。薬物の製造業者は研究用にうりふたつの一致したプラセボの提供を要請された。またこの論文には、過去の論文以上に、治療に対する反応に影響すると思われる要因が列挙されている。たとえば自然経過、天候・職業・作業・家事・食餌・食習慣・睡眠の多少・便通・感情的緊張の度合などの変化、元気づけ、治療中に生じる信頼、新たな処置による励まし、医師の変更、その他未知の要因、などである。

主著者であるゴールドは、実験室で動物研究を実施する訓練を受けた薬理学者であった。薬物で患者を治療することに興味を引かれ、「実験室で動物に行うのと同様の実験をヒトで」実施することの重要性を強調した。そして一九三七年の研究により、ゴールドはヒトでの臨床試験には、実験室で伝統的に使用されていた対照より良質で異なるタイプのものが必要だと確信したのである。キサンチンについての精緻な論文に表れているものは、方法論を完成させようとする研究実施者達の五年間の苦闘であり、いかにして信頼性のある有意義で科学的なデータを臨床試験から導くかについての考え方の進展である。彼らが実験の方法論に対する自身の貢献の重要性を認識し得なかったこと、または新天地を開拓したことを認識し得なかったのは、科学に対する当時の時代思潮というものである。ゴールドらの新しい方法論は彼らの同僚の興味さえほとんど引かず、他の研究者に対してほとんど影響を与えなかった。文献の中で論じられることもなく、その後何年間も臨床試験で使用されることもなかった。しかし一部の医師は影響を受けた。彼らは、ゴールドが対照とプラセボに関心を持っていることを耳にし、ゴールドと共に研究する機会を望んだ（Gold 1968）。これらの医師がゴールドと接触したことで種が撒かれ、対照とプラセボが有名になり、プラセボ効果に関心が集まり、二重盲検法が発展したのである。

ゴールドらによる一九三七年の研究では多くの新しい特色が組み込まれた。この先駆的なプラセボ対照の使用により、プラセボというものに正当性が与えられた。それ以前は、プラセボは倫理観に乏しい臨床家が患者を納得させるため、または騙すために投与する薬物の形をした物質であると嘲笑的にみられていた（Gold 1968）。一九三七年の研究ではプラセボと実薬を用いてそれらを互いに区別できないようにし、同じ方法で投与された。発表された論文では、臨床経験は観察結果でしかなく、科学的根拠に不可欠な基準を満たしていないことが認識され、記述されていた。モッデル（一九六七）によれば、「ゴールドは二重盲検なくしてヒトでの薬物の作用を研究することはできないと考えていた。過去に誰かが二重盲検試験を実施していたかもしれないが、ゴールドこそがそれを植え付け、その分野に規範を打ち立てた人物である」。クウィット（一九六九）によれば、ゴールドは「この研究の重要性はそれがどのように進展したかにある」と信じていた。後にゴールドの研究チームは、洗練された統計解析と無作為化を推奨するようになる。

ゴールドはコーネル大学治療研究会を設立した（一九四六）。そして意欲的に研究と教育を行い、考えを展開し続け、多くの議論と相互影響によってコーネル大学の学生やスタッフに考えを伝えた。このスタッフとしてユージーン・F・デュボア、マッキーン・カテル、ハロルド・ウォルフ、スチュワート・ウォルフ、ウォルター・モッデル、セオドア・グレイナーなどがいた。スタッフもプラセボ効果と比較試験の必要性を理解していた。治療研究会は非常に評判が良く、多数の研究者が参加した。議事録は「ニューヨーク州医学雑誌」、「米国医師会雑誌（JAMA）」に発表され、また本として出版された。「治療におけるプラセボ使用について（The Use of Placebos in Therapy）」と題した会議（Gold 1946）はわれわれが知る限り最初の会議であり、以後長い間、その発表は多くの論文に引用された。参加者の討論から判断すると、プラセボ効果についての知識は増大しつつあった。

一九四六年の会議でゴールドは、あらゆる新規物質の治療的有効性を確立するためには、プラセボの力（プラセボ効果）を考慮して制御しなければならないと明確に述べた。さらに、ヒトでの医薬品の作用の研究におけるプラセボの重要性が過大評価されることなどないとも述べた。ゴールドの関心はプラセボ効果に寄与する変数の検討にはなく、医薬品の試験のための対照としてのプラセボの使用にあった。薬物の特異的作用による改善量と、単に薬物を投与したことによる精神治療的作用による改善量を確かめることができるのは、盲検化試験の使用しかないとゴールドは明言した。

この会議をきっかけとしてプラセボ効果の正しい認識が広まった。討議の対象は多くの問題に集まり、たとえば治療および研究におけるプラセボ使用の適応について、プラセボの効果について、純粋なプラセボと不純なプラセボの使用について、またプラセボを使用することの倫理的問題、肯定的および否定的プラセボ反応に関与する医師－患者関係・条件づけ・態度や他の心理学的変動要因などについて議論された。

コーネル大学精神科の学科長を長年務めたオスカー・ディートヘルムのこの会議におけるコメントは、プラセボ効果に対する精神科医の逆説的で遅まきながらの関心をよく表していた。ディートヘルムは、プラセボ効果に患者側の変数がどのように影響するかを知ることの重要性を認識しており、信じること、薬物の象徴的価値、医薬品の作用を評価する際の信頼性に影響すると思われる医師の人格と意識しない要素、などの重要性を強調した(Diethelm 1946)。後年ディートヘルム(一九六七)は、彼の在職中はコーネル大学のペイン・ホイットニイ精神科外来でのプラセボの使用を認めないとコメントした。当時使用されていた治療のほとんど全てが不純なプラセボか活性プラセボであったが、ペイン・ホイットニイのスタッフは、コーネル大学の内科医と薬理学者を介してプラセボについて革新的な考えに触れていたにもかかわらず、プラセボ効果や治療法評価の方法論研究に興味がなかった。このような否定的な姿勢は精神科医にはよくみられるものであり、大学で研究を行う精神科医に限らず、特に臨床医・心理療法士・精神分析専門医にみられた。この姿勢は彼らにとってはあまりに一般的だったため、精神科以外の分野でプラセボ現象に関心が持たれ、研究が行われ始めてから何年も経過するまで、精神科医と心理学者によるプラセボ関連論文はほとんど発表されなかった。

臨床薬理学に対するゴールドの特記すべき貢献の重要性が認識されたのは一九四七年、ゴールドがコーネル大学医学部の臨床薬理学の初代教授に指名されたときであった(Gold 1967a)。ゴールド以前の薬理学は医薬品の作用試験を動物では行っていたが、ゴールドはアレキサンダー・ポープの「人にふさわしい研究は人」との言を引用し、ヒトにおける医薬品の有効性研究を提唱した。ここに、臨床薬理学という新分野が始まった（Gold 1952）。ゴールド（一九六七ａ）によると、科学的方法の適用、特に対照・二重盲検デザイン・データの統計解析の使用がこの発展の主要要因であった。

非うっ血性心不全患者四百二十一名に対して、術前治療として配糖体強心剤ストロファンチンを投与するという興味深い二重盲検研究（ただし、そのように称されてはいない）が一九四四年に開始され、一九四八年にフィンランドで発表された（Elovainio & Ostling 1948）。患者はA群とB群に無作為に割り付けられた。AまたはBと表示された注射剤バイアルのコードは試験の終了まで明らかにされなかった。われわれがグスタフ・オストリングに対して二重盲検法について知っていたかどうか尋ねたところ、「私の二重盲検ストロファンチン試験は、他の研究者との個人的通信からでも文献から得た発想に基づくものでもない」との回答を得た（Ostling 1970）。「病院の外科医は全員がストロファンチン予防法を強く信頼しており、二つのうちの一つに含まれるのが単なる食塩水であると知らせるのは賢明ではないと考えたため」、内科医は盲検化されていた。オストリングの印象では、この論文の影響が大きくなかったのは、発行部数が非常に限られた雑誌に発表したためであった。

一九四〇年代に二重盲検法の発展を刺激したのは、比較対照試験のゆっくりとした増加、二重盲検試験におけるプラセボの使用、肺結核に対するストレプトマイシンの使用に関する影響力のある比較試験などであった（Medical Research Council 1948）。英国医学研究評議会は、結核に対する新規の化学療法剤の臨床的有効性を正当に確立するために、同時対照を用いて厳密に計画された研究を実施することの重要性を強調した。この目的のために、患者選択の基準の確立、男性と女性の各群で患者の割付を決定するための乱数の使用、盲検化されたX線検査評価など方法論的な進歩が研究に取り込まれた（オースチン・ブラッドフォード・ヒル卿が計画者の一人であった）。ストレプトマイシンに対するプラセボ対照はなく、患者（$N=107$）はストレプトマイシン＋床上安静、または床上安静単独に割り付けられたため、治療は盲検化されていなかった。一九七〇年にわれわれがヒルから知らされたところによると、ストレプトマイシンに対する盲検化プラセボ対照が望ましかったが、ストレプトマイシン投与患者には一日最大四回の注射が六カ月間実施されるため、床上安静群の患者に対して、同じく頻繁で長期的なプラセボ注射を実施するのは不適切と考えられた。したがって、その研究にはプラセボ対照を使用しないと決定したとのことである。しかし治療の最終的な転帰は、患者の割付について盲検化された放射線専門医二名と臨床医一名により独立に判定された。対照群の使用によって顕著なX線的・臨床的改善が立証され、ストレプトマイシン投与患者では床上安静治療患者に比較して死亡率の低下が示された。

ゴールドの指導のもとに実施された他の盲検試験としては、ヘルマン・バクストら（一九四八）、セイモア・リンズラーら（一九五〇）、モッデルら（一九四五）の研究がある。一九五〇年のグレイナーらの研究も同様で、ここに至って盲検試験はより正確に二重盲検試験と呼ばれている。グレイナーとゴールドは最後に挙げた試験のデザイン・解析・発表を担当し、他の著者は主として試験の臨床面に参加した。論文では全ての参加者の盲検化を強調するために、方法を「二重盲検試験」と呼び、表題は“A Method for Evaluation of the Effects of Drugs on Cardiac Pain in Patients with Angina of Effort”として方法の重要性を目立たせた。クロスオーバー二重盲検デザインおよびうりふたつの錠剤を用い、ケリンとプラセボを比較した。痛みの経験についての患者日誌を医師が見直し、「用量の変更について決定し、補充用の錠剤に用法の指示を付けて患者に渡した」（Greiner et al. 1950, p.144）。この医師は患者が何を服用しているかは知っていたが、治療や結果の評価には参加しなかった。別の医師が、「医師も患者も評価時にはプラセボかケリンかを知らない『二重盲検試験』の条件下で、よく練られた質問によって判定された」（二四六頁）患者の評価を記録した。論文著者によれば、この方法は彼らの一九三七年のキサンチン研究に使用された方法と本質的に同類であり、患者の陳述に影響する無数の要因による歪曲が最も少なくなるとのことであった。結果ではケリンとプラセボの有効性の間に差は示されず、その後ケリンは狭心痛の治療に使用されなくなった。

この論文（Greiner et al. 1950）には、プラセボ効果と臨床試験の方法論に関して多くの独創的な洞察が含まれている。論文には「狭心症症状の重症度の自然変動、新たな薬物を服用するなどの暗示や医師の個性と新規物質に対する意気込みなどの諸要因」（一五二頁）の治療に対する影響が特記された。実薬とプラセボ対照をうりふたつにすることの重要性についてのコメントがあり、「ある物質の労作性狭心症治療における具体的な薬理的利点を探す目的の科学的実験の中に、医師の意気込みが要因として入り込むことは受け入れ難い」（一五三頁）と述べられた。暗示の影響は「『二重盲検試験』、すなわち適切なプラセボを使用し、データ解析が完了するまで患者と医師は薬物とプラセボの識別ができないという試験を用いれば中和できる」（一五三頁）と示唆された。キサンチン研究と同様に、二重盲検を維持するために解析後まで割付コードは明らかにされなかったが、これは研究に減多に組み込まれていない重要な措置であった。さらに一九四八年の研究（Bakst et al. 1948）と同様、結果の解析に統計的検定の使用を提唱した。

この論文では臨床試験における二重盲検法使用の必要性について、この上なく説得力のある勧告と包括的な説明がされていた。おそらく二重盲検法の歴史上、最も重要で影響力のある論文である。にもかかわらず、グレイナー（一九六九）によれば、ゴールドを誹謗する者がいた。グレイナーの知る限り、二重盲検法は知られていたが、当時ニューヨーク市で二重盲検法を用いた人物はほかになかった。

一九五四年のコーネル大学治療研究会では、ヒトを対象とした新薬の臨床評価法が探究された。ゴールドは、臨床比較試験が行われないこと、また充分に訓練された医師・適切な臨床施設・全ての新規薬物の臨床的評価のための適切な方法のないことが治療上の進歩の深刻なネックであることを取り上げ、次のように比較対照試験を提唱した。

薬効があるといわれる物質とその作用がないといわれる物質との区別は、どちらにその薬理的効力があるかということでしか行い得ない。一方、二つの物質の両者に薬効があるとすれば、効力の差を決定しなければならない。この種の薬物の評価には絶対必要な要素が二つあり、一つは、あるものを別のものと比較するという概念、もう一つは、結果が得られて解析されるまで患者も医師も二つの物質の識別ができない状態での調査を要求する二重盲検法の概念である。これは無意識のバイアスの影響を避けるため不可欠である。新薬の評価を試みるときに二重盲検とプラセボを使用しないことが、臨床試験における誤った結論の原因であることが多い……多くの医師が、臨床評価の方法としてのプラセボの使用について反対の立場を取り、比較が完了するまで、実験している医師と患者が薬物の識別についてまったく知らないようにすべきという考え方にこれほど多くの反対がある理由が、私には分からない（一九五四、七二四頁）。

このゴールドの記述は、二十年間にわたって信頼性と妥当性を有する新薬の有効性評価方法を追求した彼の先駆的な研究の締めくくりの言葉であった。この中では、「盲検試験」（過去には引用符を付けて書かれていた）は二重盲検法（引用符なし）と適切な呼び方になっている。彼は臨床試験の必須要求事項とは、比較する薬物の成分を全て同一とし、特定の薬理学的または生理学的作用だけが唯一の相違点であるようにすることであると述べた。このため比較する薬物が物理的にうりふたつであること、患者が薬物の投与をまったく同様に経験すること、臨床医が薬物をまったく同じに投与すること、比較する薬物の識別を明らかにする前に結果収集と統計解析を完了させることを要求した。一種類または二種類の実薬とプラセボを比較する試験を実施する理由が明確に述べられた。

一九三七年のキサンチン研究の半ばから始まったゴールドと共同研究者による全ての臨床研究は、同一の形式をとった。つまり医師ないしは研究に関与しない者が、患者によって記入された毎日の報告・カルテの記録・用量の決定・患者への薬剤投与を調べ、実薬はその色・剤形・外見・におい・味がうりふたつのプラセボと比較され、患者も臨床経過を評価する医師も、どの患者が実薬を、どの患者がプラセボを使ったかについて分からず、結果や統計解析は薬剤割付のコードが明らかにされる前に盲検的に行われた。技術的には、薬物の用量を決定して処方する医師の役割は偶然であり巻き込まれていないと述べられているが、この医師が薬物の割付について盲検化されておらず、気づかないうちに結果に影響する可能性はあった。

この方法は経時的に発展し、今日では医薬品の有効性の研究においては全ての医師が薬物の割付について盲検化されている。しかし、うりふたつのプラセボは常に使用されているとは限らない。大部分の研究でプラセボ対照は「うりふたつの一致したプラセボ」と述べられているが、被験薬とプラセボが剤形・外見・色・味の点で完全に一致しているとは明記されていない。当時、実薬の有害事象を模倣して真の二重盲検性を維持するためのプラセボ対照の必要性は考慮されなかった。これは今日ではよく知られているが、それでも実際に研究で考慮されるのは稀である。ゴールドの手順では結果を表にした後、または統計解析を実施した後まで割付コードは明らかとされなかった。このようにデータ解析の盲検化法を用い、研究者と統計担当者による意図しないバイアスを制御した研究をわれわれはほかに知らない。上記の規定によって、被験薬の薬理効果または特異的治療効果以外の臨床試験の全ての要素や変数を同一にするというゴールドの基準が満たされる。

一九五〇年代までに、臨床比較試験は研究者の一部には受け入れられていた。しかしさらに広く受け入れられるのは容易ではなく、時間を要した。一九五〇年一月から六月までに米国の主要医学雑誌五誌に掲載された論文百編の中の比較試験の数が、一九五一年に調査された（Ross 1951）。それによれば、このうち二七パーセントは充分な対照比較によるものであり（過去の時期より増加）、四五パーセントは対照を使用せず、一八パーセントでは対照が不適切であった。この頃にはまだ発表論文に、対照の使用も二重盲検法も要求されていなかったことが分かる。

コーネル大学薬理学科長のカテルは対照の使用を擁護し、使用しない研究者を批判して次のように述べている。

「現在の文献の中でかなりの割合の論文がこの基本的な原則を無視していることは不幸な事実である」（一九五〇）。カテル（一九六九）は、臨床比較試験開発の最大の貢献者としてハリー・ゴールドの名を挙げており、この意見の裏づけは、過去十五年間におけるゴールドの一貫した比較試験の提唱と使用、および一九五〇年のゴールドの決定的なケリン研究であった。

この後に続いてゴールドのグループの他のメンバーが、二重盲検法と臨床試験の実施について不足を補い、精巧なものにし、洗練させていった。

ジャネット・トラベル（一九五三、一三五頁）は、臨床比較試験の多くの面について包括的に考察した。「盲検試験」は二重盲検法と称され、評価者による評価は「チームの盲検化されたメンバーによる」とされた。

グレイナーら（一九五七）は緩下剤使用の二重盲検試験の結果を報告し、無作為化とより洗練された統計学の使用を推奨し、患者の権利について論じ、臨床試験の複雑さについての鋭い洞察を示した。この報告と他の論文において、グレイナーは実薬の不適当な副作用の結果として二重盲検性が解除される可能性について考察し、予期される副作用のあるプラセボ対照を使用する必要性を示唆した（一九五九）。また医薬品の最も初期のスクリーニングにおける臨床比較試験の使用（Greiner et al. 1959）、臨床的直感と科学的検証の価値および相互作用（一九六二）、研究における仮説の役割（一九六二b）、患者における医薬品研究の倫理（一九六二a）、臨床医の主観的バイアス（一九六二c）について論じた。

モッデルとレイモンド・W・フーデは彼らの古典的論文“Factors Influencing Clinical Evaluation of Drugs with Special Reference to the Double-Blind Technique”（一九五八）で臨床試験の実施方法をさらに精密にした。米国医師会医薬品評議会は「ＪＡＭＡ」への掲載を認めることでこの論文の重要性を示した。ＡＭＡは同時に、二重盲検法・対照をおいた比較・無作為化・統計・その他臨床試験での使用が推奨される手法の使用を承認した。食品医薬品局（ＦＤＡ）の神経精神薬理課長ポール・レーバーは、「試験デザインに関する定式の大部分をモッデルとフーデまで」たどり、この論文について「比較試験の現代の発展において完成の域に達した論文である……研究において必須の事柄が、医学界に対して完全に示された論文としてまず挙げられるにふさわしい論文である」(Leber 1992) と述べた。モッデルはこの論文 (Modell & Houde 1958) において「盲検試験」を「二重盲検法……二重盲検対照」と呼び、薬物の効果が明らかとなればはずされる、被験者と評価者にとっての「目隠し用の布」と呼んだ。モッデルは方法論について重要な論文を長年にわたって発表した (Modell 1955a, 1955b, 1962, 1976; Modell & Garrett 1960; Modell & Lansing 1967)。

前述の歴史的概観より、最初の二重盲検試験はゴールドが実施したわけではなく、またゴールドは盲検という用語を最初に使用した人物でもないと判明しているが、彼の貢献によって、現在まで続く臨床比較試験と二重盲検法の使用についての最も重要で普遍的に受け入れられているガイドラインが適切に整えられたのである。

「盲検試験」「二重盲検法」という用語の起源

われわれはこの歴史的探究を行ううちに、盲検試験 (blind test) という語の起源についての興味をそそられた。あまり科学的な名称ではないが、独創的でこの方法を完璧に表現している。

筆者 (AKS) はゴールドと彼の共同研究者の多くにインタビューするという大変な幸運に恵まれた[2]。インタビューしたうちの数名(カテル、クウィット、ウォルフ)は一九二五年から一九三五年頃について、当時の論文には現れていないが、方法論上の関心は持っていた時期だと表現した。二重盲検の方法論の発展は、それを表現するために用いられた語句に何らかの形で反映されている。

盲検 (blind) という語はウィリアム・スタンレー・ジェボンズにより、「盲検または試験的実験 (blind or test experiments)」と称されたのが最初である(一八七四、四三頁)。しかしこの語句の使用法は、二十世紀半ばにおける盲検化または比較実験の解釈とは一致していない（Boring 1954）。これは、たとえばある物質中のヒ素または磁性の量を測定する試験において、最初の試験は試薬や測定装置内にヒ素または磁性が存在しないことを確認するために実施された。ジェボンズはこの用語を用いたが以後言及されることはなく、盲検試験の概念に影響したとは考えられない。リバース（一九〇八）もホリングワース（一九一二）も自身の方法の記述に盲検試験という用語は使用していない。われわれが話した研究者と、比較試験について考察した論文の著者（Solomon 1949; Boring 1954）は、何らかの理由でジェボンズ（一八七四）、リバース（一九〇八）、ホリングワース（一九一二）による研究について知らなかった。これらの研究は、われわれが文献の歴史的検索を行っているときに偶然発見したものである。比較的無名であるため、以後の二重盲検法の発展に影響したとは考えにくい。

　天然および合成のサリチル酸ナトリウムの盲検試験は、ソルマンの指揮のもとに治療研究委員会によって一九一一年に開始され、一九一三年に発表された（Hewlett 1913）。研究報告に盲検という用語は使用されておらず、またソルマンも「比較対照法または盲検試験」を推奨した一九一七年に至るまで、いずれの論文にも使用していない。その一年後、ビンゲル（一九一八）はジフテリアに対する抗毒素二種類の作用研究に用いた方法論の記述に、盲検法（blind method）という語句を使用している。しかし、ソルマンが病院で使用される治療薬の評価について考察した論文で「盲検試験」の使用を推奨するまで（一九三〇、二二八〇頁）、盲検法が話題になることはほかになかった。ゴールドは一九三〇年に「比較研究と評価」について述べたが、初めて盲検試験に論及した（「本研究は盲検試験を用いて実施した」）のは一九三五年のヘディガーとゴールドのエーテル研究においてであった（二二四五頁）。これはこの語を用いた二番目の研究である。より決定的なキサンチン対プラセボ研究（Gold et al. 1937）において、盲検試験という語がふたたび用いられた。一重盲検試験は数多く、二重盲検試験は七件が発表されていたが、盲検試験という語を使用していたのはこの三件のみであった（Bingel 1918; Hediger & Gold 1935; Gold et al. 1937）。その後一九五〇年まで、ゴールドのグループだけが論文と全ての臨床研究の中に「盲検試験」という語句

（常に引用符付き）を用いていた（盲検試験の大部分を実施していた）。ゴールドのグループは一九五〇年のケリン研究で、手法について初めて「二重盲検試験」という語を用いた（Greiner et al. 1950）。この語句は後に、より現行に近い適切な形に発展し、引用符がなくなり、二重盲検法または二重盲検試験（Travell 1953; Greiner et al. 1959）、二重盲検方式または二重盲検対照（Modell & Houde 1958）、二重盲検デザイン（Gold 1967a）となった。また文献中では二重盲検手順、あるいは簡単に二重盲検とも称されている。

判明している限りでは、歴史上、六名の研究者がそれぞれ独自に二重盲検法の使用に到達したことが窺える。すなわちリバース、ホリングワース、ソルマン、ビンゲル、ディール、ゴールドである。彼らは互いの研究に言及しておらず、他の研究者がその語を使用していることを知っていたとは思われない。「盲検試験」のように引用符を付けて用いているため、新しいまたは一般的でない手段として明示されていたことが示唆される。しかし同一のあまり一般的でない語句が常に引用符付きで特定の意味をもって使用されていたことから、上記の研究者の一人がこの語を作り出し、その後に他の研究者が引用したと考えられる。歴史について何か他に詳細が判明しなければ、盲検試験という語句は、不明の誰か、または一九一七年に初めて使用したソルマンが考案したことになる。

（2）インタビュー対象はHarry Gold、Goldの教え子・同僚・協力者・共著者・友人であるNathaniel Kwit、コーネルの生理学科また一九五六年から一九八三年まで薬理学科長であったMcKeen Cattell、コーネル大学医学部臨床薬理学科長のWalter Modell、一九三八年にインターンとしてコーネルで過ごし、後に一九五二年まで内科学教授、次いでオクラホマ大学医学校学部長となったStewart Wolf、一九四八年から一九五六年まで薬理学科のリサーチフェローでGoldの共著者・同僚であり、後に精神科医となったTed Greiner、精神医学科長Oskar Diethelm、Harry M. Marks、ニューヨーク市の精神科医でGoldの娘であるMuriel Gold Morrisであった。Rikerは一九八九年のインタビューでCattell、Goldとの関係について追想している（Minick & Haimowitz 1989）。

コーネル大学でインタビューしたゴールドの共同研究者達は、ゴールドが研究中で使用する以前の盲検試験という語の使用、またはその方法自体の使用について知らなかった。彼らは、ゴールドがこの語を作り出し、最初の盲検試験を実施し、その概念は完全にゴールドによるものであり、他の誰にも影響されていなかったと信じていた（Modell 1967; Cattell 1969; Kwit 1969; Riker 1992）。文献から明らかなように、当時は臨床比較試験についての関心は、まだ明確ではなかったと全員が述べた。ゴールド（一九六八）は、リバース、ホリングワース、ヒューレット、ビンゲルの研究を知らず、盲検試験という語の過去の使用例も知らなかった。ただゴールドは、ソルマンの発想とその研究委員会の業績については知っていたと思われる――なぜならコーネル大学医学部の薬理学科長ロバート・ハッチャーは委員会の最初のメンバーでソルマンの友人であり、ゴールドに影響を与えたことがあり得ると仮定しても無理がないからだ。しかしカテルはハッチャーについて、実験薬理学者で臨床試験の方法には関心がなく、ゴールドに影響は与えていないと説明している。ゴールドは、彼の学生時代に発表されていた過去の発想と研究については、おそらく気づいていなかっただろう。このことはゴールドの論文（一九三〇）に明らかであり、この中では盲検化方法に言及することなく、臨床試験実施の科学的方法を論じている。しかし、一九三〇年に発表されたソルマンの盲検化試験に関する論説をゴールドが知らなかったというのは受け入れ難い。とはいえ、われわれが盲検化方法の歴史についてインタビューした人物、カテル、モッデル、クウィット、ウォルフ、ライカーや他の米国の研究者達、また英国のヒル、ブル、ローレンス、そしてフランスのピコらは先述の研究についてまったく知らなかった。その上、これらの研究はわれわれの知る限り論文中に引用されていない。

もう一点関連するのは、ゴールドが一九三五年のエーテル研究において引用符付きの「盲検試験」の語句を用いていることである（Hediger & Gold 1935）。ここでの「盲検試験」の使用法は過去にこの語が使用されていたかのようにさりげなく説明抜きであり、すでに他の人物によって使用されていたことが示唆される。用語の起源に関するこの微妙な問題は、ゴールドに尋ねていれば解決できたはずであるが、残念ながら一九六〇年代終わりにゴールドにインタビューしたときにはわれわれはこの問題に気づいておらず、質問もできなかった。

ゴールドのキサンチン研究は一九三二年に開始され、一九三七年に発表された。ゴールド、クウィット、ハロルド・オットーは病院での臨床業務の後、研究の進行を話し合うためよく会っていた。クウィット（一九六九）によれば研究も半ばにかかった頃、「患者だけを盲検化するのでは充分でないこと、われわれがキサンチン投与患者に対してはプラセボ投与患者よりも深く関わり『誘導尋問』をしがちであるため、患者の判定に影響する可能性があることに気づいた」。彼らは、キサンチン投与患者の方に大きなプラセボ効果を誘発している可能性を排除する必要があること、どの患者が活性薬物を投与されているか、どの患者がプラセボを投与されているかを知っていると、治療に対する反応についての彼らの判断が影響されることを理解した。そこで、ある医師は薬物を投与するものの治療に対する反応の判定には関与しないようにし、別の医師は改善を評価するがどの薬物を患者が投与されているかは知らないようにする決定が下された。ゴールドらはこの手順を「盲検試験」と呼んだ。

クウィットは過去を追憶しながら、どのようにして盲検試験というたいへん説明的な用語を用いることを決めたのかについて尋ねられ、当惑しているようであった。彼は、「どうして思いついたかって？」とつぶやいた。一分ほどして、彼は大声を上げた。「タバコの広告ですよ。オールドゴールドタバコの『目隠しテストをしてみて下さい』という広告キャンペーンがヒントだったんです。このキャンペーンでは、オールドゴールドタバコを他のブランドと目隠ししながら、言い換えれば、どちらのブランドを吸っているか知らないで、比較するというものでした。われわれのデザインも、患者が目隠しされていない点以外は同じだった。それで、盲検試験と呼んだのですよ」（Kwit 1969）。これは研究方法論の進歩が広告コピーによって創造的に刺激された最初の例かも知れない。

プラセボと二重盲検が合体する

プラセボ効果と二重盲検手順に対する関心は一九五〇年代後半に高まりをみせ、会議・シンポジウム・論文・本がなだれをうって出現し、臨床試験の方法論は緻密になった。初めは、臨床試験におけるプラセボ効果を最低に抑えるため、または対照と比べるための二重盲検法が重視されており、プラセボ効果そのものに対する関心はごく小さかった。しかし一九五〇年代初めに、焦点は方法論からプラセボ効果の研究へと移っていった。プラセボ効果の研究と二重盲検法の発展は別の道をたどったが、互いに影響を与え続けた。

スチュワート・ウォルフは一九五〇年代に重要なプラセボ研究を実施した。トムという名の患者での古典的実験において、ウォルフはプラセボによってどれほど医薬品の薬理学的作用が一変させられ、標的器官の変化が起こるかを証明した（Wolf & Wolff 1947; Wolf 1950）。ウォルフは、トムに投与した全ての薬物によってフィゾスチグミン作用が起こり、プラセボ効果が医薬品の通常の作用より大きかったため、以後の研究ではプラセボを使用するようになったと述べている。これはプラセボの観察可能・測定可能な効果の最初の証明であった。他の論文はプラセボが毒性作用を誘発できること（Wolf & Pinsky 1954）、プラセボ効果が個人によって経時的に変動すること（Wolf et al. 1957）を証明する裏づけとなった。プラセボ効果の様々な面について他に多くの論文が発表され、ウォルフの古典的論文“The Pharmacology of Placebos”（一九五九b）に要約された。ウォルフは二重盲検法を使用しなかったが、その研究はプラセボの使用に対して重要な影響を与え、結果的には二重盲検法の使用の拡大に貢献した。

一九五五年、ハーバード大学の麻酔科医ヘンリー・K・ビーチャーは、自覚症状の治療においてプラセボには高度の治療的有効性があることを報告した。この効果は創痛・狭心痛・頭痛・悪心を含む多様な症状にみられ、つまりプラセボ効果には共通する基本的機序があることが示唆されるので、より深く研究しなければならないと述べた。ビーチャーがこの現象の重要性をいかに評価していたかは、彼の非常に頻繁に引用される主要論文の表題“The Powerful Placebo”（Beecher 1955）に反映されている。ビーチャーによるこの研究や他の研究、また彼の著書*Measurement of Subjective Responses: Quantitative Effects of Drugs*（一九五九b）に要約されたその他の研究は、プラセボ効果に関する知識を大きく広げ、研究を大いに刺激し、二重盲検法の使用と臨床試験の発展に対して世界的な影響を与えた。

この問題についての認識の進歩は、「JAMA」の統計の使用に関する論説（Council on Pharmacy and Chemistry 1930a, 1930b）や、プラセボ効果と二重盲検法に関する論説（Hailman 1953）に見ることができる。また医薬品評議会が公認したモッデルとフーデ（一九五八）の有力な論文、「ランセット」誌上でのプラセボ効果に関する報告（無名氏 1954）、さらには小説の題名*The Double Blind*（Wilson 1960）に登場したことでも明らかである。

プラセボ効果・二重盲検法・臨床比較試験に関する論文は一九五五年以降目立って増加した。このうち注目に値するのは、ともに薬理学者であるウォルター・モッデルとルイス・ラサーニャによる論文と、本書のあちこちに引用されている他の専門分野の医師による論文である。関心のさらなる高まりは、一九〇〇年から一九七八年までの英語論文のうち九百八十六件にプラセボ効果に関する引用があり、その大部分は一九五〇年代以降の発表であるという事実により実証される（Turner et al. 1980）。

欧州における二重盲検法と臨床試験

本章での二重盲検法の詳細な歴史は、主として米国での方法論の発展に焦点を合わせてきた。臨床比較試験と二重盲検法は後に他の国でも発展し、使用された（Modell 1962）。われわれが欧州――特に英国、スウェーデン、フランス、ドイツにおける臨床比較試験について試みたものよりも詳細な研究が必要であろう。

英国では、二重盲検法とプラセボ対照への関心の発達は遅かった。一九五〇年に「英国医師会雑誌」に掲載された、過去五十年間の医学の進歩を回顧したシンポジウム（British Medical Association 1950）では、盲検法や臨床試験についての記述や引用はなく、統計的方法について簡単に論じられたのみであった。ヒル（一九七〇）、ブル（一九七〇）、ローレンス（一九七〇）はインタビューの中でこの点に同意した。彼らはリバースが英国人であったにもかかわらず、一九〇八年にリバースが米国で実施した最初の二重盲検法について知らず、またゴールドによる米国の二重盲検法に関する研究や文献も知らなかった。

バーミンガムの労働災害・熱傷研究部門長であるブルは、臨床試験の歴史について非常に包括的な綜説を発表している（Bull 1959）。彼は医学における統計的方法の応用に関心があり、ケンブリッジ大学医学部に提出した学位論文の主題として、臨床試験の歴史を選択した。ブルの論文は一九五〇年に完成し、一九五一年に受理され、簡略版が一九五九年に発表された（Bull 1959）。ここで簡単に概略を述べる臨床試験の初期の歴史については、その多くをブルの研究に拠っている。過去四千年間の臨床試験のさらに詳細な綜説については、ブルの論文を参照されたい。ブル（一九七〇）は、彼が臨床試験に関する興味を持つようになったきっかけには複数あるとし、ケンブリッジ大学で実験心理学と生理学を修めたこと、ロナルド・フィッシャー卿の著作*Statistical Methods for Research Workers*（一九二六）、医学部での実験指向型の教師との経験を挙げている。彼による包括的かつ詳細な歴史は、紀元前約二〇〇〇年から一九五一年頃までにわたる。この論文においてブルは、臨床試験の原則はヒポクラテス、ケルスス、アヴィセンナ、ロジャー・ベーコン、フランシス・ベーコンや他の古典的著作に暗示されているが、「過去二世紀までは治療試験の記録はほとんどない」と述べている（Bull 1959, p.242）。その欠落の理由について推測し、権威の崇拝、医師と患者の関係（倫理的考察、医師側の権威主義的態度、忙しい診療実務において時間のかかる試験の困難さ）、記録の乏しさ（科学的証拠の記録と印刷は最近の進歩）、調査研究のための施設の欠如

（病院の不足、不正確な診断と評価、研究のための類似症例数の不足）、多剤併用療法への信頼（このため無知が永存した）などを挙げ、さらに最も重要なこととして、この時期の活性薬物の欠如を挙げた。十九世紀の、有機化学・生化学・細菌学・治療法のより批判的な検討の発展とともに、情況は変化し始めた。ブルは、「一九三五年以降［一九五〇年まで］には、おそらくそれ以前の医学史全体に存在したよりも多くの臨床試験が行われている」と述べ、あまりに多いため「これらの臨床試験の全てについて、簡単にでも論評することはできない」（二三八頁）とした。

ブルの綜説は一九五〇年までにわたるが、プラセボ効果についての認識はほのめかされているとしても述べられてはおらず、また二重盲検法やその臨床試験での使用、ゴールドによる二重盲検試験や米国で発表された比較試験の多くについても言及されていない。ブル（一九七〇）は、プラセボ効果という語が、一九五〇年代のビーチャーの研究の発表後、しばらくのあいだ英国では使用されなかったと説明し、「また二重盲検について公然と論じられていたのは米国の文献だけであり……当時研究者の間で二重盲検法は揺籃期にあった」と述べている。彼は手法について知ってはいたが、「主に臨床試験以外の分野で使用され……心理学実験における観測者誤差に対して適切である」と考えていた。ブルによれば、臨床試験の進歩は第二次世界大戦以後、開発された多くの新規物質を評価する必要性によって、また実際の戦争に伴う重要な問題、たとえば抗マラリア予防法・防空壕の構造・食餌・寒冷への曝露・戦闘犠牲者の統計・輸血などの研究を任命された多くの科学者と医師の経験によってもたらされたとのことである。上記の研究は実用的な効用を目的としており、結果は非常に重要と見なされたのである。このような問題の研究に用いられた技法は参加した医師によって終戦後に病院や医療施設に持ち帰られ、その後の臨床試験の実施に影響を与えた。

オースチン・ブラッドフォード・ヒル卿は英国での臨床比較試験の発展において最も偉大な人物である（Laurence 1970）。しばしば「臨床試験の父」と称され、臨床試験での統計的方法の使用における先駆者の一人であった。ヒルは第一次世界大戦後、五年の間重症の結核を病み、医学部に行くことができなかった。その代わりに疫学者となって公衆衛生の分野で働き、後にロンドン衛生・熱帯医学校教授となり、英国医学研究評議会統計研究部門の名誉主事となった。彼の臨床試験への興味は医学研究評議会の「結核に対するストレプトマイシン治験委員会」に関わったことに始まる（Medical Research Council 1948, 1950）。

結核治療の歴史は他の多くの疾患治療の歴史と同じように、たとえば一九二四年に導入されて一九四四年になっても使用されていた金療法のような無効の療法を含む、数多くの実りない治療法の記録であった（Hart 1946）。ストレプトマイシンが開発されて間もなく、ヒルと委員会のメンバーは洗練された臨床試験を計画し、ストレプトマイシン治療の結果と床上安静治療の結果を比較した。床上安静はその三十年前から結核に対する標準的治療であった。ヒルのこの研究に対する関心と、他の研究も含めて研究のデザインに対する関心には複数の要因が寄与したと思われる。すなわち、結核患者としての自らの経験が研究のデザインに対する臨床的感受性を養い、疫学と公衆衛生の基礎知識が発想の範囲を広げ、さらに統計の素養があったため対照と統計学を使用することとなったのである。後になってヒルは、この研究でプラセボ対照・盲検化治療・盲検化臨床評価を使用しなかった理由を尋ねられた（Hill 1970）。それに対して、これらの方法が望ましいことは分かっていたが、状態の悪い結核患者にとって六時間おきに四カ月間、筋肉内プラセボ注射に耐えることは苦痛が大き過ぎるように感じたからだと答えている。この方法論上の欠点は死亡率の評価と、X線フィルムの読影と、写真上の変化の評価を、患者が属する治療群について盲検化された複数の人物が実施することで補われた（Hill 1952）。このとき使用された方法論は、臨床試験に新しい基準を樹立した。

ヒルは、英国医学研究評議会による感冒に対する抗ヒスタミン薬の比較試験にも参加した（Medical Research Special Committee 1950）。この試験には、プラセボと塩酸クロロシクリジン（ヒスタンチン）（$N = 16$）、塩酸プロメタジン（フェネルガン）（$N = 20$）、トンジラミン（ネオヘトラムまたはアナヒスト）（$N = 1{,}156$）との比較が含まれた。盲検試験と表現されてはいないが、被験者と担当医師は実薬投与またはプラセボ対照投与の無作為割付について知らなかった。この試験で用いられた新機軸は厳密な無作為化であり、最初の二件の研究では抗ヒスタミン薬の鎮静作用を模倣するため低用量のフェノバルビタールを含有する活性プラセボが使用されたこと、三件目の研究ではプラセボの味を隠すためキニーネが使用されたことであった。試験の結果、抗ヒスタミン薬には感冒に対する効果がまったくないことが明瞭に示された。

ヒルは一九四〇年代後半には盲検化の概念を知っており、受け入れていた。「盲検化は組み込まれていたが、後になるまで盲検化や二重盲検とは称されなかった」と語っている。この概念について誰かに影響されたという記憶はなく、「考え方は自明のことであった」。ヒルはゴールドの研究や盲検化に関する文献のことは知らず、英国や米国におけるプラセボ効果についてはほとんど読んでいなかった（Hill 1970）。

英国の臨床試験の進歩に貢献した要因は何かと尋ねられ、ヒルは三つの要因を挙げた。それは、①ストレプトマイシン研究：これは少数の患者・注意深い臨床観察・客観的な評価・統計を用いてデザインの有効性を例証したため、②スルホンアミド・鎮痛薬・コルチコイド類その他の新薬の増加：これに対して過去には評価するべき薬物がほとんどなかったため、③第二次大戦中に医師が実施した莫大な量のオペレーションリサーチ、の三点である（Hill 1970）。戦時中は、多くの疑問――陸海の軍人が生活できる条件、どの種類の戦車によって生存率が向上するかなど――が実験計画法を用いて研究された。このように実験計画法という方法に触れたことが、臨床上の問題の評価にこの方法を用いる一因となった。

ヒルは臨床上の判定の実施には、「いかなるバイアスの可能性も排除する。……換言すれば、評価は可能ならば常に『盲検化』されなければならない」とより具体的に勧告した（Hill 1952, p.118）。後にこの方法は一般的に、二重盲検と呼ばれるようになる（Hill 1970）。臨床試験デザインの第一段階は無作為割付であり、第二段階は患者が割り付けられている治療群に関して医師または測定者が知らない状態、すなわち盲検性を維持するような方式で治療効果を評価することであるとヒルは述べた（Hill 1952）。無作為化・反復実験・バイアスを除いた観察・適切な統計の使用は当然であることを強調し、臨床比較試験の他の多くの面について考察した。この強調によって、ゴールドの二重盲検法に対する焦点が増幅・拡大され、プラセボ効果と臨床試験の他の面に対する注意が喚起された。

ヒルとブルの両者が物語る英国における臨床試験の歴史からは、二重盲検法が英国と米国で独立して発展したことが示唆されるが、明白ではないものの相互に影響はあったかも知れない。英国では米国と同様——ヒル（一九七〇）によれば「二重盲検法は大部分の医師の性に合わなかったはず」とのことではあるが——二重盲検方法論と臨床比較試験は一九五〇年代以降次第に受け入れられ、使用された。

一九五〇年代前半の、米国と英国の臨床試験の歴史に見られる相違は興味深い。公表論文中では両国の著者が、さっぱり互いの業績に言及していないことが目を引く。ゴールドと他の多くの米国人による比較試験は英国の文献には引用されず、ヒルと他の英国の研究者による論文は米国の文献では引用されなかった。米国の臨床試験は当初、二重盲検法とプラセボ効果を中心として発展したのに対し、英国では無作為化・統計学・活性プラセボの使用（例：感冒の研究におけるフェノバルビタール）、その他の臨床デザインの特性が中心であった。おそらく初期の興味の中心の相違が関連して、両国の研究者は自国以外の研究者についての情報に無関心で、（一九五〇年以前に発表された論文に、他の論文や研究への言及が乏しいことに反映されるように）両国はそれぞれに、熱狂的愛国主義ともいえる傾向に至ったと思われる。

フランスでは、臨床比較試験の使用ははるかに遅れた。パリのサルペトリエール病院精神科教授のポール・ピコ（一九七〇）によると、比較試験の必要性に関するフランス医学界の見解に変化が生じたのは一九六五年頃とのことである。しかし一九七〇年になっても、フランスの医師の大部分は統計学をまったく知らず、統計的方法を用いることができなかったため、比較試験はほとんどなかったとピコは語っている。むしろ、大部分のフランスの医師はそのような研究を実施するのは不自然だと感じていた。しかしひとたび国際会議に出席すれば、統計学を用いていなければその所見には誰も注意を払わないことを認識したのである。ピコによれば、研究方法の発展を推進したのは癌に関する研究（特に喫煙と癌の関係に関する研究）、心臓疾患に関する研究、そして医療費の上昇であった。なお、プラセボは〈johe〉（パンから作られた丸薬）と呼ばれたとピコは付け加えている。患者に投与される薬物の七〇パーセントがプラセボと見なされたため、これは政治的問題となって研究が盛んになった。

ピコの印象はJ・D・ゲルフィら（一九八三）による向精神薬の比較試験百二十件の綜説によって追認された。ゲルフィは、一九七八年以前のフランスではプラセボの使用が稀であったことを示した。実際、フランスの研究者の大部分はプラセボ使用の実用性と倫理についてまだ疑っていた。しかし事情が変わってきていたことがキッセルとバルカンの *Placebos and Placebo Effect in Medicine*（一九六四）、その後のピコの編集による *Psychological Measurement in Psychopharmacology*（一九七四）の出版という形で現れている。

モッデル（一九六二）、ピコ（一九七〇）、そしてわれわれの文献知識によれば、比較試験の使用は他の欧州諸国（英国の医学界の動向に影響されたスウェーデン、一九五九年にハースらの論文“Das Placebo Problem”が発表されたドイツは例外）や他の地域ではさらに遅れた。

精神医学および心理学における二重盲検と臨床試験

一九五〇年代に精神病治療用の新薬が多数導入されたことから精神医学における臨床研究法が開発され、精神薬理学という学問分野が誕生した。一九五四年には二重盲検法を用いた精神医学研究が二件発表された（ウェイバーン長期ヌクレオチド・プロジェクトがクランシーら（一九五四）により、メフェネシン・プロジェクトがハンプソンら（一九五四）により報告された）。

われわれはクランシー、ホッファー、ルーシー、オズモンド、スミシィーズ、ステファニウクによる一九五四年の研究の背景についてホッファーの文献（一九七〇b）と、一九七〇年にホッファー、クランシー、オズモンド、フィッシャーとの書簡によって確認した。カナダ厚生省精神衛生局が、ホッファーと彼のサスカチェワン病院のグループに混合ヌクレオチド（アデニル酸・シチジル酸・グアニル酸・ウリジル酸）の研究を実施するよう依頼したのである。混合ヌクレオチドは対照のない試験で慢性統合失調症に対して有効であると報告されていた。研究用資金が提供され、精神衛生局の統計学者ジェームズ・W・フィッシャーが他の省職員と協力して試験デザインと統計解析を担当した。研究は一九五二年の末か一九五三年の初めに開始された。試験デザインでは先験的仮説の検証、患者の無作為抽出が行われ、また四十名の患者を、外観がうりふたつのヌクレオチドもしくはプラセボの筋肉内注射一日一回投与に無作為割付することが指定されていた。患者と評価者は割付について盲検化された。しかし、この、他の部分では良くデザインされた研究において、ヌクレオチド注射剤が疼痛・刺激、時には発熱を起こす濃稠な液であったために、薬物の割付が明らかとなってしまった（Clancy et al. 1954; Osmond 1970）。ヌクレオチド投与による顕著な改善は報告されなかった。全ての情報提供者によると、初めのうち参加者はどっちつかずというふうだったが、フィッシャーによって盲検化評価の使用に興味を持った。フィッシャーは、「カナダで実施された二重盲検試験の過去の発表については知らなかった。プラセボ効果・ビーチャーの研究・統計的にデザインした研究において誤差を減らすための方策の必要性などについてはすでに知っていたため……臨床試験のこのアプローチにおいては私が主導者であった」（Fisher 1970）と述べている。

一九五三年の「サスカチュワン精神医学雑誌」に発表された非常に短い研究の説明（McIlmoyl 1953）に基づいて、ホッファー（一九七〇）は精神医学で最初の二重盲検法を実施したという先取権を主張した。しかしこの報告は研究に対するスタッフの姿勢に焦点を合わせたものであり、デザインは付随的に述べられただけで、研究の結果は提示されていなかった。決定的な研究は一九五四年に現れており、われわれの見解ではこちら（Clancy et al. 1954）が先取権に値するものである。

興味深いことにヌクレオチド研究では二重盲検という語は用いられなかった。このことについてホッファー（一九七〇b）は、「われわれはプラセボまたは二重盲検法について言葉にすることはなかったが、実質的にわれわれが使用していたものであることは理解されるであろう」と説明している。書簡の中でジェームズ・フィッシャー（一九七〇）は彼に宛てたホッファーのコメント文を引用し、「われわれがその考え方を発明したのではなく、実際のところ私［ホッファー］はさほど実質的な貢献とは考えていなかったが、それに従うよう助言されており、われわれが興味を持つようになった主な原因は貴方［フィッシャー］という人［研究の相談役］にあった」と書いている。

皮肉にも、精神医学における二重盲検法の最初の使用という先取権の取得に熱心だったホッファーは、後になって二重盲検法の使用を本質的に拒絶した（Hoffer 1967; Auerbach 1967による反応を参照; Sprott 1968）。

われわれはメフェネシン研究（Hampson et al. 1954）を実施した研究者であるハンプソン、ローゼンタール、フランクと書簡を交わした。ジョン・L・ハンプソンは神経生理学および生物学研究の経験があり、ジョンズホプキンズ大学医学部の精神科チーフレジデントで後にワシントン大学精神医学教授となった（Hampson 1970）。彼は多くの種類の精神疾患、特に筋緊張と不安の治療のため一九五〇年代初期に広く使用されていた薬物メフェネシン（トルセロル）に興味を持っていた。ハンプソンは精神科教授ジェローム・フランクと、フィップス外来の精神科医で後に国立保健研究所（NIH）の心理学研究室のチーフとなったデイヴィッド・ローゼンタールに対し、雑多な精神科外来患者のグループに対するメフェネシンの作用の研究を提案した（Frank 1970; Rosenthal 1970）。研究のデザイン・記述・実行は良質であり、特に一九五〇年代初めに行われた研究と比して優れていた。研究は一九五二年末か一九五三年初めに開始され、一九五四年七月に投稿され、一九五四年十月に公表された。二重盲検デザインを使用していたが、発表論文中に二重盲検という語は現れない。しかしハンプソンもローゼンタールも、当時二重盲検の概念には馴染んでいたと述べている。フランクとハンプソンは、方法論と二重盲検のデザインはローゼンタールによるものとし、ローゼンタールは「二重盲検という語を、特に今となってはこれほど明瞭であるのに、なぜ使わなかったのか分からない。私は心理学での研究経験から調査者の盲検化を常に重視しており、その点は私にとってことさら大事ではなかった」（Rosenthal 1970）と語っている。

メフェネシン研究の総合的な所見は、プラセボでもメフェネシンでも患者の症状は軽減したというものであり、このため論文著者らはプラセボ効果について考察し始めた。メフェネシンの使用は急速に減少したが、誘導体のメプロバメート（ミルタウン）がメフェネシンに取って代わり、不安の治療に大量使用される最初のプラセボ薬となった。

フランクは、ローゼンタールとの古典的論文 "Psychotherapy and the Placebo Effect" (Rosenthal & Frank 1956)で論じた心理療法のプラセボ効果について考えるよう自分を刺激したのはローゼンタールであるとした。その後フランクは心理療法のプラセボ効果について広範に発表し、多くの論文と、版を重ねた影響力のある著作 *Persuasion and Healing*（1961, 1973; Frank & Frank 1991）を著した。

精神医学における二重盲検法の最初の使用という先取権の問題に関しては、いずれの論文も一九五四年に発表されたが、クランシーらの論文は一九五四年七月の発表であり、一九五四年の十月に発表されたハンプソンらの論文より早い。どちらの論文も二重盲検法はさりげなく記載されており、特別なコメントや過去の文献の引用はなく、手順を二重盲検の名前では呼んでいない。この方法の使用を先頭に立って進めたのはクランシーの研究では統計学者、ハンプソンの研究では心理学者であり、研究に関与した精神科医ではなかった。

比較試験・プラセボ対照・二重盲検法は、一九五〇年代の精神医学と心理学においては珍しいものであった。臨床精神医学と心理学は精神分析の原理に支配されており、精神分析および心理療法による治療の有効性の証明は、事例研究または病歴報告に依存していた。精神分析による治療と研究ではプラセボの使用は即座に拒絶され、プラセボ効果は転移と説明された。

精神薬理学の影響

二十世紀以前の精神医学の薬物治療には、特異的な精神活性を持つ物質はなかった。精神障害の治療――本質的には瀉下薬・発汗薬・催吐薬・瀉血・脱水による消耗、および曼陀羅華・ヘレボルス・ベラドンナ・ヒヨスチアミン・阿片・アルコール・大麻などの薬物の使用――は他の病態の治療とほとんど同じであった。またコカイン・クロロホルム・抱水クロラール・パラアルデヒド・ブロム（臭化物）・バルビツレート・睡眠療法も用いられていた。一九三〇年代に導入されたのはインスリンショック（昏睡）療法・カンフル、後にメトラゾル痙攣療法・インスリンショックとECT（電気痙攣療法）の併用・二酸化炭素吸入・抗ヒスタミン薬・ヒスタミン脱感作・持続睡眠療法・麻酔療法・アンフェタミン（ベンゼドリンまたはプロフィルヘキセドリン）・メタンフェタミンショック・フェナセミド（フェヌロン）・アドレナリン脱感作・アトロピン中毒治療・水治療法・連続入浴・冷却パック・前頭葉白質切截術（ロボトミー）などであった。これらの一部は一九六〇年頃まで使用されていた。一九五九年以前に精神医学において有効な治療法が乏しかったことは、よく使用されていた精神医学教科書の治療部分の記載が例証となる。[3]

主要な精神医学の教科書三種で挙げられていた治療法の多くが無効でしばしば有害であり、その治療的利点はプラセボ効果によるものであった可能性が高い。少数の例外は、うつ病に対するECT、主に強迫性障害に対する前頭葉白質切截術、注意欠損多動性障害・ナルコレプシーおよびうつ病の治療で短期的にはよかったアンフェタミン、躁うつ病に対するリチウムであった。

一九五三年頃まで、生物学的研究への期待は幸先の良いものではなかった。臨床医には有効な身体的治療がほとんどなかった。研究者には試験する有望な新薬がなかった。一九五〇年代は精神分析と、洞察指向または精神力動的な心理療法が優勢な方針であり、一九五〇年代の終わりにかけては、社会精神医学または地域精神医学との競争があった。生物学的精神医学は停滞していた。この治療上の空白状態が一因となり、精神分析や他の心理的・社会的治療方法の研究と使用が熱狂的に行われたものと思われる。

クロルプロマジンとラウオルフィアがほぼ同時期に導入され、生物学指向の精神科医に劇的な影響を与えた。クロルプロマジン導入前後の医学生として、筆者（AKS）は他の人々と同様に、大きな病院の病棟が文字通りの癲狂院から強制のない居住病棟へと変質するのを目の当たりにした。この変化によって楽観的見通しが得られ、創造的なエネルギーが解き放たれ、そして精神薬理学という新しい学問分野ができた。

精神薬理学という語はマクトら（一九二〇）が使用し、また精神医学においてはソーナー（一九三五）が使用していたが（精神薬理学の歴史についてはCaldwell 1970を参照）、米国の精神医学では一九五二年のクロルプロマジン（ソラジン）の導入（Caldwell 1970）、一九五四年のラウオルフィア（レセルピン）の導入（Miner 1955; Kline 1956）後まで使用されていなかった。一年後にメプロバメート（ミルタウン）が発売されると、それはすぐさま最初の抗不安作用の万能薬となり、後に流行のプラセボと評価されることになる数多くの抗不安薬の第一号となった（Shapiro 1976）。

すぐに他が続いた。一九五六年までに四十種類の抗精神病薬と抗不安薬・七種の刺激薬・十八種の幻覚誘発薬が現れては消えていった（Caldwell 1970）。向精神薬の数は劇的な増加を続けた。この表れとして、米国国立精神衛生研究所の精神薬理学研究課による一覧表には一九六七年に六百九十種の向精神薬を数えたが（Usdin & Efron 1967）、一九七二年には千五百五十五種に膨れ上がった（Usdin & Efron 1972）。一九六四年までに使用された主要薬物の一部についてはシャピーロ（一九六四e、一九六四g）が書いている。

なだれをうって論文が発表され、新薬の多くの側面が探究された。一九五〇年代には多くの研究者が二重盲検法を推奨していたが（Hailman 1953; Lasagna et al. 1954; Lasagna 1955; Beecher 1955, 1957; Palmer 1955; Fischer & Dlin

1956; Pfeiffer 1957; Mason-Browne et al. 1957; Rosenthal 1966）、一方、プラセボ効果とその制御のための二重盲検法使用にほとんど関心を持たず、真価を認めない研究者もいた[4]。

　プラセボ効果と臨床試験における二重盲検の使用に対する興味は、ついに一九五九年頃から劇的に増大し始め、この時期には、治療を評価する方法論と臨床試験の実施に対する関心が、シンポジウムと新薬の研究によって刺激された。研究者は間もなくプラセボ効果と二重盲検法使用の必要性を認識した。プラセボ効果の研究が多数実施され、その多くで二重盲検法使用の必要性を証明するデータが提示された。新しい精神薬理学的薬物の研究に

（3）Noyesによる著作 *Modern Clinical Psychiatry*（一九四八）には当時よく使用されていた治療法としてインスリンショック療法・インスリン-痙攣併用療法・メトラゾル痙攣療法・電気痙攣療法・前頭葉白質切截術・マイヤー精神生物学・フロイト精神分析・催眠分析・麻酔分析・催眠法・支持的心理療法・精神浄化の十二種類しか記載されていない。Kalinowsky と Hoch は *Shock Treatments, Psychosurgery, and Other Somatic Treatments*（一九五二）の中で、テキストの中心としてショック療法・精神外科・インスリンショック療法を取り上げその有効性を強調した。英国でも類似の治療法が使用されていたことは Sargant と Slater のテキスト *An Introduction to Physical Methods of Treatment in Psychiatry*（一九五六）から窺える。非バルビツレート系鎮静薬数種類・ラウオルフィア・クロルプロマジンが追加された以外、一九五九年まで身体的治療に大きな変化はなく、このことは Arieti の *American Handbook of Psychiatry* 一、二巻（一九五九）に表れている。上記の本のうちプラセボ効果や二重盲検法について論じたものはない。

（4）通常、プラセボ効果と二重盲検法について無関心を示した本はシンポジウムで提示された論文の集成であった。たとえば、*Psychiatric Research Reports of the American Psychiatric Association: An Evaluation of the Newer Psychopharmacologic Agents and Their Role in the Current Psychiatric Practice*（APA 1956）; *Chlorpromazine and Mental Health*（1955）; *Psychotherapeutic Drugs*（Welsh 1958）; *Psychopharmacology*（Kline 1956）; *Psychopharmacology Frontiers*（Kline 1959）; *Psychochemotherapy: The Physician's Manual*（Remmen et al. 1962）ではプラセボ効果も二重盲検法も考察されていない。

積極的に関与した研究者の大部分は、二重盲検の概念を躊躇せず受け入れ、その使用を推奨し、自身の研究の中で使用した。これは一九五〇年代終わりに論文・シンポジウム・著作が突然増加し始めたことに表れている（著作としてはKline 1956, 1959; Beecher 1959b; Featherstone & Simon 1959; Reznikoff & Toomey 1959; Waife & Shapiro 1959; Uhr & Miller 1960; Frank 1961, 1973, 1991; Hamilton 1961, 1974; Rinkel 1963; Kissel & Barrucand 1964; Rickels 1968; May & Wittenborn 1969; Clark & Guidice 1970; Levine et al. 1971; 論文としてはLasagna et al. 1954; DeMaar & Pelikan 1955; Koteen 1957; Sainz et al. 1957; Freyhen 1958; Koelle 1958; Sleisenger 1958が挙げられる）。またプラセボ効果に関する論文の増加にも反映されている。一九四九年以前は八報、一九五〇年から一九五七年の間には四十六報（Shapiro 1960a）、一九八〇年までにはほぼ一千報（Turner et al. 1980）が発表された。これらの発展に並行して二重盲検法はゆっくりとではあるが次第に容認されていった（*Lancet* 1954）。しかし二重盲検法の使用に反対する医師や研究者もいた。彼らが二重盲検法について感じていたのは、①信頼性が臨床的な吟味より劣る、②追加される情報がほとんどない、③危険性がある、④薬物の評価には一般的に不必要である、⑤特定の状況でしか必要とされないなどであった（Batterman 1955; Pfeiffer 1957; Tomenius 1958; 無名氏 1964c; Reinharez 1978）。

今回の論文のレビューから、医学界で姿勢の大きな変化が起こりつつあったことが察せられる。しかし公表された記録からは明白ではないが、プラセボ効果・臨床比較試験・二重盲検の使用に対する関心は、平素から「発表せよ、さもなければ去れ」との学究的な圧力がかかっているデータ指向の研究者の小さなグループに限定されていたという事実がある。他の医師、臨床の内科医・外科医・精神科医の大半は発表よりも個人開業に関心があり、これらの発展を知らなかった。実際のところは、取るに足らない不要なものと考え、このような革新が治療と客観的評価を妨害すると信じていた。この類の姿勢は発表論文には現れず、非公式な場や多くの医師による会議の場で意見として述べられるのである。この底流は、次に挙げるゴールドが述べた当惑に示されている。「多くの医師が、臨床評価の方法としてのプラセボの使用について反対の立場を取り、比較が完了するまで、実験している医師と患者が薬物の識別についてまったく知らないようにすべきという考え方にこれほど多くの反対がある理由が、私には分からない」（一九五四、七二四頁）。比較試験に対する頑固な抵抗は総合的で重要な著作*Principles and Problems in Establishing the Efficacy of Psychotropic Agents*（Levine et al. 1971）についてのコメントを求められたジェローム・レビンの反応にもみえる。「敵意を抱き、誇大妄想的」（Levine et al. 1971）な人々がいたのである。

これらの異なる論理的方向性はその後十五～二十年間続いた。発表される研究に二重盲検方法論が使用されることが増加し、ピアレビュー誌への掲載には不可欠と考えられるようになり、重要な雑誌に支持され、助成金やFDAによる新薬承認に必要な方法論となっていくにつれて、ゆっくりと解消した。

一九五〇年代末から始まり現在まで続く文献の検討により、臨床試験の実施方法が洗練されてきた過程において、精神科医が先に、後には心理学者が主要な貢献者であることが判明した。精神科医と心理学者が支配的勢力となったことに関連する明白な要因として、新薬と心理療法をどのように評価するかに関する問題、実験の心理的因子に対する精神科医の関心、政府機関と製薬会社による研究に対する広範な資金援助などが挙げられる。

心理学の影響

心理学者は、被験者および検査者側の変数が反応に影響すること、またこれらの作用を制御する必要性について比較的よく理解しているため、臨床比較試験と二重盲検法の方法論に対して最初の貢献者になってもよかったのだが、皮肉にも、心理学者は最後の貢献者となった。心理学研究における最初の対照群使用は、エドワード・L・ソーンダイクとR・S・ウッドワース（一九〇一）、そしてW・H・R・リバース（一九〇八）であった。しかしこれらは孤立した研究であり、エドウィン・G・ボーリング（一九五四）の心理学研究の綜説から分かるように、大部分の研究に対照が使用されるまでには長い年月がかかった。一九一六年に「実験心理学雑誌」に掲載された記事に対照を使用したものはなかった。一九三三年に一一パーセント、一九五一年になっても五二パーセントでしか使用されていなかった。

心理学者は二重盲検法への参加にも遅れをとった。二重盲検手法が最初に開発されたのはリバース（一九〇八）とホリングワース（一九一二）による精神生理学研究においてであったが、この研究はソロモン（一九四九）とボーリング（一九五四）には言及されず、それ以後も、医学文献や心理学文献中では引用されていない。盲検化を最初に推奨し、使用したのは明らかに薬理学者であった。ソルマンは一九一三年から一九三〇年の論文中で、盲検化の使用を強力に推奨したが、米国医師会治療研究委員会の後援を受けて発表された二重盲検試験は一件のみ（Hewlett 1913）であった。ドイツでのアドルフ・ビンゲル（一九一八）による研究、米国でのディール（一九三三、一九三五）による研究（Cowen et al. 1942）、フィンランドでのE・エロバイニオとグスタフ・オストリング（一九四八）による研究の三件の二重盲検試験はそれぞれで発展したと思われる。臨床比較試験と二重盲検法の開発に対する主要な貢献は、明らかにゴールドに与えられるべきものである。われわれが示したように、ゴールドは手順を詳細に記述し、方法を洗練させ、一九三四年から一九五七年の間に多くの二重盲検試験を発表した。その後間もなく精神科医がこれに続き、心理学者は二重盲検法を意識的に使用した最後のグループとなった。逆の情況もあり得たはずである。精神医学における二番目の二重盲検試験（Hampson et al. 1954）は心理学者（ローゼンタール）がデザインしたが、臨床試験――主として向精神薬の試験――に関わらない心理学者は二重盲検法についての知識がほとんどなく、その使用が内科学と精神医学で受け入れられてからかなり後になるまで、心理学において二重盲検法が使用されるのは珍しかった。しかしいったん関与すると、心理学者はその特殊な訓練と能力を試験の実施に発揮し、臨床比較試験と二重盲検法のさらなる洗練に対して創造的に貢献した。臨床試験の方法論・プラセボ効果・二重盲検に関して、数多くの研究と論文が心理学者により発表された。心理学者の訓練は、徹底的に心理学実験とデータの統計解析の詳細に基礎をおいており、独立変数と従属変数の慎重な記述・データ整理の方法・因子分析の使用・変数の信頼性および妥当性の評価・検出力の分析・重回帰、最も新しくはメタアナリシスなど実質的な改良に貢献した(5)。

心理学者は、心理学研究にしばしば影響する具体的な心理的変数(6)に対する注意を促すことでも、臨床試験の発展に貢献した。この貢献は間接的ではあるが決して小さなものではない。また特に統計的方法が有力で複雑となり、コンピュータの使用が広がるにつれて、協力者として統計学者が欠かせない存在となった（Beecher 1957）。

臨床試験の方法論がさらに質的に向上したのは、薬理学者・内科医・精神科医・統計学者・心理学者・政府機関と産業界のメンバーが会議やシンポジウムで影響し合うことによって、またその議事録の発表と共同研究を通してであった。これにより、それぞれが孤立して研究していたのでは得られなかったはずの考え方・発想・技術などの専門分野間での交換が可能となった。英国と米国における共同臨床試験または多施設共同試験の導入が、さらなる刺激となった。ハリー・M・マークス（一九八八）によれば、臨床試験の歴史は一九二八年から一九三五年の梅毒治療の研究とともに始まり、第二次世界大戦中に開始されたペニシリンの研究、大戦後の米国と英国における結核のストレプトマイシン治療の研究へと続いた。様々な分野からの専門委員会への招集、また有用で信頼性のある試験を実施するにあたり生じた問題が、無作為割付・標準化した転帰の評価項目・対照・統計学や他

（5）臨床試験の方法論・プラセボ効果・二重盲検について長年貢献した多くの心理学者として、たとえばR. Lipman, S. Fisher, D. McNair, E. Nash, S. Imber, R. Downing, F. Evans, M. Rosenthal, M. Orne, X. Barber, G. Honigfeld, M. Jospeが挙げられる。

（6）この例として確信バイアス（Berkson 1946; Cohen & Cohen 1984）、要求特性（Orne 1962）、実験者効果（Rosenthal 1966）、期待（Goldstein 1962; Evans 1985）、ボランティア被験者（Rosenthal & Rosnow 1975）、治療的被暗示性と心理療法（Calestro 1972）、プラセボ効果（Jospe 1978; Ross & Buckalew 1985; White et al. 1985）が挙げられ、またプラセボ反応を説明する機序と思われる内因性オピオイド、プラセボ無痛法がある（Levine et al. 1978）。

の方法論的保証の開発と使用を刺激するのに役立った。公開の審議・結果の出版・迅速で信頼性のある結果が得られること、このような研究が実行可能であることが示されることにより、厳密な臨床比較試験の必要性についての臨床医と研究者の意識が高まった。多施設共同試験はゆっくりと発展したが、過去二十年間はその利用と成功が増大する期間となった。

二重盲検手法に対する批判

医学の全領域にわたって、薬剤や治療の数、および臨床試験法とプラセボ効果に関する論文の数は、一九五〇年代以降増加の一途をたどっている。研究者達は一九五〇年代半ばに、初めて二重盲検試験を使用した。政府機関がこの手法を臨床試験に用いることを要求したため、時間とともに増加した。しかし多くの発表論文が二重盲検の効力を賞賛すればするほど、方法論的にも倫理的にもその使用に対する批判と拒絶が生じた。

臨床家はこの新しい臨床試験の施行方法を非人間的であると攻撃し、人間性を数学公式で置き換えようとするものだと主張した。彼らは、この試験により、医師が患者の健康を回復させる責任を怠ることになりかねないと心配した。これらの批判に対し、ある特定の治療が患者にとって有用かどうかを決めるためには確固とした統計的手法が必要である、と述べたのはヒルである。彼は「英国医師会雑誌」のある論説を引用した。「立証されていない療法で患者を治療するとき、好むと好まざるとにかかわらず人間で実験を行っているのである。巧みに計画された良質の実験は不良な実験よりも倫理的であり、必然的に生じる職責を果たせない恐れは小さい」(Hill 1952, p.118)。

初期の批判は、二重盲検の使用を徹底して拒否するものが多かった。興味深いことに初期の二重盲検の提唱者の何人かは、後年、その使用に反対を唱えている。たとえばバターマンは、「プラセボ試験からのデータは誤解を生む」と述べ、人為的な試験方法は「開業医によって試された場合には、ごく稀にしか証明されない」とし、「大多数の患者の治療は開業医によって行われているのであるから、薬剤の治験は平均的な患者を治療する際にぶつかる情況に従うべきである」（一九五五、一五四七頁）と強く主張した。彼は十八年間にわたって二重盲検法を使用してきたと主張し、（われわれの知る限り、その仕事は一つも出版されていないのだが）、有効性が認められている薬剤・未検討の薬剤・プラセボを評価するのに二重盲検法を用いるならば、検討対照のこれら三種の薬剤の有効性や作用を識別することはできないと述べた。奇妙なことにバターマンは、二重盲検法の結果が妥当である（つまり二つの実際の薬剤がプラセボよりも有意に優れていない）との可能性を考慮しなかった。

二重盲検試験に参加した最初の精神科医の一人であるホッファーは、二重盲検法の使用に反対する論証を複数提示した（Hoffer 1967）。たとえば、この方法には精神科患者の集団の不均質性が見込まれていない、また、医師－患者関係の不可欠な要素（医師と患者の誠意と互いの信頼）が二重盲検により侵害されて、プラセボ効果が打ち消されると指摘した。A・アウエルバッハはホッファーの論証に異議を唱え、次のように二重盲検の重要性を強調した。「医学的治療、特に精神医学治療の有効性試験において二重盲検、あるいは望ましくは三重盲検対照がなければ、結果は実験者のバイアスと被験者の期待の影響に帰す可能性がある」（一九六七、一四八二頁）。それでも、アウエルバッハは二重盲検方法論について二点の倫理的問題、すなわち重篤な疾患の患者に対して不活性な物質を投与すべきかどうかという疑問、および患者からインフォームドコンセントを得る必要性を指摘した。

二重盲検法に反対する他の医師達は、情報に基づく判断を下すために必要な情報を奪われるとし、また、臨床医学への干渉だと感じ、さらに、患者から実薬による治療を奪うので非倫理的であると主張した（Nash 1962）。研究の結果に対し患者の参加の仕方が影響を及ぼす可能性についてとやかくいうものもまだ存在した。たとえば、対象群の（減量や生活習慣を改めるといった）行動の変化は、無作為化が非介入群に偏っている場合はとりわけ、研究成果に影響する。多リスク因子に介入したある研究では、研究者達は、介入群を支持する心血管系疾患による死亡率の有意差を見いだせなかった。これは、非介入群の患者達が、心血管系疾患による死亡リスクを低下させるような行動変容を起こしたためである、と彼らは推測した（Kramer & Shapiro 1984）。ジョン・トメニウス（一九五八。Sleisenger［1958, p.416］による引用）は、「薬や、処方する医師に対する患者の信頼が強いと、完全に不活性の偽薬でも異常な効果を発揮してしまう」と述べて二重盲検試験に反対した。対照的にマービン・H・スライセンガーは、「それがまさに、該当対象の評価には二重盲検手段が必要なことを雄弁に証明している」と反対の結論に達した（Sleisenger 1958, p.416）。「メディカル・サイエンス」誌の論説（無名氏 1964a）では、適切な同質の対象者を選択すること・充分に詳細な観察・充分な観察期間といったことは経費面から困難であるとして、二重盲検試験については、わずかの情報しかもたらさないと述べられている。W・J・ギーら（一九六七）は、改善については、治療者である臨床家ではなく、盲検化され、独立した、訓練を受けた評価チームによって評価されるべきだとした。アルバート・クリグマン（一九七三）は二重盲検を「盲人が盲人を導く（the blind leading the blind）」〔訳注：聖書（マタイ伝15：14）の引用。「もし盲人が盲人を手引きするなら、二人とも穴に落ち込むであろう」〕と見なし、固定した投薬管理に研究者を縛りつけることが臨床評価を悪化させると考えた（もっとも、投薬量を適宜変えても二重盲検は可能ではある）。彼は、実薬の副作用が常に二重盲検コードを破ると主張し、さらに、「結局、研究の有効性が成立するのも失敗するのも臨床家の見識による」と述べた。モリス・ワインベルガー（一九七三）は、病理のスライドを盲検で評価するという統計学者のロバート・エラスホフの求めに対して留保を表明した。フィアズとシュナイダーマン（一九七四）は、ワインベルガーに反論した。彼らは（そしてわれわれも賛成するが）、盲検法はバイアスを減少させる助けになると信じ、全ての評価は、試験されているその特異的効果以外の考えられる変数を全ての群で同一になるように、判定でも臨床検査結果であっても、統計学者による統計解析も含めて、盲検でなされるべきだと確信していた。

二重盲検と臨床比較試験の原則が容認されるに従い、論文は、拒絶から二重盲検法を改良する方法の議論へと方向転換した。モッデルとフーデ（一九五六）は、実際のところ二重盲検法はデータの信頼性の保証とはならないこと、薬物の臨床評価において他の因子がデータに影響することを警告し、他の点でデザインが不良な実験が二重盲検法によって正当化されるわけではなく、実際には誤って否定的な解釈に至ることもあると指摘した。

他の研究者は「三重盲検」法（記述的というより婉曲的な名称）の使用を推奨している。この方法の利用には二種類ある。一つにはプラセボを用いて予備試験を実施することで、プラセボ効果を除外したり最小限に抑えたりしようと試みる研究である。プラセボ反応者は後の最終的試験からは除外される。しかしプラセボ効果は最終的試験の症例においても予備試験と同程度の高率で起こることがある。三重盲検の語のもう一つの使用法では、試験のデザインの盲検性を意味する。つまり、患者を治療したり結果を評価したりしない研究者のみがデザインを知っている、または研究者が実薬の名前やそのプラセボ効果について知らされないというものである。別の提案として、薬物やプラセボを食物または飲み物で投与し、薬物が投与されたことを試験の参加者全員が知らないようにするというものがある（Wilkins 1985）。ポール・ホック（一九五六）はいくぶん先んじて理想的な実験設定を同様の言葉で描写した。L・テトロウとJ・M・ボルデロウ（一九七一）は、臨床精神薬理学において客観的結論を得るためのプラセボと二重盲検法の有用性を称賛したが、ぜひともプラセボを使用すべきという方針は行き過ぎだと感じていた。研究者はいつプラセボが必要か、またプラセボの使用が倫理的に許容されるかどうかを決定しなければならない。多くの論文では、比較試験に内在するバイアスが取り上げられている。スティーブン・M・ジッファーブラット、カーティス・S・ウィルバー（一九七八）は、比較試験に参加する患者と医師の両者に作用する心理的因子について考察した。G・ローズ（一九八二）は特定の基本的ルールと手順を遵守しなければ起こり得るバイアスを論じた。マイケル・S・クラマーとスタンレー・H・シャピーロ（一九八四）は、臨床比較試験の科学的問題の一部についてふたたび批判的に吟味した。

二重盲検法に対するもう一つの批判として、医師と患者の両者が盲検を解除することができるというものがある。特に、多くの研究者が疑問視するのは、二重盲検法が真に盲検であるかどうかである。二重盲検に関する初期の論文の多くでは、実薬とプラセボでは物理的特性・味・溶解性などが異なるため、また実薬の副作用のために自ずと識別できると記されていた（Rivers 1908; Gold et al. 1937; Lasagna 1955; Palmer 1955; Fischer & Dlin 1956; Mason-Browne & Borthwick 1957）。この懸念の大きさは、この問題に関する論文が二十七件発表されていることから窺える。われわれ自身の三件を含むこれらの研究については第九章で詳細に論じ、二重盲検試験を改善するための勧告を提案する。また大部分の研究で実薬とプラセボを充分に一致させることができなかった点についても論じる。

個人的経験から、方法論・統計学・二重盲検法・臨床比較試験の使用に関する態度の変化と、最終的な容認をはっきり示す出来事を挙げよう。筆者（AKS）は一九六〇年に始めた大学勤務の一環として、プラセボ効果、二重盲検方法論、向精神薬や他の精神科的・内科的治療法の評価について、レジデント・医学生・医療スタッフに対して毎年講義を行っており、また他の施設にも招かれて講義をしている。その中に、プラセボ効果、および研究において二重盲検法を使用する利点と必要性に関する二時間の講義があった。一九七五年のことである。二重盲検法に関してレジデント達に講義をしていたとき、一部の聴講者が困惑し落ち着かない様子でいるのに気づいた。一体何がいけないのかを尋ねたところ、彼らが、研究を実施するのに他の方法があるとは考えたこともなく、すでに知っていることを納得させようとしてなぜこのように長い時間を費やしたのかが不思議に思われると答えたのを聞き、筆者は驚くと同時に喜んだのである。

一九七五年までには、これらの問題に関する激烈でとげとげしい論争は弱まり始めていた。制御された方法論を研究に使用することで得られる有益な効果を認識することが可能となってきた。プラセボ対照を用いることで、研究の主要な役割は有効性の変化を検出することとなった。これを促進するために、より正確な疾患の診断および研究基準が開発され、またデータ解析のための洗練された統計的方法、改善を反映する変数の信頼性を確保するための多様な評価スケールとチェックリストも開発された。

食品医薬品局（ＦＤＡ）と二重盲検

厳格な方法論と二重盲検の使用に関するＦＤＡの勧告は、医学におけるこれらの手法の使用に遅れをとった。しかし一度確立されると、ＦＤＡの方針は医薬品の試験がどのように実施されるかに対して強力に影響し、心理療法・手術・機器や他の全ての療法の研究に波及効果を及ぼした。

一九〇六年の食品医薬品法の主眼は食品の純度を確保する手段にあり、医薬品は連邦の管理下に置かれたものの影響はほとんどなかった。一九三八年に、医薬品製造業者は、販売前に医薬品の安全性を保証する試験を実施するよう要求された。一九六二年のキーフォーバー・ハリス修正法は新薬の販売者に対し、「科学的訓練と関連薬物の有効性評価の経験を持つ適格な専門家による、適切かつ充分な対照比較による実験」の提出を要求した。この時期までに研究者は、開発中の方法論と二重盲検を用いて日常的に医薬品の有効性を評価してはいたものの、しかしながら適切な試験の原則と手順は定義されておらず、実行されてもいなかった。より具体的な基準とガイドラインへの移行は、一九七四年にＦＤＡが米国神経精神薬理学会と共に発表した「向精神薬のガイドライン（Guidelines for Psychotropic Drugs）」により方向づけられた。一九七八年にＦＤＡは別のガイドライン「向精神薬の臨床評価ガイドライン：抗不安薬および抗うつ薬（Guidelines for the Clinical Evaluation of Psychotropic Drugs: Antidepressants and Antianxiety Drugs）」を発表し、ここでは比較試験が要求され、プラセボ対照の使用が義務づけられた。

ＦＤＡの試験基準は一九七八年頃にはさらに厳密になり、試験はバイアスを最小にして実施することが要求された。二重盲検は使用できたが、要求事項ではなかった。バイアスを最小にするという語が用いられたのは、死亡数や後遺障害のエンドポイントなどの、既存対照を用いてしか実施できない研究に合わせるためであった。しかし一九七五年頃からＦＤＡは二重盲検試験を次第に強く推奨してきており、一九八〇年頃までにバイアスを最小にするという基準を満たすには試験での二重盲検使用が必須要求事項となった。ＦＤＡから新薬の承認を得るための申請には、稀な例外はあるが、現在では二重盲検法と無作為化、その他の方法論的保証を用いた試験が要求されている。

二重盲検の使用を批判した論文は徐々に数を減らし、一九八〇年頃以降は事実上消滅した。このとき以来、正当な理由がない限りは、二重盲検法の使用は治療を評価する研究を支える研究助成金、ＦＤＡからの新薬承認、学術雑誌における論文掲載の承認を求める人に対して要求されている。

このようにＦＤＡは、おそらくすでに二十年前には明らかにみられた方法論的発展に遅れをとったものの、ひとたびその承認が得られたことにより、内科的および心理的治療の有効性評価における二重盲検の使用を含む、注意深く制御した方法論を使用することの必要性に関するあらゆる議論が事実上解消した。この事実は、著名な研究者の大規模なグループによる業績と重要な著作*Principles and Problems in Establishing the Efficacy of Psychotropic Drugs*（Levine et al. 1971）の発表に端的に表れている。その重要性は米国国立精神衛生研究所の精神薬理学研究課、公衆衛生局、保健教育福祉省、保健サービス・精神衛生局、米国神経精神薬理学会、政府 - 産業連絡委員会の共同出版であるという事実により強調されていた。この複数の著者からなる書物は臨床精神薬理学研究の最先端にある専門家が執筆し、最高水準の方法論的原理について総合的に論じられており、この原理の多くは現在も通用している。また二重盲検法の使用が強く推奨されている。今や、向精神薬研究の研究助成金には二重盲検法の使用が要求されることが増加し、そこから、ほとんどの助成金がこの要求をあらゆるタイプの治療の研究に対して行うまでに拡大した。

結論

改良された方法論はプラセボ効果に対する盾として働き、一般的には研究の感度が改善された。しかし対照群とプラセボを使用する倫理に関する懸念も刺激され始めた。

限界があるとはいえ、二重盲検法はバイアスを制御するのに絶対必要な手法である。バイアスの入った実験では新規治療法の有効性を確立することはできない。比較試験にどのような欠点や限界があろうとも止めるべきではなく、むしろデザインと方法論を改善するべきなのである。

第8章 プラセボ使用、二重盲検、臨床比較試験についての倫理的論争

初期の倫理的姿勢

プラセボには初期に何度も繰り返された定義があり、この中にプラセボ使用に関する倫理的懸念が暗示されている――「私は、患者に利益よりも悦びを与えるために使う薬に与えられた形容ととらえたい」(Fox 1803)。ロバート・カボットはプラセボについて、「メチレンブルー……パンの小塊、数滴の水の皮下注射(患者はモルヒネと考える)などの、患者の精神を介して症状に作用するもの」の使用と見なした最初の一人である(一九一五、一五八頁)。カボットは過去には「かなりしばしば」プラセボを使用していたが、モルヒネ注射を水と取り替えているところを患者に見つかって以来、プラセボが作用するのはごまかしを用い、医師が患者を誤解させた場合だけであることを認識した。医師のプラセボ使用が露見した場合の患者‐医師関係に対する害をカボットは強調した。欺瞞・嘘・ごまかしを避けるよう提唱し、時間がかかろうとも診断・予後・治療について患者に真実を伝えることを推奨した。しかしカボットのプラセボ使用禁止令は絶対的ではない。「言葉が通じ、心に触れることができる患者に対してプラセボは必要ない」と述べてはいるが、「アルメニア人やギリシア人、他の意志疎通ができな

い人に対しては時に（以前は大量に）」プラセボの投与を続けていた。「投与を拒否すれば、投与するよりも誤解や誤った印象が深まると思われたためである。何も与えなければ、患者は私が治療を完全に拒否していると考えるであろう」（一六八頁）。

その後の五十年間、すでに述べてきたように医師はプラセボをあるまじき用語と見なし、プラセボの使用を拒否していた点を除けば、プラセボ使用の倫理に関する発表はほとんどなかった。一九五〇年代から一九六〇年代にかけてプラセボ効果に対する関心が大きく高まり、治療・二重盲検法・臨床試験におけるプラセボの有用性の認識が大きくなるにつれて、プラセボ使用の倫理に関する議論が文献中に散見されるようになった。しかしこれらの論文は体系的でも学究的でもなく、主にプラセボの他の側面を取り上げた論文中での、短く事例的な臨床的印象とコメントにほぼ限られていた。この時期の文献を総覧すると非体系的ではあるが、熱狂的な支持からプラセボの拒否まで様々な態度が読み取れる。多くの論文でプラセボ使用についての但し書が述べられていた。

われわれは一九五八年までの、精神科医十六名と非精神科医二十三名による発表論文中のプラセボ使用に関する考え方を分析した（Shapiro 1960a）。様々に異なる、強く主張された見解が多数あり、精神科医の姿勢はそれ以外の著者の姿勢とは異なっていた。非精神科医は両極端（絶対的支持とプラセボ使用の拒絶）の間に無作為に分布しており、大半は中間的な態度であったが、これに対して精神科医はプラセボの使用にはっきりと反対しており、その使用を劣悪な医療、許しがたい、非倫理的なものと見なしていた。

このような見解の相違には複数の解釈が成り立つ。非精神科医では精神医学治療に対する懐疑が強く、心理療法の代わりに非特異的プラセボ治療（不活性または活性プラセボ）を用いる傾向があり、プラセボ使用に成功した経験があり、治療の非特異性を認めることに対してかたくなではなかった。しかし精神科医は、心理療法がプラセボではない特異的な療法であると信じていた。支持療法・催眠療法・薬物療法・プラセボ療法や他の治療法は心理療法の不適切な代替法として低く見なしていた。精神科医は、心理療法は特異的でありプラセボ治療ではないと信じていたために、心理療法をプラセボの範疇から除外し、したがって自分たちはプラセボを使用していないと主張していたのである。

このような姿勢と考え方は、同僚との議論の中で、またプラセボ効果の歴史に関する筆者（AKS）の講義中にも、繰り返し表明された。たとえばアルバート・アインシュタイン医科大学の精神科医ミルトン・ローゼンバウムは筆者の講演のときに次のようにコメントした。「この学部にプラセボを使う者などおりません。何かを与えなければならない場合にはニコチン酸を与えることになっています。ニコチン酸で生理的な紅潮感が起こるからです」。一九六九年にオスカー・ディートヘルムは、一九三〇年代初期から一九六〇年代初めまでのペイン・ホイットニイ精神科外来での主任在任期間について――この時期に用いられた治療の大半が無効だったという事実、つまり実際上プラセボだったにもかかわらず――そのクリニックではプラセボが使用されたことはないと述べている。

筆者（AKS）の講義後の議論において、心理療法指向の精神科医が、生物学指向の精神科医が使用している治療法（マイナーおよびメジャートランキライザー、電気痙攣療法［ETC］、インスリンショック療法［ICT］など）の多くを指して、軽蔑的にプラセボと呼ぶことは予想通りであった。しかし彼らはひとたび心理療法がプラセボであるという可能性について問われると、同意しなかった。そして、心理療法はプラセボを盲検で用いる科学的な原則に基づいて根源的な原因に到達しているから特異的で有効であるとコメントしたり、プラセボは薬物であると定義されているので心理療法はプラセボではあり得ないと断言したりした。このような反応は心理療法士に限らず、生物学指向の精神科医にもみられた。内容は違っても二つのグループの反応の基礎的な原理はまったく同じであった。最初、生物学指向グループはユーモアをもって心理療法をプラセボとけなした。しかしICT・ETC・Sedac（ETCの一型）・マイナートランキライザー（メプロバメート［ミルタウン］・クロルジアゼポキシド［リブリウム］・非バルビツール系催眠薬など）がプラセボであるという可能性について尋ねられると、生物学指向グループの反応は心理療法指向グループの反応と変わらなかった。すなわちこれらの治療法には何らかの生理的作用があり、心理療法のように不活性ではないと応じた。また、プラセボは不活性と定義されているので生物学的治療法はプラセボではあり得ないと答えた。驚くべきことに、この自己欺瞞に満ちた逃避主義的な反応（頭を砂に突っ込んで隠れたつもりのダチョウのような）はどの講義でもみられた。筆者がそれぞれのグループにもう一方のグループからどのように言われているかを話した後でも、見解は変わらなかった。

われわれはこのような見解の相違に強い印象を持ち、様々な専門科の医師がプラセボを定義する方式に関係する要因に興味を持った。そしてプラセボ使用に関する医師の態度と倫理、医師がプラセボを定義する方式を調査する試験を複数計画した（Shapiro & Streuning 1973a, 1973b, 1974）。質問票——プラセボの定義・プラセボ使用についての倫理と態度・プラセボに対する感情とバイアス・比較試験と二重盲検法に対する態度に関する二十二の記述文を含む——を七種の診療科の医師または研究者二百四十名に送付した。回答率は八二・九パーセントであった（すなわち百九十九名の医師が有効な質問票を返送した）。サンプルは一九六二〜一九六三年に集めたものであり、二百四十名の医師から構成されていた（マサチューセッツ精神保健センター、アルバート・アインシュタイン医科大学、モンテフィオーレ医療センター、ニューヨーク大学医学部のわれわれの知人が八一パーセントを占める）。

仮説の通りに、結果からは、様々なタイプの医師の特徴を示す決定的な倫理的姿勢が示唆された。たとえば年齢が上の医師（高齢の医師は古い考え方に固執するのに対し、若齢の医師はプラセボについて新しい考え方を吸収しやすい）、個人診療活動が多く研究活動が少ない医師（すなわち個人開業の安定の維持に常に興味があり、それを妨げる概念や手法を拒否する者、新たに開発されつつある臨床試験実施法に関する知識や関心が低い者）、プラセボについて比較的限定された定義を認めている医師（古い定義は個人診療の安定を支持するが、拡大された定義はそれを脅かす）、自分は他の医師よりプラセボの使用が少ないと見積っている医師（すなわち個人開業医による治療の有効性を過大に信じている者）、などである。対照的に、比較的若い医師は寛容な倫理姿勢を示した。この理由は教育によって新しい考えに触れているためや、個人診療への財政的依存度が低く、個人診療を行う時間が短く、またおそらく学界での地位向上に必要な研究に常に興味を持っているためと考えられた。以上の結果をごく簡潔にまとめると、社会背景や、専門的・経済的・社会的要因や他の要因によって倫理上の考え方・態度・主義が強く定められたり、影響されたりすることになる。

臨床研究を支配する倫理的原則の展開

無作為化・プラセボ対照・二重盲検法・臨床比較試験が広く受け入れられるにつれて、ごまかしの回避・完全かつ充分なインフォームドコンセントの取得・患者の自主性の保護を管理するなどの原則の重要性が増した。臨床研究の倫理ガイドライン作成の必要性は、一九六〇年代にオースチン・ブラッドフォード・ヒル卿とヘンリー・ビーチャーによって最初に提起された。この二人は臨床比較試験の開発と採用に最大の貢献をした人物である。彼ら自身に対する高い世評によって、この問題の重大さに信頼性が与えられた。

臨床比較試験導入にあたってのヒルの貢献は広く認められてきた（Silverman & Chalmers 1992）。疫学者にして統計学者であるヒルは、必要なときには断固としてプラセボ・二重盲検法・臨床比較試験を使用した。彼は「適切な試験を設定しないことは……何といっても非倫理的である」と述べている（一九五一、一一頁）。ウィッツは医学研究者国際連合評議会の会議に参加し、「プラセボに倫理的不安が生じることは稀である。……医薬品の価値、あるいは対照比較物に比しての優越性や相補性に関して論争中であるとの前提に立つとき、何らかの倫理的または法的ジレンマがあるとは認めがたい」とコメントした（一九六〇、一一頁）。同じときにヒル（一九七〇）は試験に参加する患者の福利についての懸念を表明しているが、これは患者としての彼の個人的経験（七章参照）から、臨床試験の倫理的問題に関して敏感になったと思われる。確かにこの経験が一因となり、ヒルは一九四八年の結核に対するストレプトマイシン研究（Medical Research Council 1948, 1950）において、非常に状態の悪い対照患者に対して毎日のプラセボ注射を実施せず、欠陥のある試験デザインとする決定を下した。「試験参加が認められた全ての患者に対し、検討対象となる治療法のどれでも実施できることが倫理的に可能でなければならない」と彼は感じており、また「医師がそのように考えられない場合や、たとえ根拠がまったくなくとも患者の利益のために選択するべき治療法が検討対象の中にあると思われる場合には、その患者は試験に参加させるべきではない。まだ不明の部分があって、施される治療がどちらも同様だと医師が信じられる場合にのみ、各群への患者の無作為割付を容認することができる……倫理的責務は実験的責務より常に、完全に重んじられねばならない」と述べている（Hill 1963, p.1047）。

ビーチャーは、臨床試験に関与する研究者のとる非倫理的行動の例を詳細に報告し、倫理ガイドラインの必要性を訴えた。この論文は非常に重視され、医薬品評議会（Council on Drugs）の研究委員会（Committee on Research）に採択されて「米国医師会雑誌（ＪＡＭＡ）」に発表された（Beecher 1959a）。そこで彼は、実験法の歴史を簡単に論評した後、「さらなる管理が必須であることは明らかになっている。そのうち最も重要なのはバイアスを排除するための二重盲検（double-unknowns）アプローチの使用である」（四六二頁）と結論した。次いで人体実験の範囲、研究者の目標、被験者の保護、被験者・ボランティア・研究者の責任と保護手段、ヒト試験を正当化する事由（許容されるもの、許容されないもの）、人体実験のタイプ、実験の倫理的・道義的・法的側面、充分なインフォームドコンセントの必要性、研究におけるプラセボ対照使用を正当化する事由、実験を規制した過去の規約の批評について論じ、結論として米国医師会が承認したガイドラインを示した。

一九六三年の論説でビーチャーは、倫理と実験的治療をふたたび取り上げた。ビーチャーが、現代の臨床比較試験開発の先駆者の一人であるという事実、ハーバード大学医学部の麻酔学研究の教授であるという事実、研究実績は非のうちどころがないという事実が、彼の告発に信頼性を与えた。

ビーチャーは重要な一九六六年の論文において、臨床研究における実験者の非倫理的行動、という軽視されていた領域を浮かび上がらせた。実験においては患者と医師が同等の役割を担うという長年支持されてきた仮定に疑問を呈し、実験情況における大きな特徴は、内在的な利害の抵触であると主張した。「患者による実験」は「その患者の利益のためではなく……患者一般の利益のためであり、〔実験される〕患者が自分の利用のされ方を本当に理解しているならば実験には参加しないはずである」と指摘した（Beecher 1966, p.1354）。倫理的過誤が増加していたため、彼はこの問題について真剣な対応を迫り、また実験の実施数が増加しているため、このような過誤は増加し続けると予測したのである(1)。

ビーチャーは、一九六四年にある論文誌に発表された研究百件を検討したところ、十二件が非倫理的であったこと、また、五十件の研究を取り上げたところインフォームドコンセントが述べられていたのは二件のみであったこと、さらに英国のパップワースによる報告には五百件を超える非倫理的研究があったことを挙げ、自身の懸念を実証している。抽出した五十件の研究のうち、彼は二十二件について論文中に取り上げている。その中には、既知の有効治療を使用しない例があった。たとえば連鎖球菌による呼吸器感染症をペニシリンまたはプラセボで治療した軍人の研究では、プラセボ群に急性リウマチ熱二例と急性腎炎一例が発生したが、ペニシリン治療群には発生しなかった。別の研究では、連鎖球菌咽頭炎患者においてはリウマチ熱と糸球体腎炎がペニシリンによって効果的に予防できると判明していたにもかかわらず、連鎖球菌咽頭炎患者五百名がインフォームドコンセント

(1) 新薬承認にあたっての試験の必要性が高まっているため、さらに多くの実験の実施が必要となる。加えて、国立保健研究所からの助成金は一九四五年から一九六五年までに六百二十四倍となり、このため多くの新たな研究者が引きつけられて試験の数が増加すると思われた。医学校では研究者に名声が集まり、研究職の教授連による医学校の支配が強まり、学界での昇進には研究発表が必要であった。

なしでスルファジアジン投与または無治療対照として用いられていた。そしてスルファジアジン投与患者の五・四パーセント、対照患者の四・二パーセントにリウマチ熱が発生していた。腸チフス再発率の研究では慈善病院の患者二百五十一名がクロラムフェニコールを投与され、そのうち八パーセントが死亡していた。対症治療を受けた患者百五十七名の群では二三パーセントが死亡していた。

その他にも、肝臓に対する有害作用がすでに知られている薬物が、座瘡（にきび）の治療のためとして知的障害者および少年非行者五十名に投与された研究があった。大部分は著明な肝機能不全を生じ、さらに後に試験投与が実施された患者四名のうち三名はふたたび肝機能不全を発現していた。クロラムフェニコールの倍量投与の毒性（再生不良性貧血を起こすことが既知）をプラセボと比較する二重盲検試験では、中毒性の骨髄抑制が低用量群の患者二十名中二名、高用量群の二十一名中十八名に発現していた。シクロプロパン麻酔と二酸化炭素濃度上昇に誘発される心不整脈の研究では心室性期外収縮が起こった。癌に対する免疫の研究では、ある細胞を投与すると告げた患者二十二名に対して生きた癌細胞が注射されていた。

結論として、ビーチャーは、人体実験に対する倫理的なアプローチには、患者または保護者が全ての危険を説明され、理解したという証拠のある「インフォームドコンセント」、および「聡明で学識のある、良心的で情け深く信頼できる研究者の存在から得られる信頼性の高い保護手段」が要求されるとした（Beecher 1966, p.1360）。ビーチャーの論文は国立保健研究所（ＮＩＨ）と食品医薬品局（ＦＤＡ）に影響を与え、連邦助成金を受ける全ての研究に対して、倫理基準とインフォームドコンセントの適切な保障方法の審査を、政府の認可機関ではなく施設内治験審査委員会が実施することが要求されるようになった（Rothman 1991; Silverman 1989に引用の一九六六年の公衆衛生局長官による覚書も参照）。

ビーチャーの一九六六年の論文は同僚達を激怒させ、医学界では厳しく批判されるか無視されるかであった（Rothman 1991）。「ＪＡＭＡ」には拒絶されたが、後に「ニューイングランド医学雑誌」に発表された。この論文によって、医師と研究者には研究の参加被験者を充分に保護できないという事実が大衆と政府の目にとまった。そのことがおそらく、公衆衛生局による施設内治験審査委員会設立の提案（U. S. Public Health Service 1966）、NIHによる施設内治験審査委員会の義務化、FDAによる「適切かつ充分な臨床比較評価」の規則発表（FDA 1970）につながった最も重要な要因であろう。デイヴィッド・J・ロスマンによれば、人体実験は第二次大戦中に、家内工業的なものから大規模で充分な資金による全国的プログラムへと変化した。この変化に次ぐ医療の変化の臨界期がビーチャーの論文によってはっきり示されたのである。ロスマン（一九九一）によればこの二番目の変化は一九六六年から一九七六年にかけて起こったとされており、医学的な意志決定に参加する関係者と手続き数の多さのために、現在の医師の役割は非常に限定されることとなった。(2)

一九七〇年代初めに著しく非倫理的な研究二件が発表された。これらは一般の新聞雑誌で広く報道され、このため大衆はモニタリングされていない臨床比較試験の危険性について認識を高めた。このうち一件は、避妊薬を求めて外来を訪れた七十六名の女性に対して避妊ホルモンか、その代わりにプラセボが投与されたというもので

(2) Rothman は医師と患者、医療と社会の間の関係のあらゆる面――たとえば医師と患者の間の神聖な信頼、医学的および倫理的意志決定に関する医師の裁量に対する患者の信任――における絶大な変質を雄弁に説得力をもって記載した。「医師だけが患者と共にいるというイメージは変わりつつあり、診察室が非常に混み合って医師が割り込むのに苦労し、患者が見知らぬ人に取り囲まれているというイメージになってきている」（Rothman 1991, p.2）。取り囲んでいるのは弁護士・裁判官・ジャーナリスト・哲学者・生命倫理学者・聖職者・隣人・連邦と州の議員・病院の管理者・保険業者・施設内治験審査委員会・充分なインフォームドコンセントを要求する委員会などである。
医療および堕落した医師達は官僚主義・委員会・書式・規制・契約・手順にますます巻き込まれつつある。Rothman はこれらを医療の構造の恒久的な変化と見なした。Rothman の本の出版（1991）以後の出来事は彼の予測を追認している。われわれは崇高な職業の臨終に立ち会っているかのように思われる。

ある。被験者は知らされておらず、また担当医も患者に何が投与されているかを知らなかった。この研究の目的は、ホルモンとプラセボによって起こる副作用の評価であった。プラセボ群には不要な妊娠が七件あった。事態をさらに悪化させたことに、責任者の医師は法律のために中絶手術を施すことができないことを遺憾としただけであった（Goldzieher 1971）。

もう一件、同様にセンセーショナルだったのは、一九三〇年代に梅毒の黒人患者に対する治療プログラムとして開始された「タスキギー研究」であった。患者は梅毒であることを知らされず、また非プラセボ治療の選択肢は与えられていなかった。プログラムは大恐慌時代に資金不足で中断されたが、一九三〇年から一九七二年の間に試験に登録した四百名の患者に対して疾患の経過を記録するため治療が続けられた。患者は「悪い血」を持っていると告げられ、プラセボで治療された。試験が開始された頃、そしてその後長年の間、進行した段階の梅毒（第三期）患者に有効な治療法はなかった。しかしタスキギー研究は、有効治療としてペニシリンが利用できるようになってからも、さらに長い時間が経過した一九七二年まで中止されなかったのである（Jones 1981; White 1985）。

情け深い家父長的温情主義《パターナリズム》は、ヒポクラテスのはるかな昔から医学の歴史を通じて一般的な、医師 - 患者関係を導く倫理的原則であった。ヒポクラテスの著作には、「患者には、何が起こるか、やがて何に脅かされるかについて何事も漏らしてはならない。なぜならば、多くの患者がその方向に極端に追いやられるためである」とあり、さらに医者に対しては「患者に対している間は……穏やかに、上手にほとんどを秘密にすること。治療を受けさせるためには患者を励まし、自分に何がされているかということには注意を向けさせないこと。ときには鋭くきっぱりと叱責し、ときには気遣いと思いやりをこめて慰めること。そして患者の将来や現在の状態については何も明かさない」よう勧めている（Castiglioni 1947, p.4）。本質的に同じ見解が最近まで表明されていた（Rawlinson 1985）。ビーチャーの一九六六年の論文は、情け深い家父長的温情主義から、インフォームドコンセントと患者の自主性の原則への移行を象徴するものである。この論文に助けられてインフォームドコンセントを得る方法の開発がもたらされ、インフォームドコンセントを条件としての研究助成金が作られ、また大学人の間でのインフォームドコンセントに関する議論が刺激された。医療倫理は一九七〇年代までほとんど医師の領域であったが、この頃に、情け深い家父長的温情主義に対する攻撃——多くは倫理学者からの——が起こった（Rothman 1991）。倫理学者はこの問題について以前よりも高い学問水準において、より組織的で精密な分析を開始した。

医療倫理に対する関心の急増

第二次大戦以後の社会背景には常にドイツによる残忍な人権侵害が横たわっており、このため人権無視に関する国際的な懸念が生じた。臨床試験に参加する被験者を保護する倫理原則として、ニュルンベルク綱領（U. S. Office of the Adjutant General 1947）、ヘルシンキ宣言（World Medical Association 1964）、東京宣言（World Health Assembly 1976）、ハワイ宣言（World Psychiatric Association 1977）が発表された。

そのほかに、より今日的な要因も医療の様相を変える一因となった。たとえば、ベトナム戦争をきっかけとする精神障害、メディケア・メディケイド・前払い式ケアおよびマネージドケアへの患者の集中、医療費の上昇、権威に対する不信感、などである（Rothman 1991）。このほかにカウンターカルチャーの成長、公民権運動、女性解放運動、マイノリティ・女性・子供の権利に関する関心があり、さらに市民的自由に関する関心も挙げられる。やはり問題とされたのは研究者の興味のあり方（研究対象の患者と被験者の最大利益に抵触することがある）であり、名声のある研究経歴と学界での昇進を支える研究資金援助の必要性が大きく高まり、またその利用機会も著しく増加したことであった。プラセボ対照を用いた実験薬の研究が増えるにつれて、被験者の権利保護に関する懸念も重要な問題となった。倫理基準の定義は、医師から他の学問分野の実務家、すなわち聖職者・法律学者・哲学者・倫理学者へ、さらに一般の人々の手へと移った。次には、倫理学者と医師との対話が増えたことで、医師の患者に対する責任と患者の自主性を尊重する義務の意味が明白になった（Rawlinson 1985）。公衆・倫理学者・患者、さらには医師でさえも——特に若い医師は——伝統的な情け深い家父長的温情主義《パターナリズム》の原則から脱し、患者の自主性として知られるようになった概念へと置き換え始めた。臨床でも研究でも患者に対するごまかしはいかなるものも全て退けられた。研究参加に関して完全かつ充分なインフォームドコンセントを取得するという要件、および患者が要請すれば診断・予後・治療について完全に説明するという要件については、いかなる妥協も拒絶された。同様に、プラセボ・二重盲検法・無作為化臨床比較試験使用の倫理に関する関心も一九七〇年代に始まり、今も衰えていない。

倫理的問題の主な検討対象となったのは、臨床および研究でのプラセボ使用に関するごまかしを避ける必要性、無作為化プラセボ対照二重盲検試験における充分なインフォームドコンセントの必要性、医学評価と治療や医師‐患者相互作用の他の側面についての完全な情報開示であった。二重盲検法の使用自体は、方法と目的の完全な開示がインフォームドコンセントに含まれている限りは倫理指針に違反しない、と大部分の倫理学者が一九七〇年代の初めには考えていた。実際、倫理学者においても、研究者や医師ほどではなかったが、プラセボ対照二重盲検試験を実施しないことの方が、むしろ非倫理的であるとしばしば考えられていたのである（Fried 1974; Chalmers 1975）。当時チャールズ・フリードの考えでは、一部の患者にはプラセボが投与される可能性があるという事実を含め、研究のある面については患者に教えないでおくことは望ましく、非倫理的ではなかった。しかし薬物の同種療法にみるような低用量をプラセボとして使用することや、プラセボ治療について安全で多くの人々を救うと証明された標準的な合理的治療法と偽ることは非倫理的と見なされていた。

一九七〇年代の半ばまでに医療倫理に関する議論はより一般に広がり、より頻繁になり、洗練されていった。見解の相違は、情け深い家父長的温情主義《パターナリズム》または恩恵と患者の自主性の尊重との対立、患者の倫理（患者の自己決定権と人間の尊厳を保護するための完全な開示）と実験的倫理との対立（一般的な合意では前者が後者より優先される）

を巡るものであり、最も頻繁であったのは臨床比較試験・臨床治療・充分なインフォームドコンセントの取得方法を中心としたものであった。一部では、プラセボの治療的使用と、研究におけるプラセボの使用が批判された。しかし予測されるように、様々な問題への解答はさらに複雑になった。倫理学者は異なる仮定をおき、問題の別の側面を強調し、特定の領域についてはより知識が深く、したがって医師・実験者や他の人とは異なる結論に至った。

最初の一斎射撃はシセラ・ボク（一九七四）が「サイエンティフィック・アメリカン」誌に"The Ethics of Giving Placebos"という論文を発表したことが引き金になった。ビーチャーが論文を発表した一九六六年当時より非倫理的行動の開示に対して反応しやすくなっているときに、ボクの論文はプラセボの非倫理的使用に対する注意をさらに喚起した。臨床治療におけるプラセボのごまかし的な使用——すなわち臨床治療・二重盲検試験・臨床試験中に患者に知らせないままプラセボ（不活性物質）を故意に、または知っていながら使用する医師について論じたのである。

ボクと他の多くの倫理学者の重大な手ぬかりは、作用のないプラセボの故意による使用よりもはるかに頻繁ではるかに重要な、活性薬物のプラセボ用量によるプラセボ治療について言及しなかったことである。実は、患者の臨床治療において乳糖のような不活性物質などのプラセボを故意に処方することは、医療の歴史上過去にも現在にも広く実施されてはいなかった。最も頻繁なプラセボ使用（治療対象の病態に対して特異的作用のない薬物の使用）とは、実際にはプラセボである薬物を医師が知らないままに処方したり、特異的作用が発揮されない低用量で処方したりすることであったのである。

ボクはその後*Lying*（一九七八）という著作で、患者にプラセボを投与するときの虚偽または詐欺の問題を持ち出した。そして、医師は医療専門職へのリスクと同様に、患者（臨床患者であっても実験の被験者であっても）の身体的リスクを考慮しなければならないと主張した。過去には確かに、患者はプラセボを投与されていると知らされないことが通例であった。しかし今日ではプラセボが使用される場合には全ての患者に通知しなければならず、実験デザイン・提案された治療法の長所と短所・治療を拒否する権利・何であれ必然的に伴う身体的リスクがあればそれについて患者が理解していることなどを文書で確認しなければならない。インフォームドコンセントにより、もはや医師はプラセボを故意に投与するときに患者を欺くことはできなくなっているのである。

ベス・シモンズ（一九七八）もほぼ同じ結論を述べている。シモンズとボクはともに、その見解の背景にある事情として非常に非倫理的な行動の例を提示する。両者とも、情け深い家父長的温情主義に付随するごまかしを非倫理的として拒否し、医師は患者の自主性を尊重するために治療に関する全ての事実を一般的な言葉で完全に説明し、患者がインフォームドコンセントについての決定を下せるようにしなければならないと主張している。故意にプラセボを投与することが正当化されるのは、「心理的反応によって生理的な利益が引き出されることを患者が理解して治療に合意した場合」(Simmons 1978, p.179) のみとしている。そのような場合には、ごまかしはまったくない。

プラセボの倫理についての混乱

無作為化臨床比較試験・プラセボ・二重盲検法の使用に関する倫理面を論じた論文は、一九八〇年代から一九九〇年代に爆発的に増加した。総じて、これらの問題についてコンセンサスがあると結論することはできない。ほとんど全ての倫理的問題について、倫理学者間、倫理学者・医師間の見解の相違は同意よりもはるかに多い。しかし、大部分の倫理学者は情け深い家父長的温情主義《パターナリズム》を強く拒絶し、患者の自主性を強力に支持しているように思われる。しばしば、プラセボ・二重盲検法や他の無作為化比較試験が是認される情況を認めることが嫌なのではないかとすら思われるほどである。大部分の倫理学者はあらゆるタイプのごまかしの使用を糾弾し、患者は試験・研究・個人診療の情況において施される治療について、完全に説明されなければならないと主張する。また彼らは、インフォームドコンセントの文書の中の、プラセボの使用を表明し、研究デザインの他の面を記載した記述文についてさえ、被験者が理解しているかどうかについて疑問を呈する。たとえばリー・C・パークとリニオ・コービ（一九六五）は神経症性不安障害の患者のグループについて、プラセボが投与されると知らされはしたが、患者の多くはそれを信じようとしなかったと報告した。P・S・アッペルバウムら（一九八七）は、治療を希望してもそれを受けられない場合があるということを、研究対象患者の四〇パーセント以上が理解していなかったと報告した。この問題を回避する方法の一つはプラセボ対照試験の参加患者に対し、プラセボが投与された場合には試験の完了時に、非盲検試験として標準治療が受けられると保証することである。われわれはトゥーレット症候群に対するハロペリドール・ピモジド・プラセボを比較する試験にこの方法を用いて成功している(Shapiro et al. 1989)。しかし患者がインフォームドコンセント文書を理解しているかどうかの問題については、患者の理解力が限られる場合や現実検討を阻害する重大な精神疾患のある場合には、依然として疑問が残る。

多くの倫理学者は、治療が無作為化方式に従って選択されることを知るのは患者の権利であり、その旨を説明されるべきである、と信じている。そうでなければ、患者の自主性が侵害されると考えている。さらに、試験に参加するかどうかを患者が合理的に決定するために参考とするインフォームドコンセント文書には、全てのリスクを述べなければならないとも考えている（Schafer 1982）。大部分の臨床研究者と、全てではなくとも多くの倫理学者は、プラセボが関与する臨床試験において患者を無作為化することは倫理的であると考えている。特に、合理的な決定の根拠となるデータがないとき、また新規療法あるいは標準的療法に益よりも害が多いかどうかを決定する知識が不足しているときには、それが当てはまると考えている。

しかし臨床研究者・統計学者・方法論の専門家は、患者の自主性を公の場では支持するが、私的な場ではそれが弱まる傾向がある。彼らは一般的には、無作為化二重盲検プラセボ対照臨床比較試験に組み込まれた厳格なコントロール処置を容認している。実際、このような制御を含まない研究を多くは非倫理的と分類するであろう(Klerman 1986; Leber 1986; Rickels 1986; Klein 1995)。

ＦＤＡのポール・レーバーは、プラセボ対照の使用に反対する倫理的論拠に説得力はないと考えていた。彼はプラセボ対照の使用を支持しただけではなく、大部分の精神薬理作用製剤の有効性を理性的に評価するには、プラセボ対照の使用がおよそ不可欠であるとも述べた。プラセボ対照試験からは有効性の明白な証拠を得ることができ、したがって規制上の観点から見れば、精神薬理作用製剤の有効性の評価にはプラセボ対照による試験が不可欠の道具なのである。レーバーは、「プラセボ対照は、薬理学で次々に変わる一時的流行や好みに対して、また熱狂的な治療者による無謀な公言に対して、さらに最も重要なことに、われわれ自身の誤った確信と先入観に対して、最も確実な防護策である」と主張した（一九八六、三三頁）。

トーマス・チャルマーズは大部分の臨床医・研究者・倫理学者とは異なり、用量と毒性についての情報が得られる前であっても、薬物を最初に導入するときには、無作為化比較法を用いた複数の研究を使用することを強く奨励した(Chalmers 1975)。

プラセボの使用は、それによって患者に有効な治療が施されず、患者の生命と福利が危険にさらされる可能性があるため、非倫理的であるとの主張がある。プラセボ使用の反対者はプラセボとは無効なものであり、プラセボと二重盲検試験を用いずとも、実験薬が安全かつ有効であることを臨床で評価できると確信している。しかし、患者はプラセボから利益を引き出せるとする実質的な証拠がある。たとえばビーチャー（一九五九ｂ）は、患者の三五パーセントという高率でプラセボにより疼痛が実際に軽減したと報告した。シャピーロとシャピーロ（一九八四ａ）では、トゥーレット症候群患者二十名が六週間のプラセボ投与によって、七個の従属変数に示した改善は平均三六パーセントと報告された。エバンス（一九八五）はプラセボについて、活性薬物の約五五～六〇パーセントの効果があり、このパーセンテージは活性薬物の力価に関係しないと結論した。アラン・ロバーツら（一九九三）の報告では、過去には有効と考えられていたが後にプラセボであるとの評価を受けた薬物で患者を治療し、七〇パーセントに良好から優秀の結果が得られたという。プリエンはプラセボ使用の倫理的懸念について論じ、「薬物投与患者とプラセボ投与患者の改善率の差はあまり大きくなく、抗うつ薬の治療有効性の評価において、プラセボが非倫理的な対照とされるほどではない」と主張した（一九八八、四頁）。さらに、治験薬は無効という可能性があるだけではなく、強い毒性や重篤な副作用のため危険性が高いという可能性もあるため、プラセボを投与される患者のリスクは実薬を投与される患者よりも低いことがある。

すでに有効な治療が存在し、そこに新薬を提案する情況において、プラセボを使用するかどうかの決定を下すときに、疾患の重症度を考慮することを米国消化器病学会は勧告している。そこでは三つの要因が強調されている。すなわち、①疾患が命を脅かすものである場合にはプラセボ使用の正当化は困難である、②予測可能で安定な経過をとる病態では、寛解と増悪を繰り返すやっかいな病態よりプラセボ対照使用の重要度は低い、③標準的治療の有効性を考慮に入れなければならない（標準的治療の有効性が低い場合にはプラセボ対照使用の正当性は高まる）というものである（Stanley 1988）。

プラセボ使用に関する倫理的制約には、実験デザインの変更によって回避できるものがある。たとえば臨床試験中に患者の状態が悪化したり、改善が認められなかったり、有害作用が発現したりした場合には、臨床医はその患者を試験から除外することができる。しかし「除外基準はすぐ使用できるようにあらかじめ指定しておかなければならず、定量的であることが望ましい」（Klerman 1986, p.27）。

カール・リケルス（一九八六）は、被験者に再発の徴候が認められたら、実薬治療を再開できるようにする免責条項の使用を推奨した。また、標準的薬物を実験薬と比較する試験は、プラセボ対照なしで実施するよう提案した。しかしプラセボ対照を使用しないと問題がないわけではないことも指摘している。たとえば実験薬と標準薬の差が実験で証明されなかった場合、プラセボ対照を使用していれば試験結果の解釈が可能になる。プラセボ対照なしの試験で実験薬が標準薬より劣っていると判明した場合には、被験薬に何らかの活性があるかどうかを判定することができない。このような情報は、特に実験薬の副作用が標準薬より非常に少ない場合には、重要である。

大部分の先進国の医薬品規制機関ではプラセボを用いた無作為化二重盲検比較試験を要求する例が増加しているというとき、ドイツ連邦共和国は、一九七八年に新薬の承認と登録の適格性評価として、以後は比較試験を要求しないという新たな薬事法を通過させた。新薬の有効性と安全性を承認する責務は、医薬品の有効性についての多少なりとも明解な証拠に基づくことになった。しかし臨床比較試験は有効性の証明と見なされなかったのである。新法の通過後、臨床比較試験の倫理的問題が議論された。比較試験は非倫理的であるためその必要性を認めないという意見もあれば、信頼性のある妥当な比較試験が実施できずに患者が死亡した場合には、研究者が殺人の罪に問われることになるとの主張もあった。さらには、医師には比較試験を実施する倫理的義務があると断言する意見も依然としてあった（Burkhardt & Kienle 1978, 1980; Silverman 1979）。

メアリ・アン・ローリンソン（一九八五）は、医療実務におけるプラセボの治療的使用の絶対的禁止や、プラセボの使用は患者に対するごまかしを意味するという、優勢になりつつある考え方に組しなかった。「善意と真実は両立しない」（四一六頁）ときには、医師の判断を統制するはずの抑制力と理由があると主張し、プラセボを臨床で使用するべきかどうかを調査した研究五件を列挙した。

結論

以上の例は、プラセボ・二重盲検法・無作為化臨床試験の使用に対する倫理的姿勢についての様々な意見の例証であり、文献中に見られたものである。われわれは、「様々な自由裁量によるアプローチを試験する……方法を見つけ、競合する利害間の現実的なバランスを確定しなければならない。責任ある臨床試験の枠組みからはみ出すことなく、インフォームドコンセントの精神を維持するアプローチが必要である」とのウィリアム・A・シルヴァーマン（一九八九、一〇頁）の見解に同意する。しかし現在の共通認識として、二重盲検・プラセボ対照や他の適切な方法論的手段を用いなければ薬物外の要因をコントロールすることは不可能とされている。このような手段は新たなより良い方式が開発されるまで議論の的になるであろう。

第9章　盲検はいかにして確保されるか、その程度とは？

二重盲検法は、医療におけるプラセボ効果の優位に終わりをもたらす最も重要な方法論上の革新であった。二重盲検法の採用はゆっくりとしか進まなかったが、それでも一九七〇年代の終わりにはごく当たり前に用いられるようになった。現在では、この手法は比較試験において治療上のバイアスとプラセボ効果を最小にするのに不可欠であると広く認められている。しかしながら、二重盲検試験が完全にこの目的を満たしているかについては疑問の余地がある。中でも、二重盲検法は真に盲検かという点について、多くの研究者が疑問に思っている。この疑問が一部のものではないことは、医師、患者そして関係者が二重盲検試験における薬剤の割付を正しく推測できたとの文献にも現れている。これは重要な問題である。もし思いがけなくも二重盲検試験の薬剤割付が判明していると、（二重盲検試験デザインであるということにより、その結果に高い信頼性がおかれるため）その研究はある意味で二重盲検デザインを使用しない研究よりもかえって悪いものとなる。

この二重盲検試験における薬物の割付の推測問題を最初に取り上げたのは、三十人のボランティアに対してフェノバルビタールまたはプラセボを交互に夜間投与した簡潔な研究であった（Goodnow et al. 1951）。一九九一年現在このような研究は合計二十七件あり、広範囲の薬物が網羅されている（表9・1）。表9・1に示すデータはプラセボを一種類以上の薬物と比較した二重盲検試験と、投与物質が実薬であるかプラセボであるかについての医師・

表9.1　二重盲検試験において実薬およびプラセボ割付の推測をした研究

研究	サンプルサイズ/診断/治療期間/評価のタイプ(終了時または完了時)*1	研究に使用された実薬*2	推測者	χ^2 P<*3	薬物を推測%	正しい推測% 実薬推測	正しい推測% プラセボ推測	正しい推測% 合計推測	薬物推測との関連の有意性 改善	薬物推測との関連の有意性 有害作用
1. Goodnow et al. 1951	30/健常人ボランティア/2日間/クロスオーバー/完了時	フェノバルビタール	患者	0.01	—	—	—	～75	—	—
2. Denhoff & Holden 1955	18/脳性麻痺/2週間/クロスオーバー/完了時	クロルプロマジン	作業療法士	0.01	—	—	—	83	—	—
3. Rickels et al. 1970b	138/不安神経症/6週間/完了時	メプロバメート	医師	0.01	64	76	50	64	0.001	0.01
4. SSL不安研究	222/不安神経症/6週間/終了時	ジアゼパム	医師	0.000	61	74	52	64	0.02	0.01
5. Rickels et al. 1965	376/不安およびうつ病/4週間/完了時(研究9件からの薬物7種類)	メプロバメート、クロルジアゼポキシド、チバメートetc.	医師	0.001	61	68	49	61	0.000	NS
6. SSLうつ病研究	88/うつ病/6週間/終了時	ドキセピン	医師	0.06	83	90	26	61	0.003	NS
7. Rabkin et al. 1986	100～137/混合型うつ病/6週間/完了時	イミプラミン、フェナルジン	医師 患者	0.000 0.000	63 63	90 76	82 79	87 78	0.01 0.000	NS NS

8. SSLうつ病研究	119/混合型うつ病/4週間/終了時	アミトリプチン、プロマゼパム	医師	0.000	66	82	65	73	NS	0.0001
9. Stallone et al. 1974	54/感情障害/中央値15カ月間/終了時	リチウム	看護師1	Sig	—	Sig	NS	—	—	NS
			看護師2	NS	—	NS	NS	NS	—	NS
			患者	NS	96	NS	NS	NS	Yes	NS
			血縁者	0.001	—	0.001	0.001	0.001	—	NS
10. Marini et al. 1976	67/監禁状態の攻撃的青年/4～12週間/終了時	リチウム	医師	NS	34	41	72	56	—	—
			医師	NS	47	54	60	57	—	—
			患者	0.02	62	80	59	70	—	Sig
11. Engelhardt et al. 1969	311/慢性統合失調症/3カ月間/終了時	クロルプロマジン、プロマジン	医師	0.000	71	85	60	77	0.001	0.001
12. Shapiro & Shapiro 1984a	20/トゥーレット症候群/6週間クロスオーバー/終了時	ピモジド	医師	0.0000	—	95	95	95	—	Yes
13. Munjack et al. 1989	43/パニック障害およびパニック発作を伴う広場恐怖症/5週間/完了時	アルプラゾラム、プロプラノロール	医師	0.05	70	79	50	70	—	—
14. Margraf et al. 1991	59/パニック障害/8週間/終了時	アルプラゾラム、イミプラミン	医師	0.000	73	95	72	88	0.001	0.001
			患者	0.000	80	95	56	83	0.001	0.001
15. Dalby et al. 1978	127/多動児/1日/クロスオーバー/完了時	メチルフェニデート	患者	NS	—	—	—	56	—	—
			観察者	0.01	—	—	—	—	—	—
16. Brownell et al. 1982	57/肥満女性/4カ月間/完了時	フェンフルラミン	医師	0.002	48	73	75	74	Yes	Yes
			患者	0.002	54	86	84	85	Yes	Yes

次ページへ続く

表9.1　続き

研究	サンプルサイズ/診断/治療期間/評価のタイプ（終了時または完了時）＊1	研究に使用された実薬＊2	推測者	χ^2 P＜＊3	薬物を推測%	正しい推測% 実薬推測	プラセボ推測	合計推測	薬物推測との関連の有意性 改善	有害作用
17. Moscucci et al. 1987	78/軽度肥満/12週間/完了時	フェニルプロパノールアミン	患者	NS	35	43	74	58	0.05	0.05
18. Hughes & Krahn 1985	99/喫煙者/4日間禁煙/完了時	ニコチンガム	患者	0.000	66	85	56	72	NS	NS
19. Anderson et al. 1972	818/感冒/51日間/終了時	ビタミンC	患者	NS	～50	～50	～50	～50	NS	NS
20. Anderson et al. 1974	2,349/感冒/90日間/終了時	ビタミンC 6種、プラセボ2種	患者	NS	～67	～66	～33	—	—	—
21. Karlowski et al. 1975	190/感冒/9カ月間/終了時	ビタミンC	患者	0.000	50	78	77	77	—	—
22. Anderson et al. 1975	424/感冒/15週間/終了時	ビタミンCカプセルおよび錠	患者	—	—	—	—	52	—	—
23. Lewis et al. 1975	190/感冒/9カ月間/終了時	ビタミンC	患者	0.000	50	77	78	77	0.05	0.01
24. Longstreth et al. 1981	60/過敏性大腸/12～33カ月間/終了時	オオバコ	患者	NS	—	31	32	32	—	—
25. Howard et al. 1982	380/心臓発作後/3～4年間/終了時	アスピリン	患者	0.000	48	63	67	65	—	0.05

26. Lipid Research Clinics Program 1984	3,806/高コレステロール血症/7.4年間/終了時	コレスチラミン	患者	0.000	—	56	55	55	—	—
			スタッフ	0.000	—	55	53	54	—	—
27. Byington et al. 1985	3,230～3,551心臓発作後/12～40カ月間/終了時	プロプラノロール	患者	0.000	62	68	44	56	—	Sig
			医師	0.000	73	74	72	73	—	Sig
			コーディネーター	0.000	49	72	74	73	—	Sig

備考：パーセンテージと有意検定は引用された通りに記録、または生データから導出した。有意検定の引用方式は次の通り：$P \leqq 0.05$ = ★、$P \leqq 0.01$ = ★★、$P \leqq 0.001$ = ★★★、$P \leqq 0.0001$ = ★★★★、またはP値として；NS = 有意差なし；Sig = 論文に引用されたまたは見かけの有意水準だがおそらくデータから規定または導出できない；— = データなし。比較の数が多いため、実薬、プラセボ、実薬・プラセボ両者の正しい推測については有意検定なしのパーセンテージを記録した。一部研究のデザイン、提示、解析については本章の最後の付録で論じている。

＊1 完了時（評価者）= 研究が完了するまで続けた参加者；終了時（評価者）= 研究の最終週に評価された患者。

＊2 実薬とプラセボを推測する割合は実薬1種・プラセボ1種による大部分の研究では約50%の確率、実薬2種・プラセボ1種による研究では実薬推測の確率が約66%、プラセボ推測の確率が約33%などとなる。

＊3 実薬とプラセボの推測を、実際に投与された実薬またはプラセボと比較したカイ二乗の確率、「分からない」、「不確定」、無関係な薬物を推測したものは省く。

スタッフ・患者・血縁者による推測の解析を含む（以後の考察では、患者が実薬を投与されていると推測することを「実薬と推測」と称し、プラセボを投与されていると推測することを「プラセボと推測」と称する）。（研究10での監禁状態の青年を除く）全ての患者は外来患者として治療を受けた。研究は診断名・薬物のタイプ・比較薬物の数・発表年によって大まかに分類した。比較の数が多いため、パーセンテージと全般的なカイ二乗値（χ^2）のみを記述目的で引用している。医師・看護師・スタッフによる推測の研究には、研究12を除き、全て複数の医師が含まれた。スタッフ間の差の解析は研究4、6、8~10で行われている。全て後ろ向き研究であり、研究4、6、8と有意水準抜きでパーセントが示されていた研究27を除いて、多重比較の有意水準補正は実施されていなかった。研究25ではプラセボと実薬について賦形剤・大きさ・色・刻印・感触・味・溶解性など検出可能な性状が同一であるかどうかの問題が取り上げられていた。

表9・1には各研究について、全体的に有意を示した薬物割付の正しい推測、五〇パーセント以上で薬物を推測した被験者のパーセンテージ、正しい推測三種類（実薬推測・プラセボ推測・合計推測――薬物またはプラセボ割付のいずれか）のパーセンテージ、臨床的改善・有害作用と薬物推測との有意な関連を提示する。全研究の結果を表9・2に要約する。

投薬割付に関する推測の決定因子

われわれはペイン・ホイットニイ精神科外来の特別研究室（Special Studies Laboratory: SSL）で実施された大規模試験の一部である二重盲検試験三件において、投薬割付の推測を研究した（Shapiro et al. 1980, 1983; 第十章も参照）。この薬物推測の研究は一九六九年にデザインされて一九七四年に完了したが、解析されたのは一九九一年であった。研究に先立つ仮説として、医師が実薬とプラセボを正しく識別する頻度は偶然から期待される頻度より

表9.2　二重盲検試験において実薬およびプラセボの割付の推測を検討した発表研究の結果の集成

	報告研究の割合									
					正しい識別*3					
	有意な全体の推測*1		プラセボ推測より実薬推測が多い*2		実　薬		プラセボ		実薬およびプラセボ	
推測者	比率*4	%	比率	%	比率	%	比率	%	比率	%
医　師	11/14	83	10/13	77	13/14	93	10/14	71	13/13	100
患　者	12/17	63	8/11	73	11/15	73	10/15	67	13/14	93
その他*5	5/7	72	0/1	0	4/6	67	3/5	60	3/4	75

情報源：表9.1に挙げた発表研究に基づく。

*1　正しいおよび誤った実薬—プラセボ推測の確率のχ^2解析。一部研究には2種類以上の実薬が含まれ、「分からない」または「不満足」の推測および無関係の薬物の推測が含まれていた。

*2　被験者が偶然から予期されるより頻繁に実薬を推測した研究のパーセンテージ。

*3　この項では実薬、プラセボ、実薬・プラセボ両者の正しい推測が割合の期待値を上回った研究のパーセンテージを要約する。割合の期待値は実薬1種・プラセボ1種の研究では約50%、実薬2種・プラセボ1種の研究では67%などとなる。

*4　分子は統計的有意を報告した研究の数。分母は合計研究数。

*5　「その他」には作業療法士・看護師・血縁者・観察者・スタッフ・コーディネーターを含む。

高いこと、また実薬・プラセボの割付の正しい推測と関連するのは患者の改善度（実薬投与群の患者はプラセボ投与群の患者より改善する見込みが高いため）、有害作用の発現率（実薬はプラセボより有害作用を起こす見込みが高く、異なる有害作用パターンを示すため）、そして実薬の用量が低くプラセボの用量が高いこと（プラセボは臨床反応がなく重度の副作用がないことから用量が多くなると思われるため）であると設定した。また、薬物割付を識別する能力は受診回数の増加とともに高まる（投与期間が長くなると、患者においてプラセボ効果に比較して実薬の効果が増強されるため）と予測した。医師の推測能力が妥当な変数であるかどうかの評価では、医師が正しく推測する能力に有意差はないと仮定した。最後に、これらの結果を文献中の報告と比較し、われわれの結果が過去に報告された結果とどの程度一致するかを評価した。

取り上げた三つの対象は、毎週の短時間の心理療法とジアゼパムまたはプラセボによる治療を六週間受けた不安神経症患者二百二十二名、毎週の短時間の心理療法とドキセピンまたはプラセボによる治療を六週間受けたうつ病患者八十八名、毎週の短時間の心理療法とアミトリプチリンとブロマゼパムまたはプラセボによる治療を四週間受けたうつ病および不安患者百十九名であった。患者は無作為に割り付けられ、薬物の割付は二重盲検であった。治療担当の精神科医三名はそれぞれ折衷主義・力動精神医学・精神薬理学指向であり、それぞれ十五年の臨床経験があった。各受診時に、医師は患者に投与されているのが実薬かプラセボかを推測し（「薬物推測」）、その結果から、「プラセボに対する実薬の正しい推測度スケール」を得た。また、「実薬およびプラセボに関する確信度スケール」（明らかに実薬＝7、おそらく実薬＝6、実薬の可能性あり＝5、分からない＝4、無作用薬の可能性あり＝3、おそらく無作用薬＝2、明らかに無作用薬＝1）にも記入した。確信度スケール上では四百二十九回の推測中九回が「分からない（4）」と判定された。この判定を受けた患者九名のうち五名はプラセボ群、四名は実薬群であった。三名には欠測値があった。プラセボに対する実薬の正しい推測度スケールと実薬およびプラセボに関する確信度スケールは強く相関し、推測についての確信の強さが推測の正確さと関連することが示された。改善は、終了時における「医師による全般的改善度評価スケール（参加最終週における患者の最終的スコア）」で評価された。有害作用は「全般的臨床有害作用スケール」で評価された（有害作用なし＝0、わずかな有害作用：機能を損なわず矯正を必要としない＝1、中等度の有害作用：矯正を必要とするが治療の妨げとはならない＝2、治療効果を無効にする有害作用＝3）。

われわれのSSL研究のうち二件では、医師は患者が実薬投与群であるかプラセボ投与群であるかを正しく推測することが確認された。これは三番目の研究では追認されなかったが、傾向は同様であった。

推測はどの程度正確であったか？ 医師はどの患者に実薬が投与されており、どの患者にプラセボが投与されているかを正しく識別したか？ 医師が実薬を投与されている患者を正しく推測する頻度は、プラセボを投与されている患者を正しく推測する頻度より高かった（正しく推測されたのは実薬推測では八〇パーセントであったが、プラセボ推測では五〇パーセントのみ）。全体では推測の六九パーセントが正しかった。

医師の推測能力と、実薬・プラセボを正しく識別する能力はどの程度均一なのか？（医師一および二は三件全ての研究に参加し、医師三は一番目と三番目の研究にのみ参加した）。医師三は他の二名の医師と異なり、五四パーセントを実薬割付と推測し、四六パーセントをプラセボ割付と推測した。医師一と二は八〇パーセントを実薬と推測し、二〇パーセントをプラセボと推測した。三名は全てプラセボ割付よりも実薬割付の推測が正確であり、おそらく全般的に実薬と推測するというバイアスが関係すると思われる。しかしプラセボが正しく推測されたのは医師一の一二パーセント・医師二の一四パーセントに対し、医師三では三一パーセントであった。さらに医師三が実薬とプラセボの両者を正しく識別したのは七三パーセントであったのに対し、医師一は六四パーセント、医師二では五五パーセントであった。

同様の推測の差異が、判定者（Agnew 1963）・医師（Marini et al. 1976）・看護師（Stallone et al. 1974, 1975）・複数診療所におけるアスピリンの大規模試験参加者（Howard et al. 1982）の研究でも報告されている。したがって推測の不一致には判定者の差から生じている部分が明らかにある。このことから、薬物推測の研究においては判定者の差を変数として含めなければならないと示唆される。

試験に先立つ仮説において、四つの変数——臨床的改善・有害作用・用量・受診回数——が、医師が薬物を推測する可能性に関連し、また薬物割付の正しい推測に関連すると設定した。SSL研究二件の結果では、有害作用と低い用量が、実薬割付の推測およびプラセボに比較して実薬の正しい推測を行う最も強力な決定因子であった。三番目の研究の結果も同様の傾向を示した。実薬割付の推測に患者の改善が関連していたのは一対象のみであった。受診回数はいずれの対象においても有意ではなかった。

三つのSSL対象での結果は多様だったが、予測された変数の組み合わせは正しい薬物推測と連関した。これらの変数は大部分の研究に存在し、コントロールが困難である。二重盲検試験においてはこのような変数によって盲検性が無効となり、結果の妥当性に影響すると考えられる。

われわれの結果と発表研究との比較

われわれのSSL研究三件の結果は、文献中に報告されている他の研究結果と近似している。医師が薬物の割付を正しく推測したのは発表研究十四件において八三パーセントであり、患者が正しく推測したのは発表研究十七件において六三パーセント、その他の判定者が正しく推測したのは発表研究七件において七二パーセントであった。医師と患者はともに実薬と推測することがプラセボと推測するより多かった（推測機会の七三〜七七パーセント）。プラセボとするよりも多く実薬と推測するこの傾向が一因となり、実薬の投与を正しく推測することが医師で九三パーセント、患者で七三パーセント、その他の判定者で六七パーセントという高い数値になったと思われる。プラセボ投与の正しい推測はわずかに低いものの有意であり、医師で七一パーセント、患者で六七パーセント、その他の判定者で六〇パーセントであった。研究に参加した患者が数週間、決められた期間に実薬とプラセボの両者を交互に投与されたときには（例：クロスオーバー試験）、医師は実薬とプラセボを一〇〇パーセント正しく推測し、患者は九三パーセント、その他の判定者は七五パーセントであった。

実薬の投与をプラセボの投与より正しく識別することが多い、という医師の能力に影響する要因として、実薬のタイプ（すなわち薬物の効力が低いか高いか）、有害作用の重症度と内容（すなわち有害作用がほとんどないか、多いか、または特異的なものか）、比較的特異的な症状改善パターン、実薬の用量、実薬投与患者とプラセボ投与患者との反応の差が挙げられる。たとえば、患者はプラセボ投与中に改善と有害作用を報告するかも知れないが、その有害作用は特定の薬物で発現するもの（例：抗うつ薬に伴う起立性低血圧、プロプラノロールに伴う徐脈）より特異性が低いということがある。

仮説に取り上げた変数と実薬の推測に対する関係

より高い頻度でより正しく（五〇パーセント以上）実薬と推測した医師と患者は、患者の改善に基づいていた（検討した研究二十七件において医師の八九パーセント、患者の七五パーセント、表9・3参照）。これはわれわれによるSSLでの所見と対照的である。SSLの場合には、患者が実薬を投与されているとの推測と改善が関係したのは一件のみであり（うつ病患者におけるドキセピンの研究）、他の二件では関係しなかった。この二件の研究では、正しい薬物推測と薬物の有害作用（副作用）は関連するが、改善は関連しないと判明した。すなわち、患者の改善は一部の研究では正しい薬物推測と関連するが、全ての研究でそうなのではない。

ある研究（Engelhardt et al. 1969）では薬物推測が改善の全般的尺度とは関連するが、より特異的な尺度や項目別尺度とは関連しないと報告された。この所見は別の研究（Rickels et al. 1970a）では異なり、改善の全般的尺度および項目別尺度が推測と相関すると報告されている。またわれわれの研究でも、薬物推測と全般的な臨床スケール、ホプキンズ症候チェックリスト、精神科外来患者情緒スケール、ハミルトン不安・うつスケールから得られ

表9.3　薬物推測と臨床的改善および有害作用との有意な関係を報告した発表論文の結果の集成

	薬物推測との有意な関係を報告した研究の割合			
	臨床的改善		有害作用	
推測者	比率*1	%	比率	%
医　師	8/9	89	8/11	73
患　者	6/8	75	7/11	64
その他*2	—	—	1/3	33

情報源：表9.1に挙げた発表研究に基づく。
＊1　分子は統計的有意を報告した研究の数。分母は合計研究数。
＊2　作業療法士・看護師・血縁者・観察者・スタッフ・コーディネーターを含む。

た改善を比較したところ、異なる所見が得られている。投薬内容を推測することは、臨床的に活性な薬物とプラセボを鑑別する高感度の方法であり、特に重大な有害作用が存在しない場合において、臨床的改善を間接的に示す基準とも示唆されている（Rickels et al. 1965）。しかしこの認識には修正が必要である。というのも、わずかな有害作用で薬物の割付が判明するのと同様に、実薬とプラセボの用量・判定者の差・実薬とプラセボの物理的特徴でも判明し得るためである。実際、われわれの研究では、薬物推測が改善と関係している場合でも、実薬の優秀さを意味するものではないことがあると示されている。われわれの三件の研究では実薬とプラセボの間に改善の差が認められなかったが、薬物推測と改善の相関がみられる。

最小の有害作用で有効な薬物用量を決定するのに臨床で最も高感度の方法は、非常に低い用量から治療を開始して有効な用量まで薬物を徐々に増量することである。活性薬物を無作用プラセボと比較する臨床試験において、実薬ではプラセボよりも有害作用が発現することが多い。このためSSL研究のうつ病患者におけるアミトリプチリンとブロマゼパムの研究、不安患者におけるジアゼパムの研究では、有害作用の発現の多いことが、プラセボより実薬と推測することに関連し、実薬とプラセボの割付推測についての確信と相関し、実薬・プラセボの割付の正しい推測と有意に関連するというわれわれの仮説が確認された。検討した研究二十七件のうち、医師の七三パーセント、患者の六四パーセントで同様の結果が得られた。ある研究では、薬物投与に関する医師と患者両者の正しい推測には、プロプラノロール治療による心拍数の著しい低下が関与した(Byington et al. 1985)。薬物の副作用と薬物推測の関係については文献で詳しく考察されている(Nash 1962; Stallone et al. 1975; Thomson 1982)[1]。

単位数または錠剤の数で示される薬物の用量は、実薬ではプラセボより低くなると考えられる。患者が改善した場合、または有害作用が発現し始めた場合には、実薬の用量は増量されない。逆に、プラセボが投与されている場合では、改善と有害作用が認められないまま用量が増量される可能性が高くなる。したがって、実薬投与かプラセボ投与かを正しく推測する上で用量が一因になると思われる。この予想はSSL研究の不安患者におけるアミトリプチリンとブロマゼパム研究、不安患者におけるジアゼパム研究で確認された。実薬・プラセボの投与量と正しい推測との関係は他の研究でも報告されている(Engelhardt et al. 1969; Rickels et al. 1970b; Nassif et al. 1981)。

われわれの研究では予測に反し、研究期間の長さおよび患者の研究参加期間の長さが推測の正しさと相関することは確認されなかった。この否定的な結果について考え得る理由として、これらの研究では、全受診期間の平

(1)文献検討を終えた後で、有害作用と薬物推測についての興味深い論文(White et al. 1992)がわれわれの注意を引いた。抗うつ薬と推定されるエトペリドンまたはプラセボを投与された患者三十四名が二重盲検試験で比較されたものである。研究に関与していない盲検性評価者に対し、各患者についての有害作用と用量の情報は与えられたが、治療効果に関する情報は与えられなかった。評価者は推測機会の七三パーセントで実薬の割付を正しく推測し、六七パーセントでプラセボの割付を正しく推測した。投与量と推測の確信度は有意ではなかった。このテクニックは研究の盲検性の評価から臨床的改善など一部変数を排除するのに有用な方法となる。

均改善と終了時点の改善について実薬とプラセボで有意な差がなかった点が挙げられる（Shapiro et al. 1983）。この所見に一致する研究が文献中に複数存在する（Rickels et al. 1965, 1970a; Howard et al. 1982）。

われわれの研究において、医師は九名の患者について「分からない」と判定しているが（五名は実薬投与、四名はプラセボ投与）、これは大部分の研究より少ない数字であった。推測についての医師の確信（六七パーセント）は実薬と推測したときに高いが、「明らかに」という確信は実薬よりプラセボで高頻度であった。医師の推測についての確信・全体的な薬物推測・正しい薬物推測間の関連性は、向精神薬の研究（Rickels et al. 1965）では報告されているが、ニコチンガムの研究では報告されなかった（Hughes & Krahn 1985）。

医師による正しい推測は、並行群間比較研究よりクロスオーバー試験に多い（Agnew 1963; 表9・1の研究1、2、12）。おそらく並行群間比較と違って、クロスオーバーでは判定者が両方の薬物の作用を観察する機会が得られるためと思われる。実薬かプラセボかの医師による割付推測の正確さに、過去の向精神薬使用歴が関与するとした報告（Rabkin et al. 1986）があるが、われわれのSSL研究三件では確認されなかった。実薬・プラセボ識別の正確さが、若年齢・男性・被雇用者・既婚・高校卒業以上の教育を受けたサブグループでは他のサブグループより高いとする後ろ向き研究の報告は再確認されていない（Byington et al. 1985）。

心理療法研究の盲検性の評価を試みた研究は一件のみである（Carroll et al. 1994）。四つの相互に影響する治療条件、すなわち実際の心理療法、対照またはプラセボの心理療法、活性のある薬物療法、プラセボ薬物療法において、正しく推測したかどうかが評価された。推測の七六パーセントが実際のおよびプラセボの心理療法を正しく推測し、推測の七五パーセントが実薬およびプラセボ投与を正しく識別した――これは文献中の報告結果に類似している。推測の正しさは改善の主観的尺度と関連したが、客観的尺度は関連がなかった。K・M・キャロルら（一九九四）による研究ではわれわれのSSL研究と同様に、臨床判定者が治療割付を推測する正確さは四〇パーセントから一〇〇パーセントと幅があった。正しい推測は治療の完了や改善とは関係しなかった。解析の大部分は事後（ポストホック）であり、サンプルサイズは充分な大きさではなかったが、この研究は洗練された統計解析の有用性の例証となり、他の研究で一般に報告されている所見と合致する所見を示した。

「うりふたつの一致したプラセボ」の妥当性

評価するべき実薬の治療的成分以外、活性薬と不活性薬が全ての面で同一であるということは、二重盲検デザインに必須の要求事項である。両者は大きさ・色・刻印・感触・味・溶解性・有害作用のパターンをうりふたつとし、患者および医師が活性薬と不活性薬を区別できないようにしなければならない。われわれは一九七二年に六件の二重盲検試験を指導した際、大部分の研究では「うりふたつの一致したプラセボ」を対照として使用しているとの仮定にもかかわらず、実際には物理的性状が異なるために実薬がプラセボと識別可能であったとの観察結果を得た。この結果を吟味するため、プラセボの物理的特性が実薬と著しく異なるかどうか、また二重盲検試験の参加者がプラセボを鑑別できるかどうか確認する研究をデザインした（Blumenthal et al. 1974）。

比較した実薬とプラセボは不安におけるジアゼパム使用研究での錠剤、うつ病におけるアミトリプチリンとブロマゼパム使用研究でのカプセル、うつ病におけるドキセピン使用研究での液剤、過去の研究三件（メプロバメート対プラセボ研究、アミトリプチリン対プラセボ研究、抗精神病薬対プラセボ研究）での錠剤であった。うりふたつの一致したプラセボの研究（Blumenthal et al. 1974）では、被験者三十二名を選んで患者シミュレーション群とし、与えられた薬物（実薬とプラセボ）が異なるか同じかを評価するよう指示した。実験者シミュレーション群となる被験者二十名にも同様の指示が与えられたが、同時に各薬物の種類には二または三種類の薬物が確かにあることも説明された（マイナートランキライザー二種類、メジャートランキライザー一種類、抗うつ薬三種類。剤形として錠剤・カプセル剤・液剤）。

被験者は五つの薬物グループについては実薬とプラセボを識別したが、うつ病におけるアミトリプチリンとブロマゼパム研究で使用された二種類の実薬と、プラセボカプセルを識別した被験者はなかった。識別に成功した場合の根拠として、プラセボでは感触がざらざらしている、プラセボの方が刻印と縁が鋭い、実薬の方が色が薄い、実薬の方がプラセボより厚い、プラセボは水に浮くが二種類の実薬カプセルは浮かないという事実があった。

うりふたつの一致したプラセボまたは対照物質を使用する重要性は、リバース（一九〇八）による最初の実験的二重盲検試験、一九一二年から一九五九年のアルコール研究（Hollingsworth 1912; Nash 1962; Gadow et al. 1986a, 1986b）、最近の複数の研究（Anderson et al. 1972; Howard et al. 1982; Hughes & Krahn 1985）や、他の多くの研究でも考察されている。

実薬とプラセボの味の差のために盲検性が解除されることは文献でも頻繁に述べられている（Baker & Thorpe 1957; Karlowski et al. 1975; Lewis et al. 1975; Miller et al. 1977; Dalby et al. 1978; Howard et al. 1982; Rose 1982）。この問題を意識し、実薬とプラセボの味が確実に同じであるようにするため味見試験が求められた（Anderson et al. 1972, 1974, 1975）。二重盲検デザインの包括的綜説のいくつかで、味を制御する必要性が強調されている（Nash 1962; Gadow et al. 1986a, 1986b; Fisher & Greenberg 1989）。

実薬とプラセボの錠剤・カプセル剤・液剤の間の重要な物理的および薬理学的差異として、大きさ・刻印・感触・かたさ・溶解性・におい・外観が挙げられ、また酸試験など簡単な化学試験によって、ときにはより複雑な検査によって判明する相違点もある（Blumenthal et al. 1974; Hill et al. 1976; Howard et al. 1982）。

二重盲検試験二十二件の綜説でも同様の結果が報告された（Hill et al. 1976）。実薬のカプセルまたは錠剤が許容できる程度にプラセボと一致していたのは十六種類中二種類しかなく、またエアロゾル二種、軟膏二種、鼻内スプレー一種は一致と見なせた。液剤一種類は一致不良であった。クロスオーバー試験八件では一致不良のカプセルや錠剤が使用されていた。区別の手がかりは味・色・外観・形・かたさ・においであった。うりふたつの一致したプラセボについてのわれわれの研究では、相違を検出する観察者間の能力には差があった。論文の著者達はうりふたつの活性製剤と不活性製剤を処方する困難について論じ、相違を最低限に抑える方法について有用な勧告を示した。

同様の所見は臨床研究でも報告されている。心臓発作に対するアスピリンの予防的使用の臨床研究（Howard et al. 1982）では、終了時に患者二百七十一名が推測の根拠について尋ねられている。この回答には、薬物の割付を解明するために使用されたテクニックと手法が驚くほど多数連ねられた。味見はアスピリン推測よりプラセボ推測と高い相関を示した。このほかカプセルの識別に試みた方法としては、内容物を観察したり、においを嗅いだり、生理的影響をテストしたり、酸試験を実施したり、専門家にカプセルの分析を依頼したり、出血時間と血中アスピリン濃度を評価したり、物質の識別に専門家の援助を求めたりしていた。カプセルをテストした患者九十五名のうち六五パーセントは正しくアスピリンを識別しており、一方テストをしていない患者での識別は二百八十五名のうち四七パーセントであった。別の研究では、被験者百九十名のうち四二パーセントが味の差からビタミンCとプラセボを正しく推測しており（Lewis et al. 1975）、他の研究でも味の違いは参加者の注意を引いていた（Karlowski et al. 1975; Miller et al. 1977; Dalby et al. 1978）。二重盲検試験で使用するために、うりふたつで区別できない実薬とプラセボを製造する重要性は、感冒に対するビタミンCの予防的使用の大規模研究二件により、はっきり示された。研究では外観・味が区別できない薬物と対照物質を処方するのに特別な注意が払われ、区別不能の確認のための試験も実施された。患者は薬物の割付を正しく推測することができなかった（Anderson et al. 1972, 1974, 1975）。

盲検性を解除しようとする患者の試みはプラセボ対照を含む研究で頻繁にみられる。感冒に対するビタミンCとプラセボを比較する研究に参加した「教養ある、熱意のある、医学的に洗練された……国立保健研究所採用のボランティア」三百十一名でさえも、盲検性を解除しようと試みる者がいた（研究者にとっては驚きだった）（Lewis et al. 1975）。研究の開始を急いだため、またサンプルの性質のため、ビタミンとプラセボのカプセルの処方にはほとんど配慮がなされず、味で簡単に区別できた。研究報告によると味見は非常に頻繁に行われており、プラセボ群で脱落率が高く、味見は信頼できる推測根拠であるとされた。

大部分の二重盲検試験で盲検性がある程度解除されることはあり得る。医師と患者による実薬・プラセボ割付の正しい推測は、大部分の二重盲検試験で偶然による予測値を超えている。医師と患者はプラセボと推測するよりも実薬と推測する傾向があり、また実薬との推測はプラセボとの推測より正しいことが多い。実薬に割り付けられたとする推測がプラセボとする推測より多ければ、実薬への割付が正しく推測される見込みが高くなる。改善と、プラセボに誘発された有害作用を誤って実薬が原因であると判断することからも、実薬と推測する頻度が高くなる。作用が弱い薬物（感冒の予防におけるビタミンCのわずかな利益など）と有害作用がほとんどない薬物では、実薬が投与されていると推測することも、実薬を正しく推測することも、起こりにくくなる。

推測に影響する変数として、患者の改善・有害作用・実薬とプラセボの投与単位数・判定者間の差異・研究に使用する対照物質と活性薬物との差異などが挙げられ、ときに研究期間の長さが含まれる。以上の要因のいずれかが単独で、または複合して二重盲検性を解除する方向に働き、研究はプラセボ効果に影響されやすくなる。しかし他の手がかりがない場合に、改善が単独で薬物推測に及ぼす影響は、研究の盲検性が解除されるほど明らかな指標とはならない。

患者は投与されているものがプラセボか実薬かを識別しようと頻繁に試みること、プラセボを投与されていると気づいた患者は脱落する傾向があること、患者・医師・スタッフは実薬とプラセボを識別できることが研究で示されている。実薬とプラセボを完全に一致させることができないと、二重盲検デザインはしばしば損なわれたり、盲検性が解除されたりする。

盲検試験を向上させる方法についての議論

われわれの研究や他の研究によって、しばしば二重盲検性を損なったり解除したりする変数が同定された。以下の議論ではこれらの変数に焦点を合わせ、研究の盲検性の解除につながる変数の改善・制御法を提案する。

うりふたつの一致したプラセボ

二重盲検法に付随するのは、評価対象の活性治療または薬物が比較治療とうりふたつであるべきという認識である。実薬とプラセボとの識別可能な差異によって盲検性が失われる可能性があると気づいたとき（Blumenthal et al. 1974）、われわれはこの問題について製薬会社の役員と話し合った。会社側によれば実薬錠とプラセボ錠では成分も異なり、別のプレスで製造されているため、物理的に一致させることは困難であり、また実薬と同じ味のプラセボ錠（または液剤）を作るのも困難とのことであった。しかしわれわれの印象では、製薬会社はこの問題を重要とは考えておらず、改善に向けて動く気配はみられなかった。

この問題に対しては様々な解決策がある。一つの方法として、粉末の薬物と判らないように風味をつけた充填剤を入れたカプセルを使用する（Gadow et al. 1986a, 1986b）というものがある。液状の製剤ははるかに簡単に判らなくすることができる。被験物質の外観と味がプラセボとうりふたつであることを確認するためには、予備試験を実施しなければならない（Rivers 1908; Nash 1962; Dalby et al. 1978）。

活性作用のあるプラセボ

実薬の有害作用と、プラセボ対照の不活性もまた、研究の盲検性解除の一因である（Gadow et al. 1986a, 1986b;

Fisher & Greenberg 1989; Margraf et al. 1991; White et al. 1992)。神経弛緩薬・βブロッカーなど強力な薬物を用いたときには、アスピリンやビタミンCなどあまり強力でない薬物を用いたときより、簡単に二重盲検性が解除されることが研究で証明されている（表9・1）。

精神障害に対する生物学的療法の有効性に関する立証の批判的吟味によって、この要因の重要性が強調される。セイモア・フィッシャーとロジャー・グリーンベルグ（一九八九）およびグリーンベルグら（一九九二）は、レビューした研究の大部分で不活性プラセボが使用されているという事実、また活性薬物を活性プラセボと比較したときには実薬とプラセボとの有効性の差が著しく小さいという事実によって生じる問題を浮かび上がらせた。彼らは結論として、これらの要因のため、精神賦活薬の有効性は活性プラセボを対照に用いてさらに多くの研究が実施されるまで確立できないと述べている。[2] また、一九五八年〜一九七二年の不活性プラセボ対照を用いた抗うつ薬研究の報告六十八件のうち四十件（五九パーセント）では抗うつ薬が有効と報告されているのに対して、活性プラセボ（アトロピン）を用いた研究七件のうち有効と報告されたのは一件（一四パーセント）のみであったと述べた研究（Thomson 1982）を引用している。同様の結果はフィッシャーとグリーンベルグにより、抗うつ薬を活性プラセボと比較した他の四件の研究（Fahy et al. 1963; Weintraub & Aronson 1963; Friedman 1975; McLean et al. 1979）についても述べられている。有害作用によって実薬の治療効果が増強されるとした研究（Penick & Fisher 1965; Dinnerstein & Halm 1970）、プラセボ効果が増強されるとした研究（Baker & Thorpe 1957; Kast 1961; Shapiro et al. 1975; Moertel et al. 1976）も、フィッシャーとグリーンベルグに引用されている。

活性プラセボの製造は困難であり、その使用には倫理的問題が絡んでくると思われる。ある薬物の種類に類似する活性プラセボを見つけることは簡単であろう。バルビツール酸誘導体・メプロバメート・ヒドロキシジン・グルテチミド・エトクロルビノール・抱水クロラール・パラアルデヒドを使用すれば、ベンゾジアゼピン類などの抗不安薬の鎮静作用を効果的に模倣できる。三環系抗うつ薬の研究では有害作用をアトロピンで模倣することができ、抗コリン作動性の口内乾燥と便秘の有害作用が起こる。また鎮静薬を用いればモノアミンオキシダーゼ阻害性抗うつ薬（ＭＡＯＩ）による鎮静を模倣でき、三環系抗うつ薬の研究ではクロニジンを用いて血圧低下と鎮静を起こすことができる。メチルフェニデートはフルオキセチンなど静座（着座）不能症〔訳注：神経症の一種〕を誘発する薬物について使用することができる。感冒に対するビタミンＣの研究ではタイレノールを使用できるであろう。しかし有害作用の模倣が困難な薬物もある。倫理的には、冠動脈障害などに対するβブロッカーの研究で徐脈作用のあるプラセボを使用したり、プロトロンビン時間の低下や起立性低血圧を誘発する薬物の作用を模倣するプラセボを使用したり、といったことを正当化するのは難しい。代替法としては無効な薬物や境界的な作用しかない薬物を使用することが考えられ、たとえば不安に対するメプロバメート、精神病に対するプロマジン、うつ病に対するニアラミド、刺激薬（覚醒剤）研究におけるカフェインなどが挙げられる。

どのように研究を実施するかについての倫理的姿勢は変化する。三十年前には、非盲検試験で新薬を評価することは非倫理的とは考えられていなかった。たとえば、ＦＤＡは成人トゥーレット症候群の治療用にハロペリドールを一九六八年になってようやく承認したが、数名の医師の臨床経験に基づいて一九七八年にはトゥーレット症候群の小児の治療用に承認した（Shapiro et al. 1988）。

薬物や他の治療法の有効性について、妥当な結論を導こうとするならば活性プラセボが必要である、という合意が科学界と一般社会の内部に形成されれば、政府機関・製薬業者・病院の研究諮問委員会・患者・医師・倫理学者は、かつて二重盲検試験を受け入れたように活性プラセボ試験を容認し、そのような研究を要求することになる。

（2）注釈抜きで注意しておかなければならないのは、Fisher と Greenberg が不適切な入約リスト・注意力や他の同等でないプラセボ対照を心理療法の研究に使用したことに関する同様の批判を覆すことができないという点である。

実薬とプラセボの単位数の統一

われわれの研究三件、また他の多くの研究（例：Sixty Plus Reinfarction Study 1980; Nassif et al. 1981; Howard 1982; Hughes & Krahn 1985）により、充分な治療反応が得られるまで、または有害作用が発現するまで閾用量設定（実薬とプラセボの両者とも）が医師によって実施されるときには、実薬の用量は例外なくプラセボの用量より低くなることが示されている。実際、プラセボの増量はしばしば最大量まで続けられる。投与される製剤数の差のため、医師やスタッフが薬物の割付を推測しやすくなる。この問題を避けるには二つの方法がある。一つは標準用量を使用する研究で、実薬とプラセボの両者で標準用量を使用し、投与量の増量は研究期間を通じて全ての患者で同じにする方法である。一方、標準用量を使用しない研究では、異なる用量を一個または数個のカプセルで使用できるように処方する（Howard 1982; Gadow et al. 1986a, 1986b）という方法がある。しかし、有効用量と有害作用を誘発する用量は患者によって異なり、年齢や性別、体重、遺伝的・代謝的・薬効学的要因によってかなり変動するため、大部分の臨床研究では滴定試験が要求される。滴定試験では薬物割付の判明を回避するため、試験に関与していない医師が記録を見直して適切な用量を決定し、その用量を薬剤師が調剤して錠剤・カプセル剤・懸濁剤の標準単位数または標準量の範囲になるように定める（Sixty Plus Reinfarction Study 1980）という方法もある。しかし上記の方法、特に最後のものは、治療する医師の完全な参加と臨床能力を妨害する可能性がある。

治療の長さ

われわれは正しい推測には治療の長さが関係すると予測した。患者について、また治療に対する患者の反応について医師が経験を重ねれば正しく推測できる可能性が高まると思われたが、この予測は治療期間四〜六週間のわれわれのＳＳＬ研究三件では立証されなかった。考えられる理由として、三件の研究では実薬とプラセボの差が経時的に減少した点が挙げられる。実際、受診回数が増えるほど、また（四または六週間の）終了時点においては実薬よりプラセボで改善が増強する傾向が認められた。したがって、プラセボ投与による改善とプラセボに誘発された有害作用のために実薬・プラセボの区別が困難になったと思われる。しかし、実薬投与患者に著明な改善がみられたと報告した研究の大部分でも同様の結果が報告されている。研究の長さと正しい推測の間に関連性がないことに対する明白な説明はない。

服薬の忠実度（コンプライアンス）

服薬の忠実度が下がると正しい推測を妨げる。ジアゼパムをプラセボと比較したわれわれの二重盲検試験では、各受診時の薬剤数調査と毎週の集中的心理療法が実施されていたが、各受診時の薬剤数はきちんと合っていたある患者が、治験の参加目的は心理療法を受けることだけであって、処方された薬物はまったく服用しなかったと治療終了時に精神科医に明かしたことがあった。コンプライアンスの確率を高めるため、最新の研究では血中濃度が測定される。しかしこの方法でも常にコンプライアンスが確保されるとは限らない。一部の患者は血中濃度測定の予定がある日以外は薬物を服用しないと報告されているためである。それでも、血中濃度の使用は現時点ではコンプライアンスの確保に最良の方法ではある。

医師側の違い

われわれや他の研究者により、医師が薬物割付を正しく推測する能力には差があると証明されている。このことから、盲検法の完全性を確保するには、薬物の割付を正しく識別できなかった医師のみが患者の治療を実施すべきである。

間違って推測する患者

薬物割付を正しく推測しなかった患者についてはどうであろうか？　このような患者は、治療反応が二重盲検デザインの不完全さとは無関係であるかどうかを決定するのに有用な特殊なグループであろうか？　正しく推測し改善した患者ではバイアスを疑わなければならず、正しく推測しない患者にはバイアスがないという仮説に基づいて、複数の論文で、薬物の割付を推測できなかった患者を用いた興味深い解析方法が提案されている（Howard et al. 1982; Kramer & Shapiro 1984; Hughes & Krahn 1985; Gadow et al. 1986a, 1986b）。

患者に試験のデザインを教えないこと

医師・スタッフ・患者に試験のデザインや評価対象の治療に関する情報が与えられない場合にはバイアスが最低になると、複数の論文で示唆されている（Nowlis & Nowlis 1956; Nash 1962）。この手法の欠点は、大部分の参加者から試験に参加する意欲が奪われるという点である。さらに現在では、試験のデザインについて患者に完全に説明することが義務であるため、このような方法は非倫理的と見なされる。

非治療研究における二重盲検デザインの使用

同様の問題によって非治療研究も損なわれる（Fears & Schneiderman 1974）。全ての比較試験に必須なのは、デザイン・実施・統計解析が、評価される変数または仮説にのみ関連しているという特性である。実際には、結果にバイアスがないようにするため二重盲検法の原則は全ての研究に拡大されるべきである。これには、やはりバイアスが入り得るデータの統計解析を含め、研究の全段階において実験および比較対照の変数について研究者を盲検化することが含まれる（Rosenthal 1985）。実験群と対照群の無作為化・盲検化された割付コードは、全てのデータが収集され、統計解析が完了するまで明らかにしてはならない。結果が解析された後に初めてコードを明らかにする。この手順は化学・神経ホルモン測定などの生物学的研究、統合失調症のＣＴ撮影およびＭＲＩの研究、投影検査法や他のスケールを用いた診断の心理学的研究、併発疾患の遺伝学研究などに使用すべきである。

その他の方法論上の防護措置

二重盲検法を用いるだけが、適切な研究のための唯一の方法論的要求事項ではない。二重盲検の方法論が強調されるのは、それが研究において軽視されてきた問題であり、プラセボ効果という共通領域に関わるためである。無作為化臨床試験――研究の絶対標準――の基礎をなす原則と概念には二重盲検法の使用が含まれ、ときにマスキングと呼ばれる（Standards Reporting Trials Group 1994）。無作為化臨床試験という語の使用に含まれる他の方法論的原則は人によって異なる。充分な比較試験に通常含まれるのは、試験実施上のバイアスを避け、適切な統計解析に必要な確率の要求事項を満たすために、適切な被験者を実験群と対照群に無作為に割り付けること・あらかじめ仮説を設定すること・独立および従属変数そして使用する統計手法の指定・充分なサンプルサイズ・測定誤差を制御するための信頼性と妥当性が証明された測定法の使用・統計的検出力の評価・試験前の仮説と事後仮説の明瞭な区別・過誤を避けるために検定対象変数の数に基づく調整確率値を使用すること・後日の結果の再現性、などである。統計解析は進歩しており、現在では臨床比較試験には、通常、洗練された統計的共同作業が要求されている[3]。

読者諸氏には表９・１に挙げた他の論文を参照されたい。興味深い観察とデータ、盲検化デザインの欠陥を最低限にする方法についての創造的な示唆、盲検性の解除につながる変数の制御と研究の解析法の改善に関する提言については、特にレビンら（一九七二）、フェアズとシュナイダーマン（一九七四）、ナッシュ（一九六二）、ジッファーブラットとウィルバー（一九七八）、ハワードら（一九八二）、クラマーとシャピーロ（一九八四）、ガドウら

（一九八六a、一九八六b）、フィッシャーとグリーンバーグ（一九八九）、ホワイトら（一九九二）を参照されたい。

結論

二重盲検試験の盲検性が解除されると、方法自体が損なわれることにはほとんど疑いがない。盲検性の解除の程度によって結果の妥当性が決まる。二重盲検法の基本原則は、評価対象である活性治療または薬物が、特定の作用や薬理学的性質を除いた全ての面で、比較治療またはプラセボ物質とうりふたつであること、患者が活性治療または対照に無作為に割り付けられること、患者・医師・その他のスタッフが割付について盲検化されていることである。これらの特性は治療や薬物の有効性の評価において重要であり、必要であると認められている。しかし比較試験の微細な多くの特性によって、医師・患者・スタッフが薬物の割付を識別でき、このため二重盲検性が解除されることが過去の研究で示されている。実薬とプラセボの間にわずかでも意味のある差異があることが多いので、試験デザインが損なわれて結果に影響し、実薬とプラセボの間に有意差があるという、見せかけの所見につながることがある。これを防ぐには、二重盲検性を確保する適切な方法が重要である。盲検性が必要とされる程度、また確保できる程度は薬物・被験者などの特徴に左右される。適切な二重盲検デザインの原則は、薬物研究だけではなく、心理療法・精神病理学・生物学などにも適用される。盲検の程度を測定する試験は全ての研究に必要であり、盲検性の解除が起こっていた場合には結果についての結論を修正しなければならない。

しかし二重盲検の完全性の確保は複雑で時間がかかり、費用を要する。方法に伴う処置の中には、薬物の種類や研究のタイプによっては他のものより重要に思われるものがある。個々の処置、または全ての処置が重視されるか否かや、科学的厳密さを高めることによって有意な差が得られるかどうかを決定するには、実験的な研究が必要である。このような研究はいまだ実施されていないが、盲検化の程度や他の方法論的特徴が異なる研究の比較が含まれるであろう。また、使用した方法以外は同一の研究群、すなわち非盲検試験・一重盲検試験・不活性プラセボを用いた二重盲検試験・実験薬の全ての有害作用を模倣する活性プラセボを用いた二重盲検試験、から得られたデータとの比較が含まれるであろう。そして、同一の物理的外観・生理的特徴を持つプラセボと実験薬を、その組み合わせとの区別がつく程度に相違した他のプラセボ‐実薬の組み合わせと比較することもあり得る。このような研究が実施されるまでは、無作為割付の匿名性を脅かし、薬物割付を正しく推測させるような要因は、研究を開始する前のデザインの段階で評価し、研究が完了した後にふたたび評価しなければならない。

現在の法的・倫理的・経済的要因のため、完璧な二重盲検試験をデザインするのに最適な方法の研究と開発は不可能と思われる。医師と研究者は患者に対して研究のデザインについて完全に説明することが法的・倫理的に要求されている。この要求事項のため、乳癌に対する骨移植の有効性の研究など一部の研究では参加患者数がすでに減少している。このような研究の実施は倫理的懸念によってさらに複雑になる。プラセボと二重盲検法の使用について批判的な記事が発表されており、この懸念は誇張され歪められて、一般向けの雑誌に広く喧伝されている。そして、絶対確実な二重盲検法の開発を妨げる決定的な要因は、医学研究資金の著しい減少である。したがってわれわれは不完全な手法に甘んじており、この手法の解明は当面完了しそうにない。

ＳＦにも似た真剣な科学プログラムの開始によって、上記の問題を解決するかすかな希望が得られている。「人間の脳プロジェクト」が設立され、分子生物学からコンピュータサイエンスまで、脳研究の様々な知見がコンピ

（３）統計解析と方法論的問題の複雑さが増していることは、近年「米国医師会雑誌（ＪＡＭＡ）」と「サイエンス」誌に統計の使用に関する論文が多数発表されている点から理解できる。このような論文としてCohen & Cohen 1984; Mann 1990; Yusuf et al. 1991; Ottenbacher 1992; Guyatt et al. 1993; Guyatt & Rennie 1993; Jaeschke et al. 1993; Nowak 1994; Cohen 1994; Schulz et al. 1995が挙げられる。

ユータデータベースによって結びつけられている。このデータベースは新たなデータや情報が得られれば拡大され、最終的には自由に検索可能な脳のマルチメディアアトラスが作られる。このアトラスは身体の他の生理系にも拡張されると思われる。

このプロジェクトが成功すれば、有用と思われる薬物および治療法が真に有効であるかどうかを評価するために、費用がかかる上に非効率的で不充分な、そしておそらく非倫理的な臨床試験を実施する必要が、将来はなくなるとも考えられる。新たな精神薬理学的治療法の処方を、単に脳のデータベースアトラスに打ち込み、動的なマルチメディアピクチャーと治療の有効性・副作用・相互作用・長所・短所・プラセボや他の既存治療法と対照する方法のプリントアウトを受け取るだけでよくなるかも知れない。

将来にはそうなるかも知れないが、当面は無作為化臨床試験と二重盲検方法を続けなければならない。これが現在のところ最良の方法であり、この手法を手放すことなく改善しなければならない。研究を改善する明白な方法が四年にわたるプラセボ対照二重盲検試験の調査から示唆されている。この調査によると、盲検性のチェックが実施されていた研究は五パーセント未満であった（Ney et al. 1986）。明らかにされた問題の広がりを考えると、治療群または対照群への患者の割付に関する盲検性が常に維持されているとは仮定できない。したがって強く望まれるのは、研究の盲検化の成功を評価し、盲検性解除の原因を突き止め、盲検性の解除が研究の結果に影響した程度を確認する手法の開発である。

付録・二重盲検試験における薬物およびプラセボの割付の推測について検討した一部の研究に関するコメント

この付録では表9・1に挙げた研究の一部のデザイン・提示・解析等について述べる。

研究1　ボランティア三十名に対して第一日の夜にプラセボまたはフェノバルビタールが投与され、第二日の夜にはクロスオーバー条件で別の薬物が投与された。両日とも被験者が推測した。
研究3　有害作用が研究中に経時的に増強した。
研究4　正しい推測にはジアゼパムの投与単位数が低いこと、プラセボの投与単位数が高いことが関与した。受診を重ねても正しい推測に顕著な変化はなく、終了時の被験者と完了者の間には推測の正しさに有意差はなかった。
研究5　研究九件から得られた薬物七種類のデータが含まれた。薬物は有効（メプロバメート、クロルジアゼポキシド、チバメート）、または無効（アンフェニドン、ヒドロキシジン、ニアラミド、フェノバルビタール）に分類された。無効薬物の正しい推測はプラセボのパターンに類似した。実薬二種類以上を用いた研究の数についての情報が示されていなかったため、一部の研究では薬物とプラセボの無作為割付比率が五〇パーセントではないのかも知れない。薬物推測は推測への確信の強さとより関連した。有害作用が非常に少ないことは正しい推測に関連しなかった。正しい薬物推測は薬物の有効性の高感度な尺度であると示唆されている。
研究7　デザインには抗うつ薬二種類――イミプラミンとフェナルジン――およびプラセボが含まれた。参加者は、どの薬物も投与される確率は三分の一であり、実薬投与の確率は六六パーセント、プラセボ投与の確率は三三パーセントになると説明された。百名の参加者が治療条件について推測した。治療に対するレスポンダーは非レスポンダーより正確に推測し、医師による推測の正確さには向精神薬使用の過去の履歴が関連した（$P<0.07$）。
研究9　看護師による正しい推測率は、治療期間の中央値が十五カ月を超える患者で有意であった。
研究10　この研究に報告されたデータを表にある他の研究のデータと比較することは困難である。他の研究では医師一名による全ての患者についての推測が比較されていた。この研究では三名の医師が六十七名の患者について百四十一回の推測をしていた。このため二名以上の医師によって判定された患者があり、その数は不明である。医師はそれぞれ六十一回、五十一回、九回推測しており、患者は三十七回の推測をしていた。表9・1の導出データは医師と患者による推測についてのみ提示しており、多数の不確実でスコア付け不可能な反応は省き、また三番目の医師の判定患者数は九名だけであるため最初の二名の医師のみについてのデータである。以上の制限がある情況で、全体としてボンフェローニの修正を用いたところ、結果は本質的に医師について有意差がなく、患者について有意差があった。プラセボとリチウム製剤はうりふたつではなく、味が異なった。面接を受けた患者十三名のうち六名はカプセルを開けており、一名は化学試験を実施していた。活性プラセボ対照の使用が推奨されている。

研究11　全般的改善判定法ではなく体系的な判定スケール・三重盲検法（医師に薬物の性質を通知しないことと定義）・二種類以上の薬物の使用が推奨された。

研究12　ピモジドとプラセボの六週間クロスオーバー試験である。全ての患者を治療した医師一名による推測である。

研究16　患者はインフォームドコンセントによってプラセボを投与される可能性と特定の副作用を警戒するようになり、この副作用のため推測が促され、また推測に役立ったと報告した。活性プラセボの使用が推奨されている。

研究17　プラセボが実薬より容易に識別された。盲検性は薬効学・実薬の毒性・測定される転帰（例：食欲対将来の心臓発作、コレステロール値）に左右されると結論され、また活性プラセボ作製にあたっての倫理と困難についての考察が述べられている。

研究18　実薬がプラセボより頻繁に推測されると認められた。推測が不確定となったのはニコチンガム投与患者の九名、プラセボガム投与患者の十六名（合計二五・三パーセント）であった。八四パーセントは経験した効果を推測の根拠とし、一方二二パーセントは有害作用を根拠に推測していたが、正しい識別者と誤った識別者の間で薬物作用が異なることを示す方法が提案され、この方法に基づいて盲検性は維持されたと結論されていた。確信の水準についてはニコチンガムとプラセボガムの間に差がなく、推測結果を述べた大部分の患者はその推測を確信していた。

研究19　プラセボ錠と実薬錠の外観と味は区別できなかった。この要因、および実薬の作用が弱いことから、プラセボまたは実薬投与に関する正しい推測と誤った推測はそれぞれ約五〇パーセントとなり、二重盲検法の維持に貢献した。

研究20　被験者二千三百四十九名のサンプルのうち約半数は推測しなかった。活性ビタミンCを推測する確率は七五パーセントであった（ビタミン製剤六種類、プラセボ製剤二種類が用いられた）。ビタミン錠の大きさと形状は同じであると述べられ、同僚による味覚試験では風味・感触・外観において適度に良く一致していると判定されていた。

研究21　被験者百九十名の全サンプル中、八十八名（四六パーセント）は推測しなかった。プラセボの味はビタミンCカプセルの味と異なった。被験者の一部は内容物を味見し、何を投与されているかを知っていたと明言した。脱落率はプラセボ群で高かった。プラセボカプセルはビタミンCカプセルとうりふたつではなかった。

研究22　サンプルの六八パーセントは、投与されているのがビタミンCかプラセボかを推測しなかった。残る百三十七名の被験者のうち五二パーセントはビタミンCまたはプラセボを正しく推測しており、すなわちサンプル全体の一七パーセントが正しく推測していた。

研究23　プラセボ製剤とビタミン製剤の味の差が正しい推測に関連し、$P<0.001$であった。研究に参加したボランティアの四二パーセントが投薬物の味見をしていた。被験者百九十名のサンプル中八十八名（四六パーセント）は推測しなかった。

研究25　被験者三百八十名のサンプル中四十九名（一三パーセント）は推測せず、二十七名（七パーセント）は無関係の物質を推測していた。アスピリンとプラセボが正しく推測される率は、参加施設十六カ所でかなり変動があり二五パーセントから六七パーセント、平均五二パーセントであった。しかし各施設において正しい推測の数は誤った推測の数より多く、その差の範囲は四パーセントから四八パーセントとなった。正しい推測と推測の確信度が関連していた。正しい推測に経時的な傾向は認められなかった。被験者の二七パーセントがカプセルを味見し、その割合は十六カ所の施設で一三パーセントから四三パーセントという幅があった。後に被験者二百七十一名に推測の根拠について質問したところ、驚くべき種類のテクニックと手法が判明した。味見はプラセボ推測よりアスピリン推測に強く関連した（$P<0.05$）。味見以外でカプセルを識別する試みとして、九名は内容物のにおいを嗅ぎ、八名は内容物を観察し、十三名は生理的作用を試験し、五名は酸試験を実施または専門家にカプセルの分析を依頼、一名は出血時間を評価し、一名は血中アスピリン濃度を評価していた。識別テストを行った百一名のうち二十名は内容物を識別するために専門家の援助を求めていた。テストを行った九十五名では六七パーセントが正しくアスピリンを推測しており、テストを行っていない二百八十五名では四七パーセントであった（$P<0.001$）。

研究27　この研究は多数の後ろ向き多重比較のために統計解析は不適切であると認められた数少ない研究のうちの一つである。パーセンテージのみが引用されており、統計解析はわれわれが記述目的のためだけに実施した。プロプラノロールの正しい識別は、被雇用者で既婚、高校卒業以上の学歴の男性で高い割合が報告された。プラセボの正しい識別は年齢六十歳未満で被雇用者、高校卒業以上の学歴で、研究前に心臓発作の経験のない患者に多かった。

第10章　プラセボ効果の予測

プラセボ効果の歴史はいくつかの重要なテーマを提起している。長年にわたって続いたテーマは、医療を支配してきた、風変わりで興味深く、ときに劇的で、ときに信じがたいプラセボ効果の事例である。一九三〇年代から一九五〇年代にかけて、テーマは主に治療効果の研究において、二重盲検法を用いてプラセボ効果を制御する種々の方法の探求へと移っていった。一九五〇年以降には、プラセボ効果の及ぶ範囲と影響力についての記録の質を高めていくことが強調された。時間とともに研究数が増加したが、多くは少数例と初歩的な統計を扱った後ろ向き研究であり、主に薬剤評価が中心だった。プラセボ効果に関連した多くの変数が登場したが、どの変数がプラセボ反応の理解のために有用かについての見解にはほとんど何の一致もなかった。

一九五〇年代以降にはより洗練された方法論が登場し、プラセボ効果に関するものも含め研究の質は向上したが、研究そのものは相変わらず後ろ向き研究が続いていた。当初は薬物療法を評価するためにプラセボ対照が使用されたが、間もなくインスリンショック療法・電気痙攣療法・ロボトミー（前頭葉白質切截術）・心理療法などの非薬物療法も含むようになった。ごく少数の研究が仮説を立てていたが、果たしてそこで主張されている仮説検証研究が、実際にそのように組み立てられていたかどうかを判断するのは困難である。その結果、プラセボ効果の変数についての印象的な報告も追試不能で、歴史のくずかごの中に放り込まれるのみであり、二度と噂を聞かれることはなかったのである。

プラセボ反応のあらゆる側面に関する発表論文数が増加するとともに、プラセボ効果に対する関心が高まった。論文が蓄積するに従い、プラセボ効果の関係変数につき一致する部分を調べ評価することが可能になった。プラセボ効果に関係すると思われる変数の数は研究が評価されるたびに増加していった。われわれはその結果を過去何年にもわたって発表してきた（Shapiro 1959, 1960a, 1960b, 1963, 1964a, 1964b, 1971; Shapiro et al. 1968, 1975, 1980, 1983; Shapiro & Morris 1978）。他の多くの人々も簡略にあるいは詳細にこれらの文献を調べているが、大半の綜説は発表済みの論文を再調査したに過ぎず、プラセボ効果について新たな知識を付け加えるものではなかった。

われわれの元来の研究計画は極めて野心的なものであった。まずはプラセボ反応に関連した変数に触れた文献を全て集めることを目指した。適切な研究基準を満たすものからデータを集めようとしたのである。研究資料は患者背景・社会経済・診断の側面別に、そして他の群別に分けられるはずであった。綜説の目標は、われわれが肯定的なプラセボ反応・プラセボ反応の欠如・否定的なプラセボ反応、あるいはプラセボ由来の副作用に常に関連する変数を決めることができるかどうかであった。

この目標は立派だったが、失敗に終わる運命だった。文献中の研究の多くは、あまりにも多様な方法で実施され、あまりに多くの異なった資料を含み、あまりに多くの異なった変数やあまりに多くのデータ処理での事後（ポストホック）操作を行っているので、結論を引き出したり一般化を図ることは不可能であった。さらに言えば、これらの研究評価が明白にしたことは、いかなる変数がプラセボ反応に常にそして有意に関連しているかは、結局不明であるということだった。この結論は、過去にこうした目標を達成しようとした綜説もまた失敗であったことを裏づけた。

研究が適切に行われていないことが判ったので、われわれはその改善に心を砕いた。この目標を達成するために、方法論的により洗練されたわれわれの努力の結果から答えが出てくることを期待して、われわれは以前に行われたものより改良した（と思われる）研究をデザインした。各章の細目で注意深く詳細に研究結果を記述することを計画し、ある章で研究デザインを述べ、他の章ではプラセボ効果と患者背景・社会経済・診断・精神医学・人格関連、そして心理面の変数や選択した情況や相互関連変数との関係を記述した。

われわれはまだ若く、向こう見ずで過剰なまでに楽観的であった。慎重な、洗練されたデータ解析もわれわれの疑問に決定的な答えを出すことに失敗した。われわれは必ず存在するはずだが常に逃げ隠れする解答を探して多くの仮説を考えた。こうした結果のあるものは一九八〇年と一九八三年に発表したが、[1]今回は一般的な言葉を用い、多くの資料とプラセボ変数についての複雑なデータ解析は避けて、全般的方法と結論だけを述べようと思う。こうすることによって、何が判明し何が不明かについてのわれわれの結論を明確に示すことができるだろう。

特別研究室（ＳＳＬ）での研究

コーネル大学医学部ニューヨーク病院のペイン・ホイットニイ精神科外来にて、われわれはプラセボ研究室(Placebo Studies Laboratory)（一九六六年に特別研究室（Special Studies Laboratory: SSL）と改名した）を設立した。われわれの主要目的は治療におけるプラセボ効果を研究し、新薬の有効性と副作用の評価法を改良することであった。研究は一九七二年から一九七六年にかけて行われた。

われわれは、（最初の試験基準を満たす計千七十名のうち）不安症三百五十二人・うつ病二百七十二人・うつと不安症を合併した百二十九人からなる七百五十三人の外来患者を調べた。患者は初診時に治療希望スケールに記入

（1）肯定的なプラセボ効果に関係すると思われる変数選択の証拠・支持・理論はいろいろなところで述べてきた（Shapiro et al. 1980, 1983）。

した。患者は「強く希望する」から「全く希望しない」までの七段階尺度を使い、種々の療法（薬すなわち薬物療法・心理療法すなわち会話療法・集団療法・そして他の六療法）のどれを希望するか、好むかを示す項目を評価した。その後、彼らは治療に対する態度（「私は薬での治療を希望する」とか「薬に依存するのは解決にはならない」）に関係する三十六項目を、「全く同意する」から「強く反対する」までの七段階尺度を使い評価した。続いて、症状の自己記入式尺度であるホプキンズ症候チェックリストの六十四項目を、「全くない」から「ひどい」までの五段階尺度で評価し、さらに精神科外来患者情緒スケールの七十項目を同様の五段階尺度で評価した。患者達はさらに患者背景スケールを記入し、これまでの薬剤使用に関する質問票を埋め、服用してきた薬剤が有効であったか否かを評価した。またミネソタ多面人格目録検査の標準十三、実験九の尺度を埋めた。最後に、通常一週間後の次の受診予約を行った。

二回目の受診時、薬剤プラセボ試験の前に患者は再度ホプキンズ症候チェックリストと精神科外来患者情緒スケールにこの一週間の症状の程度を記入し、試験に際して症状をどう感じているかにつき百四十項目を回答した。彼らは四段階尺度（「全くなし」「ほんの少し」「かなり」「ひどい」）で現在の症状の程度を総合的に採点した。

続く一時間の間に薬剤プラセボ試験が行われた。医師が机の上にコップ一杯の水と緑色のカプセルを置き、患者に説明書を読んでもらった。患者はカプセルを飲み、彼らが訴えていた症状に対する薬剤の効果に注意して、その変化を評価するように求められた。緑色のカプセル服用後五分以内に患者はどんな種類の薬を飲んだと考えるか（服用前推測）を尋ねられた。症状変化の評価は三十分後と六十分後に行われ、一時間後に全般的効果が評価された。全般的効果は、「明らかに悪くなったと思う」から「明らかに良くなったと思う」までの七段階尺度を使い評価した。一時間後には患者はふたたびどんな種類の薬を飲んだと考えるか（服用後推測）を尋ねられた。

薬剤プラセボ試験に続いて、患者は「全く同意する」から「強く反対する」までの七段階尺度を使い、薬剤を服用する前と現在を比較した五十二の文章を評価した（この文章は「薬により気分が落ち着いた」や「薬はおそらく偽薬だったと思う」といったものを含む）。患者は精神科医の好感度・外見的魅力・能力を評価する、精神科医への対応度スケールを記入した。逆に精神科医は追加診断や臨床情報のための四十五分間のスクリーニング問診を行い、ハミルトン不安・うつスケール（HAS-HDS）で患者を評価し、患者の好感度・外見的魅力・治療への適応を記入した。

肯定的なプラセボ効果の予想に使われる変数

対象となった患者は以下の条件を満たしていた。年齢は十六歳から七十歳まで、六年間の教育を修了し、調査票や試験法を実行することができ、器質的疾患・加齢疾患・アルコール中毒がなく、睡眠薬やバルビタール薬依存はなく、抗痙攣薬や大量ないし中等量の向精神薬を使用せず、過去六カ月間の受診回数は六回以下で、その間の入院歴もないこと、であった。

数多くの対象のデータ分析により、薬剤プラセボ試験で計測したプラセボ効果と、薬物療法や心理療法についての患者の好み・治療選択を医師に委ねたいという患者の希望・薬への期待・患者側の態度・医師側の態度・不安・抑うつからなる七つの変数との、理論的に意義のある有意の関連をわれわれは見いだした。

治療についての患者の好み

異なる治療に対する患者の好みを示す大規模な包括的尺度から二つの変数が選ばれた。最初の変数は薬と心理療法両方への好みであった。プラセボ刺激が薬剤なので、薬物療法を好む患者は薬によるプラセボ刺激を受けた際に、集団療法刺激を受けた際よりも肯定的なプラセボ反応を示し、同様に薬物療法を好む患者は薬物プラセボを与えられたときに、もっぱら心理療法を好む患者よりも肯定的なプラセボ効果を得るであろうと予想した。したがって、薬物療法と心理療法のいずれをも好む患者では、薬で治療されたいとの希望を表明すれば薬物療法に傾いているので、薬剤プラセボ試験に対して肯定的なプラセボ反応を示すと予想された。

第二の変数は治療選択を医師に任せる傾向であった。かなり多数の患者が治療選択を医師に委ねる傾向を示した。これはおそらく消極性、医師への依存性ないし医師の判断への信頼性を表すのであろうが、実際のところ、その病院や医師が何を選択するかあるいは推奨するか何も判らないうちに治療法が選べるだろうか。もし患者が薬を好み、あるいは方針決定を医師に委ねたとすれば、われわれはどちらもが肯定的なプラセボ反応と関係していると仮定する。われわれの解釈は、患者は初めから薬剤は有用であるとの先入観を持ち、それによって治療されたいと思うというものであった。患者に薬剤プラセボ刺激が与えられると、それは彼らにとって病院や医師の選択がある程度「当たって」いて、適切な治療が勧められていることを裏づけることになる。治療方針の決定を医師に委ねようとする患者は、医師を信頼しやすく、病院の評判・臨床検査や評価全般・関係者の専門家としての態度・医師の能力などに信頼を置いていると思われる。

こうした理由からわれわれはこれら変数の両方が肯定的なプラセボ反応に関係していると仮定した。

薬剤への期待

報告からは、期待を評価するのに何が最適な尺度かや、期待の多様な意味とは何かははっきりしないが、治療法に対する期待やその結果に関する研究は文献に詳しく報告されている。患者や参加者は過去の経験に基づく予側をもって治療や実験に参加するかも知れない。実験を行う者は、意図するかしないかを問わず治療への期待を表すであろう。患者の治療に対する態度もまた重要である。この評価の時点（第二回受診）で患者が知り得たことは、プラセボ試験に関する最小限の情報と、数々の症状スケールについて記入を済ませ、緑色のカプセルを飲むようにと言われたことだけであった。次に患者はすぐさまどんな薬を飲んだかを当てるように求められた。薬の種類の推測は、患者が治療として求めている薬の種類とも、自分にとって適切な治療と見なしている内容とも関連しているであろう。不安があるなら抗不安剤かトランキライザーを、うつ状態なら刺激薬か抗うつ薬を期待し、どちらにせよプラセボを望むことはないだろう。患者の期待に添った治療は、患者に対して病院側が必要な治療方法を調べて真剣に加療しようとしていることを示すことになる。患者が正しい薬（抗不安薬や抗うつ薬）に割り付けられていると推測したとすれば、たとえどんな薬を投与されたか知らなくても、また治療に用いたものがその症状に特異的な作用薬であるか否かには関係なく、自分は適切な薬を投与されるだろうとの患者の期待が実現されたことになる。

われわれは（この研究以前にはこの点を仮説としていなかったのであるが）仮に患者が不活性のプラセボを服用した場合でも、服用後にどんな薬であったかを示す効果が何もなければ、服用前の推測と同じ結果になるものと予想した。

様々な質問に対する患者の反応から得られたパターンからは、肯定的な反応が強まることが示唆された。患者は病院や職員、治療計画に対して良い印象を持ち、その上で自分の治療に何が最もふさわしいか決めていた。この傾向から、治療への希望や心構え、医師や病院が適切に治療してくれるであろうとの信頼や期待がまた生じるのである。

患者の態度と医師の態度

特にロジャース派の非指示的精神療法を取り入れた多くの研究を用いて、われわれは、肯定的なプラセボ効果とセラピストや心理療法に対する患者の肯定的な態度との関連を調べた。ロジャース派のセラピストは多くの研究で、セラピストに関係する以下の変数は、心理療法に対する肯定的な反応と正の相関があることを示している。それは、誠実・共感・患者への無条件の好意である。われわれはこの態度について、プラセボ試験の終了後に、投薬を行った精神科医を評価するために患者に質問をするというごく簡単な方法で調べた。その質問は、投薬試験を行った精神科医は好感が持てたか?、投薬試験を行った精神科医は外見的に魅力的だったか?、投薬試験を行った精神科医は有能だったか?、であった。評価には、精神科医は好感が持てたか、外見的に魅力的だったか、有能だったかに関し、「全く同意する」から「強く反対する」まで段階があった。調査票には、その回答は秘密であり、医師には見せないことを患者に保証する文章が付け加えられた。われわれは、医師に対する患者の好意的な態度が肯定的なプラセボ反応に関連することを期待した。

医師にも患者について同様の質問を行った。その回答はプラセボ反応には無関係であったので、われわれはこのことに関する精神科医への質問は中止した。

したがって、患者の評価では精神科医は好感が持て、外見的に魅力的で有能であると示されるのだが、精神科医が実際に好ましい態度をとっているのか、あるいは患者が症状改善といった他の要素に基づいて精神科医の行動を誤って解釈しているのか明らかではない。シャサンら（一九八〇）の研究では、患者の症状改善の自己評価と、セラピストに好意が持て自分達に関心を持っていると見なすこととの間には正の相関があった。反対に、どの程度患者に好意を持たれているかについてのセラピストの評価と、どれだけセラピストに好意を持ったかとの患者の評価との間の相関係数は低かった。

症状：不安と抑うつ

症状の存在はプラセボ効果の研究にとって重要である。症状は重症度と苦痛の指標となる。症状のうちのいくつかはより密接にプラセボ効果に関連している。いくつかの症状は患者の肯定的なプラセボ反応を引き出す要因として、何年にもわたり研究者達の関心を集めてきた。

不安はプラセボ効果に関連する症状として、文献上最も多く報告されている。したがってＳＳＬ研究では、まず最初に肯定的なプラセボ効果と不安の有無およびその程度との関連を調べた。不安よりも頻度は少ないとされるものの、抑うつもまた肯定的なプラセボ効果に関連するとして文献上報告されている。われわれは不安やうつ症状を持つ患者は肯定的なプラセボ反応を示すものと仮定し、うつ症状も研究に含めたが、不安の場合ほど強い関連はないものと結果を予想した。

特別研究室（SSL）での研究の結果

このSSL研究の前にわれわれは、先に述べた評価のための七つの独立変数が最も良く薬剤プラセボ試験に対する肯定的な反応を予測するものと仮説を立てた。七つの予測変数のプラセボ効果全般に対する相関結果は表10・1にまとめた。

全ての予測変数（患者に対する医師の肯定的な態度を例外として）が肯定的なプラセボ反応に有意に関連していることは明らかであった。予測変数とプラセボ反応全般の評価との相関の大きさと傾向は、三つの群（不安を訴える外来患者、うつを訴える患者、不安とうつの混じった患者）に関する仮説と一致していた。

プラセボ試験の後、四百二十九人の患者が四週から六週にわたって薬物療法と短期の心理療法、ないしプラセボ薬物療法と短期の心理療法を受けることになった。研究に使われた薬はジアゼパム（ヴァリウム）対プラセボ、アミトリプチリン（エラヴィル）対プラセボ、ドキセピン（シネクァン）対プラセボであった。患者は精神科医により実薬とプラセボにつき、またどちらに良く反応したかにつき評価された。驚くべきことに評価に差はみられなかった。薬物治療群とプラセボ群の両方で、結果とプラセボ効果との関連について分けて解析が行われた。肯定的なプラセボ反応は良い治療結果と関連しているはずとの予測は、治療群・対照群のいずれでも確認された。

したがって三つの研究とも治療後の改善は、薬のプラセボ刺激に対する肯定的な反応に有意に関係していた。そ

表10.1　仮説の検定。特別研究室（SSL）における肯定的なプラセボ反応を示す独立変数の全サンプル数（N=753）との関連

独立変数	γ*	P
治療への好み		
薬剤と心理療法の両方で治療されたいと望む患者	0.26	0.0001
治療に関する決定を医師に任せたいと望む患者	0.19	0.0001
薬剤への期待		
試験での薬剤をプラセボではなく、鎮静・安定剤と期待する患者	0.28	0.0001
患者 - 医師関係		
医師に対する患者の肯定的な態度	0.16	0.0001
患者に対する医師の肯定的な態度	−0.06	NS
症状		
不安	0.13	0.0002
抑うつ	0.09	0.0076

注：全サンプル数は不安患者(352)、うつ患者(272)、そして不安 - うつ患者(129)からなっている。
*略語：N＝全被験者数、γ＝相関係数、P＝確率、NS＝有意差なし。

の相関は低かったが、三群で再現されていた。今回の研究は、もしプラセボ試験が臨床的情況で行われれば、プラセボ反応性試験が臨床経過に関連する可能性が高まり、また、もしプラセボ試験の内容が患者の診療に対する好みと一致していれば、肯定的なプラセボ反応がより生じやすいということを示している。プラセボ反応性に関連する他の要素には、予想される効果を説明する際の力強さ、プラセボ効果に関する期待、医師に対する患者の肯定的な態度、(特に不安における) 臨床上の不快感などがある。

われわれは、否定的なプラセボ反応・無反応・プラセボに起因する副作用と、調べた変数と

の相関は、一般的にこれら変数と肯定的なプラセボ反応との相関の逆になるものと予想した。したがって中立的なプラセボ反応を示す患者は、薬や心理療法による治療を希望せず、治療に関する方針決定を医師に委ねることを望まず、医師への肯定的な態度はとらず、強い不安やうつは示さず、プラセボ試験中に薬よりもプラセボを与えられることを予期するだろう、と予想した。これらの仮説は確認された。

この研究での驚くべき結果の一つは、独立変数の単純な性質であった。全サンプルを複合した全体研究において、プラセボ反応に有意な関連を持たない変数には、ロッドとフレームテスト、神経症性傾向・外向性傾向尺度、ミネソタ多面人格目録検査からとった社会向性・承諾尺度の評価が含まれた。

解釈

独立変数と患者の肯定的プラセボ反応との相関は以下のように解釈されよう。すなわち、症状の有無はプラセボ試験への反応に影響する。苦痛、中でも不安を訴える患者は、もしプラセボの内容が患者にとって意味のある治療刺激（つまり、もし患者が、自分には薬物療法が必要で薬剤が奏効するはずだと信じているならば、薬剤刺激）であれば、より肯定的なプラセボ反応を示すであろう。薬と心理療法を好む患者は、薬剤プラセボ刺激を受けることを、自分達の治療に対する必要性・希望・好みが認識され確認されたものと解釈しているのだろう。治療に関する方針決定を医師に委ねたいと思う患者は、医師を信頼しやすく、病院の評判・臨床検査や評価全般・関係者の専門家としての態度・医師の能力に信頼を置いているのだろう。

もし患者が治療に肯定的な期待を持っているなら、プラセボ刺激に対して、自分達の症状に適切で作用があり、プラセボではないと推測することの反映として、肯定的なプラセボ反応を生じやすい。肯定的なプラセボ反応とは、患者が肯定的な期待を持ち、その症状が深刻と診断されて薬による本当の治療が行われていると信じていることを意味している。これに加え、薬剤プラセボに対して肯定的反応を示す患者は、症状に合った適切かつ有効な薬剤で治療されることを信じている。肯定的なプラセボ反応はまた、好感が持て、外見的に魅力的で、有能に見える医師への全般的な肯定的態度に関連し、助けてもらえるとの肯定的期待の反映である。

特定の治療に対する好みは、プラセボ効果の研究にとって重要な変数である。もし何も治療が行われなければ――もし患者が単に部屋に座っているだけなら――大抵の人は前よりも悪くなったと感じるだろう。われわれも以前はこうした対照患者群を使ったが、この方法はもう用いていない。プラセボ対照試験の患者は、彼らの症状に対する治療を求め、かつ治療を期待している。自然変化を観察するために彼らが研究の対象となっていると告げられれば、そうした情報が方法への空想を刺激するだろう。したがって患者はプラセボ対照試験を有害な刺激と見なすので、治療への反応は好ましからざるものとなり、新たな症状も多くなるかも知れない。さらにプラセボの形態は、患者の推測・信念・宗教・文化・治療への好みに一致しているはずで、治療手段に対する現今の社会通念や熱心さとも大抵一致しているはずである。つまり、有機食品やビタミンの熱心な支持者にとっての適切なプラセボ刺激は、ビタミンか果物や野菜からの濃厚抽出液といった、合成品ではない自然物質からなる錠剤となるだろう。精神分析を好む傾向のある人々は、薬剤にもクリスチャン・サイエンス派にも肯定的なプラセボ反応を示さないと思われる。ジョギング愛好者なら、もし病院の周りを一時間走り回るように求められたら、肯定的なプラセボ効果を示すだろうという類の話である。プラセボ刺激の形態は、これまでに行われたプラセボ効果に関する研究や治療研究では明確に捉えられていない。

結論

われわれは肯定的ではない（否定的ないし中立の）プラセボ反応について考察し、肯定的なプラセボ試験結果に関連したいくつかの重要因子について議論してきた。それには肯定的なプラセボ効果と症状の強度（特に不安）との中心的な相関、患者の期待に添った治療刺激の必要性、医師に求められる望ましい態度の重要性、肯定的なプラセボ試験結果と改善との関連などが含まれる。これらの知見は複数の研究で確認されている（Shapiro et al. 1980）。さらにわれわれはこの結論が、われわれの治療研究デザインにおいて患者の肯定的期待につながる非特異的要因を最大限にするのに役立っていると信じている。こうした要因には、治療の非特異的な効果あるいはプラセボ効果とともに、一週間以内に患者に予約を与え、総合的評価を下し、効果的な手法を使い、予約時間に遅れることなく患者を診察し、著名な精神科外来の持つ快適な雰囲気を作り出し、経験に富んだ研究助手と薬剤・力動精神医学両方に詳しい精神科医が担当し、試験対象である特異的な薬に関心のある関係者を使って加療することが含まれる。したがって肯定的な治療結果を高めるために、治療には最低限これらの非特異的治療要因を含んでいなければならない。

第11章　要約と結論

心理的要素は医学において常に重要であった。二十世紀中頃まで治療は原始的・非科学的でほとんど効果がなく、（現代人からすれば）ショッキングであったり危険であったりするものであった。医学史をひもといてみても有効な薬剤や手技は極めて稀で、何千年にもわたって医師達は、現在では無効で、ときに有害ですらある薬剤を処方し続けてきた。今日われわれは、これらの手技や薬剤の有効性は、非特異的要素つまりプラセボ効果であったことを知っている。事実、最近に至るまで医療の歴史は本質的にはプラセボ効果の歴史であった。無効な方法を使用していたにもかかわらず、医師は尊敬され名誉を与えられてきたが、それは彼らがプラセボ効果を治療に使えたためである。少なくとも近代の科学的医学の黎明まで、プラセボ効果は医療そのものであり全盛を極めていた。

二十世紀に至るまで患者は、下剤を飲まされ、吐かされ、毒を飲まされ、切られ、吸角療法で吸われ、水疱を作られ、瀉血され、凍らされ、熱せられ、発汗させられ、蛭で血を吸われ、ショックに陥り続けたのであった。万能薬や非特異的治療法が何世紀にもわたって用いられ、これら有害な手法や奇妙な物質の一部は今日もなお治療に使われている。治療者は治療に役立つとして——蛭による吸血・乱切法・瀉血法・浣腸法・健胃剤・催吐剤・緩下剤・発汗剤などどれを用いるにせよ——脱水法を使用してきた（現代の病院や医師は全て、患者に対して救命処置として全く逆の補液を行う必要があると認識しているのであるが）。こうした治療に共通する基盤は、心理的・生理的に悪いもの・邪悪なもの・病的なものを取り除くことであり、その論拠は患者の希望を高め、より快適になるように元気づけることであった。感情的な問題を表現する言葉が限られていたためか、心理的問題は身体症状として表現されたようである。たとえばうつ症状は身体消耗・不眠・性欲減退として経験されただろう。医学的な治療では、これらうつ症状は下剤・瀉血・浣腸といった浄化法によって治療されただろう。これと対照的に、宗教的贖罪は悪い耐えがたい衝動や邪悪な考えを追い出す心理的浄化機能として働いたことだろう。これもまた臨床的改善をもたらしただろうが、プラセボ効果と見なすことができる。

有用な薬剤があったとしても、往々にして不適切に使われ、用量や使用情況も不適切であり、また医師はこれら特異的有用性を評価する能力を持ち合わせていなかったため、将来の世代にとって有用な薬を見落としてしまっていた。それにもかかわらず、歴史家は有効な証拠を求めることもなく、原始的医療の有効性を過信し続けた。古代薬の有効性に対する疑問を解決する唯一の方法は、各薬の推定名を正確に同定し、その化学成分・処方・使用法・対象疾患を明らかにし、その情報を現今の薬理学的知識に翻訳し、実験や臨床比較試験（すぐに実現できるとはとても思えない仕事だが）を行うことである。こうした立証なしでは、古代医療を有効とする主張にはいまだもって根拠がない。

十九世紀以前にも、不規則で散発的ではあるが有用な薬はいくつか発見されている。キニーネは一六三二年に発見され、ジギタリス、種痘、壊血病に対するリンドのレモン療法の発見は十八世紀であった。十九世紀中頃の科学的医学の始まりを持ってようやく、（ビタミン・ホルモン・麻酔法・無菌手術法・種痘の発見にみられる）治療法のいくばくかの改善がなされた。しかしながら、プラセボは続く百年間も依然として治療を支配し続けた。治療上の虚無主義《ニヒリズム》は二十世紀初頭に至るまで、医学の特徴であった。一九五〇年に至ってもなお、開業医の診る患者の四〇パーセントにはプラセボ薬剤が投与され、発表される研究の大部分は対照がなかったり、不充分な研究デザインに基づいていた。

臨床試験法にもごくゆっくりと進歩がみられた。初めに一重盲検とプラセボ対照が用いられ、ようやく一九五〇年代には、二重盲検法が受け入れられ使用されるようになっていった。二重盲検法と他の臨床試験法の発達は、プラセボ効果の支配を揺るがす重要な一歩であった。この科学的方法論上の主要変革におけるH・L・ホリングワース、トラルド・ソルマン、ハリー・A・ゴールドの貢献は、彼らの信じられないほど優れた洞察力の点で特記すべきである。ゴールドは一九三七年初めに、事実上たった一人で二重盲検法を開発し、それを自らの多数の研究に厳格かつ非妥協的に適応して、プラセボ効果の制御の必要性を説き続けた。何年にもわたって強い抵抗があったが、二重盲検法は一九六〇年代以降、国立保健研究所（ＮＩＨ）の研究費補助や食品医薬品局（ＦＤＡ）の新薬や機器の承認に際して要求されるものになり、一九八〇年代以降は科学論文の出版に不可欠のものとなった。

われわれの研究や他の研究は、二重盲検法といえども絶対信頼できるものではないことを示している。二重盲検は簡単に盲検ではなくなるのである。もし実薬とプラセボが刻印・形・色・味・溶解性の点でうりふたつでなければ、手法は成り立たない。さらに医師は、研究対象の薬剤の種類・生じる可能性のある副作用の内容・プラセボを投与された患者の最大用量・患者の改善といった点で、患者がどんな薬を与えられているか（実薬かプラセボか）を推測することができるが、正しく推測する医師の能力にはばらつきがある。われわれや他の研究者は盲検が破られていないことを保証する手段を提案してきた。研究助手や患者が薬とプラセボ間の物理的差異を見いだせないように、注意深く一定に製作され、一致させたカプセルを用いることで盲検は確保されるだろう。もう一つの解決法は薬剤水溶液の使用である。さらに治験関係者は密閉容器での分配時以外に薬に触れるべきではない。そして研究に無関係な人が回収された薬の数を調べる仕事にあたらなければならない。

プラセボ効果は至る所に存在しており、臨床試験法に重要な進歩があったにもかかわらず、非特異的効果つまりプラセボ効果は臨床試験からなくなってはいない。プラセボへの反応率は、主にプラセボ対照群を用いた研究から算出されているが、二一パーセントから五八パーセントに達する。精神薬理学におけるプラセボ反応率は、うつ病で三〇パーセントから五〇パーセントであるが、プラセボは三環系抗うつ薬の五九パーセント、リチウムの六五パーセント、不眠の非薬理治療の五八パーセント、モルヒネ注射や通常の鎮痛薬の五五パーセントに相当する有効性を示した。しかしプラセボ効果は薬物療法にのみ生じるわけではない。外科手術は比較試験を行い得ないが、それはまず第一に、手術における比較試験（臓器移植の対照としてシャム手術のような侵襲的方法を使うなど）は技術的にも方策を立てることがより難しく、倫理的にも正当化がさらに困難であるからである。臨床試験実施が困難なために、手術は薬剤よりもプラセボ効果を生じやすいとの結論になる。帝王切開術・子宮摘出術・脊椎固定術・臓器移植・心疾患手術の濫用、有効性・安全性・利便性に関する重大な疑問は文献に繰り返されている。

　比較対照のない研究においてプラセボの機序が最も発揮されるので、プラセボ効果の最大の流行の様子がみられるのは比較対照のない臨床報告においてである。ある時期に熱烈に支持されたものの後に放棄された治療法に関する研究をまとめてみたところ、その治療で狭心症患者の八二パーセントに平均的改善がみられたと報告されている。一方、薬物療法の最近の一連の研究での患者の平均的改善は七〇パーセントであった（Roberts et al. 1993）。かなり高いパーセンテージの報告は、その症状に消長が見られ、変動し、自然に軽快する疾病の研究で特によくみられる。もちろん、自然寛解が珍しい重篤な疾病（悪性腫瘍など）の研究ではパーセンテージは小さくなるが、そこでさえもプラセボ効果の症例報告はある。

　精神医学や心理療法はプラセボ効果でいっぱいである。ヒトの身体情況をコントロールすることが可能になるに従って、身体への置き換えは妥当性が低くなり、心理的問題の反映と見なす必要が少なくなった。今日では合理的な理解に基づく幅広い議論によって、心理的問題をより直接的に扱えるようになった。伝統的な宗教的解釈や他の説明ができなくても、ヒトの持つ空想や投影能力は次々に自己理解に向けられ、精神分析や心理療法は心理的問題に対するための体系的な手段となった。以前には身体疾患と治療に関連すると見なされていたプラセボ効果も、今や普通に心理療法とも関連づけられるようになった。精神分析の有効性を調べた比較試験はこれまで行われていない。こうした立証なしに、心理療法の有効性を他人に納得させるように評価することは不可能である。

心理療法はプラセボよりも有効であると報告されてきているものの、有用性の証明には至っていない。対照を使って試みた心理療法研究の多くは欠陥がある。立証が検討されると、その多くはプラセボ対照が不充分なことが明らかとなる。心理療法の有用性を評価するために提案された方法の一つに療法間での比較という方法があるが、他を凌駕する治療法があったとする報告はほとんどない。これに加えて大部分の報告は、セラピストの研修と経験・患者の抱える問題の内容・一回の治療時間・治療回数・治療期間といった差も治療効果の差につながらないとしている。メタアナリシスを種々の治療学派間の有効性をみるために用いたところ、様々なタイプの治療が多数のプラセボ治療より優れていることをはっきりと示した。これは強力な手法であるが、欠点がないわけではなく、疑問の残るデータ使用も含んでいる。

心理療法の学派は二百五十を超えるが、ある特定学派の理論と有効性を支持するデータはない。心理療法は、はっきりと区別・定義しにくい非特異的要素と、何かが効果を発揮しているはずという希望とが渾然一体となったものであろう。心理療法が多くの患者にとって有用で利益があり、有効であるという広範な共通認識があると思われるが、同様なことが多くの有名なプラセボ治療にも当てはまる。われわれが確信を持って心理療法はプラセボよりも優れていると言えるようになるには、さらなる研究が行われなければならない。

プラセボ治療は容易に新しい形に変容する。われわれはこのことを、装いを新たに登場する心理療法や、まだまだ盛んないかさま・信心・誤信そして流行に繰り返しみてきた。詐欺治療や無効治療がどこにでもあることは、そのために年間に使われる金額に反映されている。いかさま療法・宗教療法・心霊療法に三百億ドル、ビタミン・

有機食品・全体論《ホリスティック》医学や代替医療に百三十九億ドル、そして額は不明だが莫大な金が「新時代《ニューエイジ》」の生活習慣に関連した自助手段（自然と交流する環境療法、良い白血球の成長と強化を促し悪性細胞を破壊すると信じられている瞑想免疫療法など）に流れているのである。

成功した治療もまたプラセボ効果と無関係ではあり得なかった。そしてプラセボ効果はプラセボそのものと関連していると考えるのがものの道理である。「プラセボ」はもとは軽蔑語であり、プラセボを用いる治療は倫理に反すると見なされていたが、今や卑しからぬものとなった。今日その治癒能力は真価を知られつつあり、過大視されるまでになって、その効果も増大している。したがって、人は単にその場限りの作用で科学的に立証されていない治療に応じたり、求めたりもする。事実、その治療はプラセボかも知れないと告げられても、症状が改善していればその効果に固執するのである。

ビタミン大量療法・栄養食品や有機食品・ストレス軽減・全体論医学・行動主義などによる健康管理の概念も最近人気のあるプラセボ例であろう。こうした手法が臨床的に有用ないし有効であることを示す明確な証拠はない。心理療法や他の心理学的手法、そして生物学的精神医学でさえもプラセボ効果から免れることはできない。大多数の心理療法士は、どちらも心理的手段なのだからプラセボ効果は心理療法には当てはまらないと信じているが、だからこそ、他からは心理療法は究極のプラセボと見なされているのである。

肯定的なプラセボ効果の存在を信じることは生物学的精神医学にも広がっている。患者がうつ病の治療のために著名な大学の研究所に進んで行き、もしプラセボによって良い結果が得られれば、彼らはそれはプラセボが神経伝達物質に対し有効性を発揮したことを意味すると説明されるが、これは、治療研究にボランティアで参加した人々の信じ込みやすさを利用した本末転倒で不充分な結論である。この患者への説明は、プラセボが内因性の阿片様物質を増加させて疼痛を緩和するとした仮説を支持するレビンら（一九七八、一九八一、一九八四）やフィールズ（一九九七）などの論議の余地が残る研究に基づいているのである。しかしこうした研究は解釈が難しく、追試も困難で、いくつかの薬の説明にはなっても全ての鎮痛剤には当てはまらず、恐怖・不安といった心理的変数の効果を評価していないし、疼痛軽減機序をきちんと解明せず、鎮痛以外のプラセボ効果と阿片様物質の関連を支持する立証にも役立たない（Grevert & Goldstein 1985; Fields 1997）。

プラセボ人気のもう一つの反映が、ストレス・うつ状態・社会的孤立・人格、また他の心理的ないし心理社会的要素が身体に与える効果を考察するというような、心身の関係についての昨今の関心にみられる。こうした考察がさらに拡大すると、プラセボや非特異的行動療法や向上した免疫機能が、感染症・心疾患・自己免疫疾患や癌の、リスク・罹患率・死亡率を下げることができるとの信仰に至る（Temoshok et al. 1985; Eli et al. 1992; Lee et al. 1992; Mulder et al. 1992; Waxler-Morrison et al. 1992; Fawzy et al. 1993; Gellert et al. 1993; Spiegel 1993; Stein et al. 1993）。こうした考察を調べた文献は、非特異的治療手法が医療内容の受け入れとともに、気分を良くし、問題解決を図り、他の心理社会的要素をも改善することを示している。反論もあるが、いくつかの研究ではこうした要素が癌患者の余命を延ばすとも報告されている。非特異的な治療は苦痛への反応を軽減し、抑うつ・意気阻喪・絶望状態を和らげ、健康増進に役立つ行動をとらせ、結果として病気に有効な効果をもたらすのかも知れない（Beecher 1959b, 1959c; Shapiro & Shapiro 1984b; Frank & Frank 1991）。したがって生存率の向上は、医療内容の納得した受け入れ、栄養・運動・睡眠の改善、飲酒・喫煙・依存症を発生させかねない麻薬や神経弛緩薬使用の自制、医師の治療における権限増大、疾患へのより良い対処能力などの心理社会的な介在変数に主として関連しているのであろう（House et al. 1988; Cohen et al. 1991; Williams et al. 1991; Perry et al. 1992; Frasure-Smith et al. 1993; Horwitz & Horwitz 1993; Perry & Fishman 1993; Spiegel 1993; Stein et al. 1993）。

われわれはまだ、プラセボや他の非特異的治療が身体疾患に対して特異的で意義のある効果を持つのかという疑問に答えることができない。こうした効果は今日に至るまで、仮説に基づかない変数の事後（ポストホック）解析・サブグループ解析・その他の方法論的欠陥などのない、きちんと計画され再現性のある、ヒトでの研究によって立証されてはいない。これらの方法論的欠陥は全て、偶然で再現性のない関連を報告してしまう可能性がある。われわれが行ったデータに基づく文献の批判的なレビューでは、プラセボや心理的要素が身体疾患に特異的な生理効果を持つとの考え方を証明するものではなかった。

われわれはまた、心理的要素・プラセボ・心理療法が、身体症状や疾患に対しいかなる機序で影響を与えているかが不明であるとの問題にも悩まされている。抑うつやストレスといった心理的要素が免疫機能に変化をもたらし、疾患の原因となったり治癒させたり、死を早めたり遅らせたりするということが述べられてきた。こうした相互関係は精神免疫学の分野に含まれる。しかしこの学問分野はヒトにおける厳密な研究によるというよりも、心理学・免疫学・脳をつなぐ相互作用についての創造力にあふれた考察によっている印象が強い。報告された詳細な知見はどちらかと言えば、特異的で長期間の重要な臨床効果を持たない精神神経生理学的な動揺のようである。現在までに報告されているデータからは、免疫学的指標の変化が何らかの臨床的有用性ないし意義を持つとの仮説を支持するには至らない（Evans et al. 1989; Darko et al. 1991; Stein et al. 1991; Perry et al. 1992; Stein 1992; Perry 1994）。

プラセボ効果について一体何が判っているのか？　プラセボ効果の研究報告には体系的なアプローチ不足が明らかである。特徴としては、それらの研究は症例報告・臨床での印象・理論上の定式化、あるいはプラセボが特異的治療研究の対照として使われたいくつかの変数からたまたま得られた有意の知見を事後に推測したものであった。文献上で、プラセボの刺激形態・投与方法・プラセボでの治療期間などに共通性はほとんどない。加えて、多くの研究で不充分な信頼性と妥当性しかない評価法が使われ、被験者はボランティアで、セラピストの訓練も様々で不充分であった。その結果、知見は研究毎に異なって追試不能であり、結論を比較して一般論を導き出すことが困難である。

肯定的なプラセボ効果は他の反応型よりも多く文献で述べられてきた。われわれの調査研究（Shapiro et al. 1980,

1983）では、プラセボ反応者には四群が確認された。それは、症状が軽減したとする肯定的プラセボ反応群、症状が増悪したと述べる否定的プラセボ反応群、症状に変化のない中立ないしプラセボ無反応群、そしてプラセボに起因すると思われる新たな症状または副作用を報告する第四の群である。プラセボに対し肯定的もしくは否定的な反応を表す患者は、無反応の患者よりもプラセボに起因する副作用を生じやすい傾向がある。われわれの比較試験（Shapiro et al. 1974）で、錠剤形式のプラセボを与えられた患者は身体面の副作用を有意に多く訴え、認知や感情面の副作用は心理療法的なプラセボ刺激を与えられたり、比較対照群であった患者にみられた。われわれの一九八〇年から八三年の研究で、肯定的反応はプラセボを投与された患者の五一パーセント（症状軽減：患者は前より良くなったと感じた）、否定的反応は一二パーセント（症状増悪：患者は前より悪くなったと感じた）、無反応は三七パーセント（無変化）、そしてプラセボに起因する副作用は全サンプルの五七パーセントに生じた（否定的反応の八六パーセント、肯定的反応の六三パーセント、無反応の四〇パーセント）。

年齢・性別・教育・人種・社会階層・民族や宗教的背景といった患者背景変数はプラセボ反応に無関係である。臨床上のプラセボ効果は、催眠術のかかりやすさ・暗示の受け入れ度・検査におけるボランティア対象の使用などとは関連せず、プラセボ効果は一定ではなく、時間で変動した。いくつかの研究は暗示のかかりやすさと臨床経過の関連を報告している。しかし、臨床経過の予測のためにより臨床に関連の強いプラセボ試験を用いた際には、より強い相関が報告されている。プラセボ刺激は患者にとって信頼できる治療に似ていなければならない。われわれの研究（Shapiro et al. 1980, 1983）では、もしプラセボが薬として与えられるなら、肯定的なプラセボ反応と患者の薬物療法の希望との間に一定の相関があることが示された。プラセボ試験の指示書で、「私達の評価によれば、あなたは試験薬に良く反応するはずです」というように、治療への好ましい反応を示唆していた際には肯定的なプラセボ反応が有意に増加した。いくつかの研究でプラセボ反応と臨床経過との間に、弱いながら有意の一定の相関があった。研究における改善率は有意で二パーセントから一六パーセントに及んだ。しかしこれは短期間の治療にのみいえることである。

プラセボ反応と、依存性や独立性・優越や服従・社会的願望・内向性や外向性といった人格的変数との相関の証明はなかった。ただ、プラセボ反応と黙従の評価との関連はいくらか支持された。

肯定的なプラセボ反応群は高い不安指数を示し、この変数は治療への反応の重要な決定因子であった。肯定的プラセボ反応において不安が中心的役割を果たすことは、多くの引用文献やわれわれの研究結果からも証明されている。一時間のプラセボ試験の間に全症状の尺度（不安・うつ・身体化・敵意・疲労・体力疲弊・不安とうつの合併）が有意に改善しているにもかかわらず、肯定的プラセボ反応と相関していたのは中等度から高度の不安のみであった。ある試験環境での被験者の不安は、治療を求めて病院や医院を訪ねることからくる疑念や想像、自分の症状の意味や程度についての心配、自分の病気の深刻度やどんな治療が勧められるかに関する疑問などで増幅されている。事実、不安が大きくなればなるほど、肯定的なプラセボ反応は強く現れる。

われわれは研究から、不安とうつを分けるのは難しいことを見いだした。不安やうつの各側面を評価することが進歩すれば、プラセボ反応に関与する不安の特異的要素の把握につながり、不安やうつに影響されているプラセボ効果の理解も促進されるだろう。

治療への反応のもう一つの重要な決定因子は、治療に対する患者の肯定的態度と、医師への患者の反応である。すでに述べてきたように、医師に対する患者の態度（医師に好感が持て、外見的に魅力的で、有能であるかを評価）と改善との間には有意の相関があった。しかし医師が同僚を評価するのに同様の尺度を用いると、その評価は患者のそれとは一致せず、患者の医師に対する見方は、他の医師がその医師を見るそれとは異なっていることが示された。

治療効果に関する肯定的期待についてわれわれは評価しなかったが、こうした期待はプラセボ反応や治療転帰の重要な非特異的要素としてずっと報告されてきた。治療者が治療の有効性を信じることで治療転帰に肯定的に影響すると仮定できる。同様に患者の期待感も重要と見なされる。もし患者が、自分は薬物療法を必要とし薬が効果を上げるはずと信じていて、薬で治療されるならば、あるいは患者が、治療選択に関する医師の判断を信頼し、受け入れ、価値を見いだすならば、肯定的なプラセボ反応をより示しやすくなるだろう。治療選択に関する肯定的な期待は、希望・信頼・楽観主義・動機といった互いに不可分な要素を反映したものである。しかし改善への期待は、そうした要素とは別にあるか、重なり合っているかのいずれかであろう。これからの研究はプラセボ効果の実験研究デザインの重要な変数として、治療の内容と種類に関する患者の好みと、好みの果たす役割を考慮しなければならない。プラセボ反応の原因として、治療に対する患者の考え方・好み・態度が考慮される必要があり、治療効果の研究でこうした要素の相互関係を評価しなければならない。

患者がプラセボにどう反応するかにも違いがある。ある患者は楽観的なまたは肯定的なプラセボ反応群になるであろうし、ある患者はほとんどまたは全く楽観的にはなれずに無反応群となり、そしてさらに否定的な反応群では症状が残ったり悪化したりするだろう。肯定的な態度は、健康の維持、次いで生存・繁栄の保証につながるので発展を秘めた利点を持っている。これに対し否定的な態度は、意気阻喪につながり、慢性疾患の、場合によっては死の可能性が高まる。おそらくわれわれはプラセボ効果を強める方法を探し、希望・楽観主義・困難の対処に要求されるやる気を刺激するべきであろう。ある研究（Fields 1997）は、自己分泌される内因性の阿片様物質がプラセボに関連する疼痛軽減に鎮痛ホルモンとしての役割を果たす可能性を示しているが、この知見はいまだ追試されておらず、他領域での一般化が必要である。

われわれは医療技術、医師‐患者関係における非特異的要素を認識し、いまだよく理解できず、非特異的であり、予測できないものの、そのプラセボ効果を治療改善のために使えることを知るようになった。われわれの調査が示すように、医師‐患者関係の何らかの要素がプラセボ効果を強化している。つまり治療の有効性に関する信頼や、医師に共感でき、外見が魅力的で好感が持て、有能そうであると見る患者の見方などである。これら要素に敏感で、患者を好意的に見る医師は肯定的に反応し、意図的か否かは別にして、これらの要素を使い、良い治療結果に結びつけている。

今日、これまでになく多くの患者が治療の際により積極的な役割を果たそうとしている。患者達はより大きな自己責任を引き受け、自立した積極的な役割を模索している。新しい技術の進歩や予防の概念を含む医学の範疇の拡大は、治療者と患者の相互関係を変えようとしている。プラセボ効果は、どのようにしてそうなったかについては多くの要因が絡んでいるのであろうが、この進歩の最も重要な決定因子であろう。プラセボ効果が暗に意味する事実は、薬剤の特異的作用よりも強力になり得る患者自身の心構えと信頼の体系によって、治癒過程がもたらされるという認識である。自助療法はおそらく無意識にこの要素の利点を取り込んでいる。こうした治療では、医師は消極的立場から積極的立場へ患者の役割を最大にするような環境を作り出す。患者の自己責任を信頼することはまた肯定的なプラセボ反応を生じさせ、良い治療結果となる可能性を高める。こうした方法が病気の経過を変える、あるいは健康に影響を与えることができるとの立証はいまだなされていないが、自助療法・全体論医学・行動療法による健康管理に関する予備的報告は今後の研究に確実につながる。こうした方法が健康の維持・増進に影響を及ぼす範囲は、適切にデザインされた比較研究で調べられるべき経験医学的主題である。

プラセボ効果とその基にある健康を制御・維持している身体機序との関連はいまだよく判っていない。われわれや他の研究者の研究が、非特異的で、いまだ不可解であるが非常に強力なプラセボ効果の治癒力を左右する原則についての理解に役立つであろうことを期待する。もしプラセボ効果の非特異性が解明され、その強力さが解放されたら、「プラセボ（placebo）」と「プラセボ効果（placebo effect）」という言葉はそれにふさわしく医学史の中へと消えていくであろう。

訳者あとがき

近年、我が国の医学界においても、Evidence-based Medicine（EBM）が注目されている。ＥＢＭすなわち「立証に基づく医学」は、治療行為の有効性の証明にあたって、本書の主題である「プラセボ」に代表される多くのバイアスを可能な限り、取り除く研究デザインを求める。無作為化比較試験に代表される研究デザインの登場は、その裏面にはプラセボとの闘いがあったのである。

科学的と呼ばれるための条件の一つに再現性、すなわち他人による追試が可能であることが挙げられる。しかしながら、臨床研究では実際上そう簡単な話ではない。研究条件を一定に保つ努力をどれほど行っても再現が不可能な場合がある。得られた結果が十分に納得できるためには、論理的な説得力を持ち、定められた手順に従い、普遍性を有する方法論が必要とされる。さらに全数調査を除く研究では、ある標本から得られた結果を母集団に適応する。部分の結果で全体を推論するため、そこに誤りを生じる可能性は常に存在する。研究計画のあらゆる段階で、いつも研究の質を問わなければならないのである。

従来プラセボという言葉は、一般には「偽薬」と訳されてきた。医療行為における心理的要素の介在を示す代表的事例とされる。これまで私達がこの言葉に抱く印象は、すでに述べたように、研究遂行に際し排除すべき夾雑物というものであった。確かにプラセボを薬理的に不活性な物質として捉え、ごく限定的に使用すれば「偽薬」であろう。しかし本書に強調されているようにプラセボの内容をより幅広く捉えると、話はそう簡単ではなくなってくる。完全に不活性な物質を指す場合は少なく、薬理作用を発揮しても、該当する比較試験の検討対象とは異なる場合や薬剤以外の治療手段も含む場合が多い。臨床治療の現場にみられる様々な「非特異的」治療効果を全て包含するものとしてプラセボを考えると、①患者の抱く治療スタッフへのイメージが影響し、②高価な貴重薬が尊ばれ、③高名な医師や大病院への期待が高い、といった点も全て含まれることになるだろう。こうした点は従来からもいわれており、そこには臨床比較試験で問題にするバイアスが大部分入ってくる。医師と患者の人間関係に深く関連しているこうした心理的影響を、本書では「プラセボ効果」と呼ぶのである。こう考えてくると、確かにプラセボは私達の医療行為と分かちがたく結びついており、夾雑物といったレベルの問題ではなくなってくる。ＥＢＭが強調される一方で、その反対側に位置するプラセボの理解を進めなければならない由縁である。

医療に際して医師の担うべき役割とは何であろうか。医学者は科学的真理の追究が目的であり、夾雑物を排除することに問題はないであろう。しかし、医師にとっては患者治療が第一である。振り返ってみて、医師は果たして患者が強く期待しているはずの病気の本態に迫る根本的治療を行ってきたのであろうか。私達が習ってきた近代医学にあっても、真に病因に対応する治療であったかと考えてみると、せいぜい壊血病にビタミンＣを与え、幾つかのワクチンに成功し、遺伝子治療に期待する程度ともいえる。

今日に伝わるギリシアのアスクレピオンや仏国ルルドの巡礼道には、医療不信に満ちた現在の医療環境とは異なる何かがあったようだ。そこにいた神官を中心とする治療者全員が、今日でいう心理療法を担う者としては最高のレベルに達していたのであろう。訳者らもいわゆる代替医学にも大いに関心があるが、それはその技術面へではなく、患者への接し方、「癒し」についての側面である。過去の医学の歴史はことごとく患者の死をもって終わっていたはずであるが、問題はその終わるまでの過程であった。

現在、生活の質（ＱＯＬ）向上が医療の目指すものとして唱えられている。しかし、その内容の理解は各人各様であって、定まったものがあるとは到底いえない。その評価もこれまでの医療者中心ではなく、患者及びその家族の立場に立ったものであるべきとされている。ただしこの方向性も、一歩誤れば患者の満足度のみでそこに科学性のかけらもない、本書でいう「患者を悦ばすため」だけのプラセボと同じになってしまう。

医学の歴史はプラセボの歴史であったとの本書の論旨は極めて強いインパクトがあった。著者の四十年に及ぶ広範な文献研究と自らの研究から、この難問を精緻に捉えたものといってよい。主著者アーサー・K・シャピーロ教授は本書の刊行前に癌により亡くなり、残された夫人が遺稿をまとめて一九九七年に出版をされている。こうした事情も、ともすればくじけそうになるになる翻訳作業を勇気づけるものであった。プラセボ対照・無作為化比較試験の牙城ともいうべき米国食品医薬品局に対抗して国立保健研究所内に「代替医医療室」が設置され、さらに「国立補完・代替医療センター」が設立されたのは、原書が刊行された翌年の一九九八年のことであったことも興味深い。

プラセボはあらゆる薬剤、あらゆる治療行為に数十パーセントの割合で必ず有効性を発揮するとされている。これほど強力な、あらゆる状況下で威力を発揮する治療手段は他には見いだせない。これからの医療従事者は、ハイテク化といった医療の技術的側面ばかりではなく、心理面・主観的満足度を検討対象とし、医療施設全般を含めた幅広い場面で、その威力を十二分に発揮できるように努めるべきである。二十一世紀の医療現場がこうした雰囲気を醸し出すことが、「医学」の進歩にとって良いことかどうかは疑問もあるが、「医療」にとっては極めて重要であろう。私達は今後ともプラセボ効果をもっと科学的に研究し、プラセボをも処方できる医師にならなければならないということか。

本書の翻訳という難事業に取りかかった際、訳者のうち二人はたまたま東京大学医学部附属病院リハビリテーション部に在職しており、面白い本だとの軽い気持ちで引き受けたが、それは本書との格闘の四年間の始まりであった。この間に一人は国立身体障害者リハビリテーションセンターに、一人は国立国際医療センターに勤務先が変わった。歴史や語源に関する衒学的とも思えるレトリックの訳に苦闘し、新たに三人目の訳者を迎え、ようやく刊行の運びとなった。一、二、三、四章を滝川、五、十、十一章を赤居、六、七、八、九章を藤谷が担当し、赤居が語句の統一などを行った。しかし、クスリ／薬物（薬剤）、医者／医師などを意図的に使い分けた部分もある。精神障害に関する内容には須貝佑一博士に、心理療法に関する内容には四ノ宮美恵子氏に、そしてプリニウスからモリエール、シェイクスピアに及び、医学領域にも広がる難解な英語に関してはCarol Peng、Chris Addy、Stephen Murphy Shigematsuの各氏にご教示をいただいた。また協同医書出版社編集部の稲垣淳、吉原香両氏には大変お世話になった。ここに感謝の意を捧げたい。

最後に原注の中で、古代から中世にかけてのいくつも薬剤の名称が挙げられているが、どうしても内容不明のものがあったことをお断りしておく。

二〇〇三年三月

赤居　正美
滝川　一興
藤谷　順子

【訳者略歴】
赤居　正美（あかい・まさみ）
東京大学医学部卒．医学博士．東京大学医学部附属病院リハビリテーション部などを経て，現在，国立身体障害者リハビリテーションセンター研究所運動機能障害研究部 部長．
5，10，11章
滝川　一興（たきかわ・かずおき）
東京大学医学部卒．医学博士．東京大学医学部附属病院整形外科，ニューヨーク大学リハビリテーション部などを経て，現在，（社）一誠福祉会 理事長．
1，2，3，4章
藤谷　順子（ふじたに・じゅんこ）
筑波大学医学専門学群卒．医学博士．東京大学医学部附属病院リハビリテーション部などを経て，現在，国立国際医療センターリハビリテーション科 医長．
6，7，8，9章

パワフル・プラセボ —古代の祈禱師から現代の医師まで—
ISBN4-7639-6014-8　　定価はカバーに表示
2003年5月15日　第1刷発行

著　者　Arthur K. Shapiro,M.D.／Elaine Shapiro, Ph.D.
訳　者　赤居正美／滝川一興／藤谷順子
発行者　木下　攝
発行所　株式会社　協同医書出版社
〒113-0033　東京都文京区本郷3-21-10　浅沼第2ビル4階
phone：03-3818-2361　　fax：03-3818-2368
URL：http://www.kyodo-isho.co.jp/
郵便振替　00160-1-148631
DTP　Digital Inkpot
印刷
製本　明石印刷 株式会社

索　引

●た●

●な●

●ま●

●や●

●ら●

●わ●

参考文献

Ackerknecht, E. H. 1971. *Medicine and Ethnology.* Stuttgart: Verlag Hans Huber Bern.

Ackner, B., Harris, A., and Oldham, A. J. 1957. Insulin treatment of schizophrenia: A controlled study. *Lancet* 2:607–11.

Adams, S. H. 1905. The great American fraud. *Collier's* 36:14, 15, 29.

Agnew, N. M. 1963. The relative value of self-report and objective tests in assessing the effects of amphetamine. *Journal of Psychiatric Research* 2:85–100.

Altman, L. K. 1993. Scientists debate destroying the last strains of smallpox. *New York Times,* August 30, B6.

Amberson, J. B., McMahon, B. T., and Pinner, M. 1931. A clinical trial of sanocrysin in pulmonary tuberculosis. *American Review of Tuberculosis* 24:401–35.

American Psychiatric Association (APA). 1956. *Psychiatric Research Reports of the American Psychiatric Association.* Vol. 4, *An Evaluation of the Newer Psychopharmacologic Agents and Their Role in Current Psychiatric Practice.* Washington, D.C.: APA.

American Psychiatric Association (APA), Commission on Psychotherapies. 1982. *Psychotherapy Research: Methodological and Efficacy Issues.* Washington, D.C.: APA.

American Psychoanalytic Association. 1958. *Central Fact-Gathering Committee: Summary and Final Report.* Mimeographed.

Anderson, T. W., Reid, D.B.W., and Beaton, G. H. 1972. Vitamin C and the common cold: A double-blind trial. *Canadian Medical Association Journal* 107:503–8.

Anderson, T. W., Suranyi, G., and Beaton, G. H. 1974. The effect on winter illness of large doses of vitamin C. *Canadian Medical Association Journal* 111:31–36.

Anderson, T. W., Beaton, G. H., Corey, P. N., et al. 1975. Winter illness and vitamin C: The effect of relatively low doses. *Canadian Medical Association Journal* 112:823–26.

Andrews, G., and Harvey, R. 1981. Does psychotherapy benefit neurotic patients? A reanalysis of the Smith, Glass, and Miller data. *Archives of General Psychiatry* 38:1203–8.

Anonymous. 1931. Clinical trials of new medicines. *Lancet* 2:304.

———. 1954. Controlled trials: Planned deception. *Lancet* 1:534–35.

———. 1955a. The placebo: A neglected agent? pt. 1. *Physician's Bulletin* 20:3.

———. 1955b. The placebo: A neglected agent? pt. 2. *Physician's Bulletin* 20:48.

———. 1955c. Placebos [editorial]. *JAMA* 159:780.
———. 1957a. Mistletoe. *Spectrum* 5:612.
———. 1957b. The placebo. *Spectrum* 5:141.
———. 1960a. Charitable chirurgion. *MD* 4:188–93.
———. 1960b. The placebo. *Spectrum* 8:208.
———. 1962. A plea for the placebo. *Medical Times* 90:161.
———. 1964a. The blind lead the halt [editorial]. *Medical Science,* December.
———. 1964b. The placebo progress. *Hospital Focus,* May 15.
———. 1964c. Placebo reactions and adverse effects of drugs. *Medical Science,* May, p. 24.
———. 1994a. Homeopathy: Much ado about nothing? *Consumer Reports* 59:201–6.
———. 1994b. Psychiatry's match results continue to decline. *Psychiatric News* 29:1, 29.
———. 1995. Mental health: Does therapy help? *Consumer Reports* 60:734–39.
Appelbaum, P. S., Roth, L., Lidz, C. W., et al. 1987. False hopes and best data: Consent to research and the therapeutic misconception. *Hastings Center Report* 17:20–24.
Appleton's Medical Dictionary. 1904. Edited by F. P. Foster. New York: D. Appleton.
———. 1909. Edited by F. P. Foster. New York: D. Appleton.
———. 1915. Edited by E. J. Smith. New York: D. Appleton.
Arieti, S. 1959. *American Handbook of Psychiatry.* Vols. 1 and 2. New York: Basic Books.
Astin, A. W., and Ross, S. 1960. Glutamic acid in human intelligence. *Psychological Bulletin* 57:429–34.
Auerbach, A. 1967. The double-blind design: A theoretical re-examination. *Canadian Medical Association Journal* 97:1480–82.
Austin, S. C., Stolley, P. D., and Lasky, T. 1992. The history of malariotherapy for neurosyphilis. *JAMA* 268:516–19.
Bailey, P. 1965. *Sigmund the Unserene: A Tragedy in Three Acts.* Springfield, Ill.: Charles C Thomas.
Baker, A. A., and Thorpe, J. G. 1957. Placebo response. *Archives of Neurology and Psychiatry* 78:57–60.
Bakst, H., Kissin, M., Leibowitz, S., et al. 1948. The effect of intravenous aminophylline on the capacity for effort without pain in patients with angina of effort. *American Heart Journal* 36:527–34.
Bannerman, R. H., ed. 1983. *Traditional Medicine and Healthcare Coverage.* Geneva: World Health Organization.
Baruk, H. 1957. *Les thérapeutiques psychiatriques.* Paris: Presses Universitaires de France.
Barzansky, B., and Gevitz, N. 1992. *Beyond Flexner: Medical Education in the Twentieth Century.* Westport, Conn.: Greenwood Press.

Batterman, R. C. 1955. Appraisal of new drugs [correspondence]. *JAMA* 158:1547.
Beardsley, R. S., Gardocki, G. J., and Larson, D. B. 1988. Prescribing of psychotropic medication by primary care physicians and psychiatrists. *Archives of General Psychiatry* 45:1117–19.
Beck, A. T., Rush, A. J., Shaw, B. F., et al. 1979. *Cognitive Therapy of Depression.* New York: Guilford Press.
Beecher, H. K. 1952. Experimental pharmacology and measurement of the subjective response. *Science* 116:157–62.
———. 1955. The powerful placebo. *JAMA* 159:1602–6.
———. 1956. The subjective response and reaction to sensation. *American Journal of Medicine* 20:107–13.
———. 1957. The measurement of pain: Prototype for the quantitative study of subjective responses. *Pharmacological Reviews* 9:59–209.
———. 1959a. Experimentation in man. *JAMA* 169:461–78.
———. 1959b. *Measurement of Subjective Responses: Quantitative Effects of Drugs.* New York: Oxford University Press.
———. 1959c. Placebos and the evaluation of the subjective response. In S. O. Waife and A. Shapiro, eds., *The Clinical Evaluation of New Drugs.* New York: Haeber-Harper. Pp. 61–75.
———. 1961. Surgery as placebo. *JAMA* 176:1103.
———. 1963. Ethics and experimental therapy [editorial]. *JAMA* 186:8581.
———. 1966. Ethics and clinical research. *New England Journal of Medicine* 274:1354–60.
Behavioral and Brain Sciences. 1983. Vol. 6.
Bellak, L. 1948. *Dementia Praecox.* New York: Grune and Stratton.
———. 1952. *Manic-Depressive Psychosis and Allied Conditions.* New York: Grune and Stratton.
Bennett, J. H. 1866. *The Restorative Treatment of Pneumonia,* 3d ed. Edinburgh: Adam and Charles Black.
Bergin, A. E., and Lambert, M. J. 1978. The evaluation of therapeutic outcomes. In S. L. Garfield and A. E. Bergin, eds., *Handbook of Psychotherapy and Behavior Change,* 2d ed. New York: McGraw-Hill. Pp. 139–89.
Berkeley, G. 1744. *Siris: A Chain of Philosophical Reflexions and Inquiries Concerning the Virtues of Tar Water.* London: W. Innys.
Berkson, J. 1946. Limitations of the application of four-fold table analysis to hospital data. *Biometrics* 2:47–53.
Bernard, C. 1927. *An Introduction to the Study of Experimental Medicine.* Translated by H. C. Greene. New York: Macmillan.

Bernheim, H. 1889. *Suggestive Therapeutics.* New York: G. A. Putnam's Sons.

Bettmann, O. L. 1956. *A Pictorial History of Medicine.* Springfield, Ill.: Charles C Thomas.

Beutler, L. E. 1991. Have all won and must all have prizes? Revisiting Luborsky et al.'s verdict. *Journal of Consulting and Clinical Psychology* 59:226–32.

Bingel, A. 1918. Treatment of diphtheria with ordinary horse serum. *Deutsches Archiv fuer Klinische Medizin* 125:284–332.

Bloch, M. 1973. *The Royal Touch.* Translated by F. E. Anderson. London: Routledge and Kegan Paul.

Blumenthal, D. S., Burke, R. E., and Shapiro, A. K. 1974. Validity of identical matching placebos. *Archives of General Psychiatry* 31:214–15.

Boardman, R. H., Lomas, J., and Markowe, M. 1956. Insulin and chlorpromazine in schizophrenia: A comparative study in previously untreated cases. *Lancet* 2:487–91.

Bok, S. 1974. The ethics of giving placebos. *Scientific American* 231:17–23.

———. 1978. *Lying: Moral Choice in Public and Private Life.* New York: Pantheon Books.

Boling, L., Ryan, W., and Greenblatt, M. 1957. Insulin treatment of psychotic patients. *American Journal of Psychiatry* 113:1009.

Bond, E. D., and Morris, J.H.H. 1954. Manic-depressive reactions. *American Journal of Psychiatry* 110:883.

Boring, E. G. 1954. The nature and history of experimental control. *American Journal of Psychology* 67:573–89.

Borkovec, T.C.D., Kaloupek, D. G., and Slama, K. M. 1975. The facilitative effect of muscle tension-release in the relaxation treatment of sleep disturbance. *Behavioral Therapy* 6:301–9.

Boswell, P. C., and Murray, E. J. 1979. Effects of meditation on psychological and physiological measures of anxiety. *Journal of Consulting and Clinical Psychology* 47:606–7.

Bradley, D. 1993. Frog venom cocktail yields a one-handed painkiller. *Science* 261:1117.

Braslow, J. T. 1995. Effect of therapeutic innovation on perception of disease and the doctor-patient relationship: A history of general paralysis of the insane and malaria fever therapy, 1910–1930. *American Journal of Psychiatry* 152:660–65.

Brill, N. G., Crumpton, E., Eiduson, S., et al. 1957. Investigation of the therapeutic components and various factors associated with improvement with electroconvulsive treatment: A preliminary report. *American Journal of Psychiatry* 113:997–1008.

British Medical Association. 1950. Fifty years of medicine. *British Medical Journal* 1:68.

Bromberg, W. 1954. *Man above Humanity: A History of Psychotherapy.* Philadelphia: J. B. Lippincott.

———. 1975. *From Shaman to Psychotherapist.* Chicago: Henry Regnery.

Brown, S. 1948. Side reactions in pyribenzamine medication. *Proceedings of the Society for Experimental Biology and Medicine* 67:373–74.

Brown, W. A. 1988. Placebo as a treatment for depression. *Neuropsychopharmacology* 10:265–69.

Brownell, K. D., and Stunkard, A. J. 1982. The double-blind in danger: Untoward consequences of informed consent. *American Journal of Psychiatry* 139:1487–89.

Bruce-Chwatt, L. J. 1988. Cinchona and its alkaloids: 350 years. *New York State Journal of Medicine* 88:318–22.

Brush, S. G. 1974. The prayer test. *American Scientist* 62:561–63.

Bull, J. P. 1959. The historical development of clinical therapeutic trials. *Journal of Chronic Diseases* 10:218–48.

———. 1970. Interview by A. K. Shapiro, London, England, August 20.

Burkhardt, R., and Kienle, G. 1978. Controlled clinical trials and medical ethics. *Lancet* 2:1356–59.

———. 1980. Controlled clinical trials and drug regulations. *Controlled Clinical Trials* 1:153–66.

Byington, R. P., Curb, J. D., and Mattson, M. E. 1985. Assessment of double-blindness at the conclusion of the B-blocker heart attack trial. *JAMA* 253:1733–36.

Cabot, R. C. 1915. *Social Service and the Art of Healing.* New York: Moffat, Yard.

Caldwell, A. E. 1970. History of psychopharmacology. In W. G. Clark and J. del Giudice, eds., *Principles of Psychopharmacology,* 1st ed. New York: Academic Press.

———. 1978. History of psychopharmacology. In W. G. Clark and J. Del Giudice, eds., *Principles of Psychopharmacology,* 2d ed. New York: Academic Press.

Calestro, K. M. 1972. Psychotherapy, faith healing and suggestion. *International Journal of Psychiatry* 10:83–113.

Carpenter, W. T., Buchanan, R. W., Kirkpatrick, B., et al. 1993. Strong inference, theory, testing, and the neuroanatomy of schizophrenia. *Archives of General Psychiatry* 50:825–31.

Carr-Kaffashan, L., and Woolfolk, R. L. 1979. Active and placebo effects in treatment of moderate and severe insomnia. *Journal of Consulting and Clinical Psychology* 47:1072–80.

Carroll, K. M., Rounsaville, B. J., and Nich, C. 1994. Blind man's bluff: Effectiveness and significance of psychotherapy and pharmacotherapy, blinding procedures in clinical trials. *Journal of Consulting and Clinical Psychology* 62:276–80.

Castiglioni, A. 1947. *Adventures of the Mind,* 2d ed. New York: Alfred A. Knopf.

Catholic Encyclopedia. 1911. Vols. 2, 7, and 8. New York: Gilmary Society.

Cattell, M. 1950. Dosage in the therapy of cardio-vascular disease. *JAMA* 144:889–92.

———. 1969. Interview by A. K. Shapiro, New York City, April 2.

Chalmers, T. C. 1975. Ethical aspects of clinical trials. *American Journal of Ophthalmology* 79:753–58.

Charpignon. 1864. *Etudes sur la médecine animique et vitaliste.* Translated in H. Bernheim, Suggestive Therapeutics. New York: G. A. Putnam's Sons, 1889.

Chassan, J., Janulis, P. T., Shapiro, A. K., et al. 1980. Preliminary study of intensive design in psychotherapy research. *Comprehensive Psychiatry* 1:111–25.

Chelimsky, E. 1993. The political debate about health care: Are we losing sight of quality? *Science* 262:525–28.

Chen, K. K., and Schmidt, C. F. 1930. *Ephedrine and Related Substances.* Medicine Monographs, vol. 17. Philadelphia: Williams and Wilkins.

Chlorpromazine and Mental Health. 1955. Proceedings of the Symposium Held under the Auspices of Smith, Kline and French Laboratories, June 6. Philadelphia: Lea and Febiger.

Clancy, J. 1970. Letter to A. K. Shapiro, August 19.

Clancy, J., Hoffer, A., Lucy, J., et al. 1954. Design and planning in psychiatric research as illustrated by the Weyburn chronic nucleotide project. *Menninger Clinic Bulletin* 18:147–53.

Clark, W. G., and del Giudice, J., eds. 1970. *Principles of Psychopharmacology.* New York: Academic Press.

Cobb, L. A., Thomas, G. I., Dillard, D. H., et al. 1959. An evaluation of internal-mammary-artery ligation by a double-blind technic. *New England Journal of Medicine* 260:1115–18.

Cohen, J. 1994. Immune response corp.: Take two. *Science* 264:1402.

Cohen, P., and Cohen, J. 1984. The clinician's illusion. *Archives of General Psychiatry* 41:1178–82.

Cohen, S., Tyrrell, D. A., and Smith, P. A. 1991. Psychological stress and susceptibility to the common cold. *New England Journal of Medicine* 325:606–12.

Coleman, W. 1987. Experimental physiology and statistical inferences. In I. Kruger, G. Gigerenzer, and M. S. Morgan, eds., *Ideas in the Sciences.* Cambridge: MIT Press.

Colp, R. J. 1989. History of psychiatry. In H. I. Kaplan and B. S. Sadock, eds., *Comprehensive Textbook of Psychiatry,* 5th ed. Vol. 2. Baltimore: Williams and Wilkins.

The Compact Edition of the Oxford English Dictionary. 1971. New York: Oxford University Press.

Coover, J. E. 1917. *Experiments in Psychical Research at Leland Stanford Junior University,* 1st ed. Psychical Research Monographs. Stanford, Calif.: Leland Stanford Jr. University Publications.

Cope, Z. 1958. The treatment of wounds through the ages. *Medical History* 2:163–74.

Cornell Conferences on Therapy. 1946. The use of placebos in therapy. *New York State*

Journal of Medicine 46:1718.
———. 1954. How to evaluate a new drug. *American Journal of Medicine* 17:722–27.
Council on Pharmacy and Chemistry. 1930a. *New and Non-official Remedies.* Chicago: American Medical Association.
———. 1930b. *Useful Drugs.* Chicago: American Medical Association.
Cowan, D. W., Diehl, H. S., and Baker, A. B. 1942. Vitamins for the prevention of colds. *JAMA* 120:1268–71.
Cramp, A. J. 1911. *Nostrums and Quackery,* 2d ed. Chicago: American Medical Association.
———. 1913. *Nostrums and Quackery.* Vol. 2. Chicago: American Medical Association.
———. 1921. *Nostrums and Quackery.* Chicago: American Medical Association.
———. 1936. *Nostrums and Quackery and Pseudo-Medicine.* Vol. 3. Chicago: American Medical Association.
Critelli, J. W. 1985. Placebo effects, common factors, and incremental effectiveness. *American Psychologist* 40:850–51.
Critelli, J. W., and Neumann, K. F. 1984. The placebo: Conceptual analysis of a construct in transition. *American Psychologist* 39:32–39.
Crits-Christoph, P. 1992. The efficacy of brief dynamic psychotherapy: A meta-analysis. *American Journal of Psychiatry* 149:151–58.
Dahl, H. 1983. On the definition and measurement of wishes. In J. Masling, ed., *Empirical Studies of Psychoanalytic Theories.* Hillsdale, N.J.: Erlbaum Associates.
Dalby, J. T., Kapelus, G. J., Swanson, J. M., et al. 1978. An examination of the double-blind design in drug research with hyperactive children. *Progress in Neuro-Psychopharmacology* 2:123–27.
Darko, D. F., Wilson, N. W., Gillin, J. C., et al. 1991. A critical appraisal of nitrogen-induced lymphocyte proliferation in depressed patients. *American Journal of Psychiatry* 148:337–44.
Davanloo, H. 1980. *Short-Term Dynamic Psychotherapy.* New York: Jason Aronson.
Davis, J. M., and Glassman, A. H. 1989. Antidepressant drugs. In H. I. Kaplan and B. J. Sadock, eds., *Comprehensive Textbook of Psychiatry,* 5th ed. Vol. 2. Baltimore: Williams and Wilkins. Pp. 1627–54.
Davis, J. M., Wang, Z., and Janicak, P. G. 1993. A quantitative analysis of clinical drug trials for the treatment of affective disorders. *Psychopharmacology Bulletin* 29:175–81.
DeBakey, M. E. 1993. Medical centers of excellence and health reform. *Science* 262:523–28.
DeMaar, E. W. J., and Pelikan, E. W. 1955. The use of placebos in therapy and clinical pharmacology. *Modern Hospital* 84:108–18.
Denhoff, E., and Holden, R. H. 1955. The effectiveness of chlorpromazine (Tho-

razine) with cerebral palsied children. *Journal of Pediatrics* 47:328–32.

Deniker, P. 1970. Introduction of neuroleptic chemotherapy into psychiatry. In F.J.J. Ayd and B. Blackwell, eds., *Discoveries in Biological Psychiatry.* Philadelphia: J. B. Lippincott.

Denton, J. E., and Beecher, H. K. 1949. New analgesics. 1. Methods in the clinical evaluation of new analgesics. *JAMA* 141:1051–57.

Deutsch, A. 1949. *The Mentally Ill in America,* 2d ed. New York: Columbia University Press.

Dictionary of Christianity in America. 1990. Edited by D. Reed. Downers Grove, Ill.: Intervarsity Press.

Diehl, H. S. 1933. Medicinal treatment of the common cold. *JAMA* 101:2042–49.

———. 1935. The common cold. *New York State Journal of Medicine* 35:109–16.

Diethelm, O. 1946. Cornell Conferences on Therapy. *New York State Journal of Medicine* 46:1718.

———. 1967. Interview by A. K. Shapiro, New York City, December 23.

Dimond, E. G., Kittle, C. F., and Cockett, J. E. 1960. Comparison of internal mammary artery ligation and sham operation for angina pectoris. *American Journal of Cardiology* 4:483–86.

Dinnerstein, A. J., and Halm, J. 1970. Modification of placebo effects by means of drugs: Effects of aspirin and placebos on self-rated moods. *Journal of Abnormal Psychology* 75:308–14.

Dorland, W.A.N. 1900. *The American Illustrated Medical Dictionary,* 1st ed. Philadelphia: W. B. Saunders.

———. 1901. *The American Illustrated Medical Dictionary,* 2d ed. Philadelphia: W. B. Saunders.

———. 1909. *The American Illustrated Medical Dictionary,* 5th ed. Philadelphia: W. B. Saunders.

———. 1913. *The American Illustrated Medical Dictionary,* 7th ed. Philadelphia: W. B. Saunders.

———. 1915. *The American Illustrated Medical Dictionary,* 8th ed. Philadelphia: W. B. Saunders.

———. 1922. *The American Illustrated Medical Dictionary,* 11th ed. Philadelphia: W. B. Saunders.

———. 1929. *The American Illustrated Medical Dictionary,* 15th ed. Philadelphia: W. B. Saunders.

———. 1932. *The American Illustrated Medical Dictionary,* 16th ed. Philadelphia: W. B. Saunders.

———. 1937. *The American Illustrated Medical Dictionary,* 17th ed. Philadelphia: W. B.

Saunders.
———. 1938. *The American Illustrated Medical Dictionary,* 18th ed. Philadelphia: W. B. Saunders.
———. 1941. *The American Illustrated Medical Dictionary,* 19th ed. Philadelphia: W. B. Saunders.
———. 1944. *The American Illustrated Medical Dictionary,* 20th ed. Philadelphia: W. B. Saunders.
———. 1947. *The American Illustrated Medical Dictionary,* 21st ed. Philadelphia: W. B. Saunders.
———. 1951. *The American Illustrated Medical Dictionary,* 22d ed. Philadelphia: W. B. Saunders.
Dubois, E. F. 1946. Cornell conference on therapy. *New York State Journal of Medicine* 46:1718.
DuBois, M. 1837. Report on animal magnetism, made to the Royal Academy of Medicine in Paris. *London Medical Gazette,* September 16 and 23.
Duran-Reynals, M. L. 1946. *The Fever Bark Tree.* New York: Doubleday.
Edelstein, E. J., and Edelstein, L. 1945. *Asclepius: A Collection and Interpretation of the Testimonies.* Vols. 1 and 2. Baltimore: Johns Hopkins Press.
Eisenberg, D. M., Kessler, R. C., Foster, C., et al. 1993. Unconventional medicine in the United States. *New England Journal of Medicine* 328:246–52.
Eli, K., Nishimoto, R., Mediansky, L., et al. 1992. Social relations, social support, and survival among patients with cancer. *Journal of Psychosomatic Research* 36:531–41.
Elkin, I., Tracie Shea, M., Watkins, J. T., et al. 1989. National Institute of Mental Health treatment of depression collaborative research program: General effectiveness of treatments. *Archives of General Psychiatry* 46:971–82.
Ellenberger, H. E. 1970. *The Discovery of the Unconscious.* New York: Basic Books.
Elovainio, E., and Ostling, G. 1948. Observations on preoperative treatment with strophanthin. *Annales Chirurgiae et Gynaecologiae Fenniae* 37:23–35.
Engelhardt, D. M., Margolis, R. A., Rudorfer, L., et al. 1969. Physician bias and the double-blind. *Archives of General Psychiatry* 20:315–20.
Engels, G. I., Garnefski, N., and Diekstra, R.F.W. 1993. Efficacy of rational-emotive therapy: A quantitative analysis. *Journal of Consulting and Clinical Psychology* 61:1083–90.
Estes, J. W. 1989. *The Medical Skills of Ancient Egypt.* Canton, Mass.: Science History Publications.
Evans, D. L., Leserman, J., Pedersen, C. A., et al. 1989. Immune correlates of stress and depression. *Psychopharmacology Bulletin* 25:319–24.
Evans, F. J. 1985. Expectancy, therapeutic instructions, and the placebo response. In L.

White, B. Tursky, and G. E. Schwartz, eds., *Placebo: Theory, Research, and Mechanisms.* New York: Guilford Press. Pp. 215–28.

Evans, W., and Hoyle, C. 1933. The comparative value of drugs used in the continuous treatment of angina pectoris. *Quarterly Journal of Medicine* 26:311–38.

Eysenck, H. J. 1952. The effects of psychotherapy: An evaluation. *Journal of Consulting Psychology* 16:319–24.

———. 1961. The effects of psychotherapy. In H. J. Eysenck, ed., *Handbook of Abnormal Psychology.* New York: Basic Books.

———. 1965. The effects of psychotherapy. *International Journal of Psychiatry* 3:150–53.

———. 1966. *The Effects of Psychotherapy.* New York: International Science Press.

———. 1994. Meta-analysis and its problems. *British Medical Journal* 309:789–92.

———. 1995. Meta-analysis squared: Does it make sense? *American Psychologist* 50:110–11.

Fahy, P., Imiah, N., and Harrington, J. 1963. A controlled comparison of electroconvulsive therapy, imipramine, and thiopentone sleep in depression. *Journal of Neuropsychiatry* 4:310–14.

Fawcett, J., Epstein, P., Fiester, S. J., et al. 1987. Clinical management-imipramine/placebo administration manual: NIMH treatment of depression collaborative research program. *Psychopharmacology Bulletin* 23:309–24.

Fawzy, F. I., Fawzy, N. W., Hyun, C. S., et al. 1993. Malignant melanoma: Effects of an early structured psychiatric intervention, coping, and affective state on recurrence and survival six years later. *Archives of General Psychiatry* 50:681–89.

FDA. *See* U.S. Food and Drug Administration.

Fears, T. R., and Schneiderman, M. A. 1974. Pathologic evaluation and the blind technique. *Science* 183:21–22.

Featherstone, R. M., and Simon, A. 1959. *A Pharmacologic Approach to the Study of the Mind.* Springfield, Ill.: Charles C Thomas.

Fenichel, O. 1954. Brief psychotherapy. In *The Collected Papers of Otto Fenichel.* New York: W. Norton.

Ferguson, F. R., Davey, A.F.C., and Topley, W.W.C. 1927. The value of mixed vaccines in the prevention of the common cold. *Journal of Hygiene* 26:98–109.

Fields, H. L. 1997. Toward a neurobiology of placebo analgesia. In A. Harrington, ed., *The Placebo Effect.* Cambridge: Harvard University Press.

Findley, T. 1953. The placebo and the physician. *Medical Clinics of North America* 37:1821–26.

Fink, M., Shaw, R., Gross, G. E., et al. 1958. Comparative study of chlorpromazine and insulin coma in therapy of psychosis. *JAMA* 166:1846.

Fink, P. J. 1994. Are psychiatrists replaceable? *Psychiatric Times,* August, Special Report,

p. 22.
Finland, M. 1930. The serum treatment of lobar pneumonia. *New England Journal of Medicine* 202:1244–47.
Fischer, H. K., and Dlin, B. M. 1956. The dynamics of placebo therapy: A clinical study. *American Journal of Medicine Science* 232:504–12.
Fishbein, M. 1925. *The Medical Follies.* New York: Boni and Liveright.
———. 1927. *The New Medical Follies.* New York: Boni and Liveright.
———. 1932. *Fads and Quackery in Healing.* New York: Blue Ribbon Books.
Fisher, J. W. 1970. Letter to A. K. Shapiro, October 22.
Fisher, R. A. 1926. *Statistical Methods for Research Workers.* Edinburgh: Oliver and Boyd.
———. 1935. *The Design of Experiments.* London: Oliver and Boyd.
Fisher, S., and Greenberg, R. P. 1977. *The Scientific Credibility of Freud's Theory and Therapy.* New York: Basic Books.
———. 1989. A second opinion: Rethinking the claims of biological psychiatry. In S. Fisher and R. P. Greenberg, eds., *The Limits of Biological Treatments for Psychological Distress: Comparisons with Psychotherapy and Placebo.* Hillsdale, N.J.: Lawrence Erlbaum Associates.
Flexner, A. 1910. *Medical Education in the United States and Canada.* New York: Carnegie Foundation for the Advancement of Teaching.
Foege, W. H. 1993. A world without polio. *JAMA* 270:1859–60.
Food and Drug Act. 1906. *U.S. Statutes at Large* 34:76.
Food, Drug, and Cosmetics Act. 1938. *U.S. Statutes at Large,* sec. 505, 52:1040; 76:780.
Foster, F. P. 1894. *An Illustrated Encyclopedic Medicinal Dictionary.* New York: D. Appleton.
Foulds, G. A. 1958. Clinical research in psychiatry. *Journal of Mental Science* 104:259–65.
Fox, B. 1961. The investigation of the effects of psychiatric practice. *Journal of Mental Science* 107:1–12.
Fox, J. 1803. *A New Medical Dictionary.* London: Darton and Harvey.
Fox, K. 1993. Light microscopes get a sharper look. *Science* 261:1275.
Frank, J. D. 1958. Some effects of expectancy and influence in psychotherapy. In J. H. Masserman and J. L. Moreno, eds., *Progress in Psychotherapy.* New York: Grune and Stratton.
———. 1961. *Persuasion and Healing.* Baltimore: Johns Hopkins Press.
———. 1970. Letter to A. K. Shapiro, August 31.
———. 1973. *Persuasion and Healing,* 2d ed. Baltimore: Johns Hopkins University Press.
Frank, J. D., and Frank, J. B. 1991. *Persuasion and Healing,* 3d ed. Baltimore: Johns Hopkins University Press.
Frank, J. D., Gliedman, L. H., Imber, S. B., et al. 1957. Why patients leave psychother-

apy. *Archives of Neurology and Psychiatry* 77:283.

———. 1959. Patients' expectancies and relearning as factors determining improvement in psychotherapy. *American Journal of Psychiatry* 115:961–68.

Franklin, B. 1757. Letter to John Pringle. In I. B. Cohen, ed., *Benjamin Franklin's Experiments.* 1941. Cambridge: Harvard University Press.

Frasure-Smith, N., Lesperance, F., and Talajic, M. 1993. Depression following myocardial infarction. *JAMA* 270:1819–25.

Freyhen, F. 1958. Symposium: Research in psychiatry with special reference to drug therapy. The neuroleptic action and effectiveness of proclorperozin in psychiatric disorders. In *Psychiatric Research Reports of the American Psychiatric Association.* Vol. 9. Washington, D.C.: APA.

Fried, C. 1974. *Medical Experimentation: Personal Integrity and Social Policy.* New York: Elsevier.

Friedman, A. S. 1975. Interaction of drug therapy with marital therapy in depressive patients. *Archives of General Psychiatry* 32:619–37.

Gaddum, J. H. 1954. Walter Ernest Dixen Memorial Lecture: Clinical pharmacology. *Proceedings of the Royal Society of Medicine* 47:302.

Gadow, K. D., White, L., and Ferguson, D. 1986a. Placebo controls and double-blind conditions: Experimenter bias, conditioned placebo response, and drug-psychotherapy comparisons. In S. E. Breuning, A. D. Poling, and J. L. Matson, eds., *Methodological Issues in Human Psychopharmacology: Advances in Learning and Behavioral Disabilities,* Suppl. 1. New York: JAI Press. Pp. 85–114.

———. 1986b. Placebo controls and double-blind conditions: Placebo theory in experimental design. In S. E. Breuning, A. D. Poling, and J. L. Matson, eds., *Methodological Issues in Human Psychopharmacology: Advances in Learning and Behavioral Disabilities,* Suppl. 1. New York: JAI Press. Pp. 41–83.

Garfield, S. L. 1980. *Psychotherapy: An Eclectic Approach.* New York: John Wiley and Sons.

———. 1983. Does psychotherapy work? Yes, no, maybe. *Behavioral and Brain Sciences* 6:292–93.

———. 1984. Psychotherapy: Efficacy, generality, and specificity. In J.B.W. Williams and R. L. Spitzer, eds., *Psychotherapy Research: Where Are We and Where Should We Go?* New York: Guilford Press. Pp. 295–305.

Garrison, F. H. 1921. *An Introduction to the History of Medicine,* 3d ed. Philadelphia: W. B. Saunders.

———. 1929. *An Introduction to the History of Medicine,* 4th ed. Philadelphia: W. B. Saunders.

Gatchel, R. J., Hatch, J. P., Maynard, A., et al. 1979. Comparison of heart rate biofeed-

back, false biofeedback, and systematic desensitization in reducing speech anxiety: Short- and long-term effectiveness. *Journal of Consulting and Clinical Psychology* 47:620–22.

Gellert, G. A., Maxwell, R. M., and Siegel, B. S. 1993. Breast cancer patients receiving adjunctive psychosocial support therapy: A ten-year follow-up study. *Journal of Clinical Oncology* 2:66–69.

Ghalioungui, P. 1963. *Magic and Medical Science in Ancient Egypt.* New York: Barnes and Noble.

Glover, E. 1955. *The Technique of Psychoanalysis.* New York: International Universities Press.

Gold, H. 1930. Recent advances in drug therapy. *International Clinics* 4:88–114.

———. 1946. Cornell Conferences on Therapy: The use of placebos in therapy. *New York State Journal of Medicine* 46:1718–27.

———. 1952. Proper study of mankind is man [editorial]. *American Journal of Medicine* 12:619–20.

———. 1954. How to evaluate a new drug. *American Journal of Medicine* 17:722–27.

———. 1967a. Clinical pharmacology: Historical note. *Journal of Clinical Pharmacology and Journal of New Drugs* 7:309–11.

———. 1967b. Interview by A. K. Shapiro, New York City.

———. 1968. Interview by A. K. Shapiro, New York City, January 23.

———. 1969. Interview by A. K. Shapiro, New York City.

Gold, H., Kwit, N. T., and Otto, H. 1937. The xanthines (theobromine and aminophylline) in the treatment of cardiac pain. *JAMA* 108:2173–79.

Gold, H., Travell, J., and Modell, W. 1937. The effect of theophylline with ethylenediamine (aminophylline) on the course of cardiac infarction following experimental coronary occlusion. *American Heart Journal* 14:284–96.

Goldman, B. L., Domitor, P. J., and Murray, E. J. 1979. Effects of Zen meditation on anxiety reduction and perceptual functioning. *Journal of Consulting and Clinical Psychology* 47:551–56.

Goldstein, A. P. 1962. *Therapist-Patient Expectancies in Psychotherapy.* New York: Pergamon Press.

Goldzieher, D. R. 1971. A placebo controlled double-blind crossover investigation of the side-effects attributed to oral contraceptives. *Fertility and Sterility* 22:609–23.

Goleman, D. 1993. Psychology's new interest in the world beyond self. *New York Times,* August 29, E5.

Goodnow, R. E., Beecher, H. K., Brazier, M.A.B., et al. 1951. Physiological performance following a hypnotic dose of a barbiturate. *Journal of Pharmacology and Experimental Therapeutics* 102:55–61.

Gorman, J. M., and Davis, J. M. 1989. Antianxiety drugs. In H. I. Kaplan and B. J. Sadock, eds., *Comprehensive Textbook of Psychiatry,* 5th ed. Vol. 2. Baltimore: Williams and Wilkins. Pp. 1579–91.

Goshen, C. E. 1967. *Documentary History of Psychiatry.* New York: Philosophic Library.

Greenberg, R. P., and Fisher, S. 1989. Examining antidepressant effectiveness: Findings, ambiguities, and such vexing puzzles. In S. Fisher and R. P. Greenberg, eds., *The Limits of Biological Treatments for Psychological Distress: Comparisons with Psychotherapy and Placebo.* Hillsdale, N.J.: Lawrence Erlbaum Associates.

Greenberg, R. P., Bornstein, R. F., Greenberg, M. D., et al. 1992. A meta-analysis of antidepressant outcome under "blinder" conditions. *Journal of Consulting and Clinical Psychology* 60:664–69.

Greenblatt, D. J., and Shader, R. I. 1971. Meprobamate: A study of irrational drug use. *American Journal of Psychiatry* 127:1217–1303.

Greiner, T. 1959. Problem of methodology in research with drugs. *American Journal of Mental Deficiency* 64:346–52.

———. 1961. Why we rarely know about drugs. *JAMA* 177:42–45.

———. 1962a. The ethics of drug research on human subjects. *Journal of New Drugs* 2:7–22.

———. 1962b. The hypothesis in clinical pharmacology. *Clinical Pharmacology and Therapeutics* 3:147–52.

———. 1962c. Subjective bias of the clinical pharmacologist. *JAMA* 181:120–21.

———. 1969. Interview by A. K. Shapiro, New York City, February 26.

———. 1992. Telephone interview by A. K. Shapiro, Dallas, Tex., August 15.

Greiner, T., Bross, I., and Gold, H. 1957. A method for evaluation of laxative habits in human subjects. *Journal of Chronic Diseases* 6:244–55.

Greiner, T. H., Gold, H., Cattell, M., et al. 1950. A method for the evaluation of effects of drugs on cardiac pain in patients with angina of effort: A study of khellin (visammin). *American Journal of Medicine* 9:143–55.

Greiner, T., Gold, H., Ganz, A., et al. 1959. "Case report" in human pharmacology. *JAMA* 171:290–95.

Grevert, P., and Goldstein, A. 1985. Placebo analgesia, naloxone, and the role of endogenous opioids. In L. White, B. Tursky, and G. E. Schwartz, eds., *Placebo: Theory, Research, and Mechanisms.* New York: Guilford Press. Pp. 332–50.

Grimes, D. A. 1993. Technology follies: The uncritical acceptance of medical innovation. *JAMA* 269:3030–33.

Gross, M. L. 1978. *The Psychological Society.* New York: Random House.

Grünbaum, A. 1984. *The Foundations of Psychoanalysis: A Philosophical Critique.* Berkeley: University of California Press.

———. 1985. Explication and implications of the placebo concept. In L. White, B. Tursky, and G. E. Schwartz, eds., *Placebo: Theory, Research, and Mechanisms.* New York: Guilford Press. Pp. 9–36.

———. 1986. Precis of the foundations of psychoanalysis: A philosophical critique. *Behavioral and Brain Sciences* 9:217–84.

———. 1993. *Validation in the Clinical Theory of Psychoanalysis: A Study in the Philosophy of Psychoanalysis.* Madison, Conn.: International Universities Press.

Guelfi, J. D., Boyer, P., and Dreyfus, J. F. 1983. Placebo use in clinical trials on psychotropic drugs in France. *Neuropsychobiology* 9:20–25.

Guy, W. H., Gross, M., and Dennis, H. 1967. An alternative to the double-blind procedure. *American Journal of Psychiatry* 123:1505–12.

Guyatt, G. H., and Rennie, D. 1993. Users' guides to the medical literature. *JAMA* 270:2096–97.

Guyatt, G. H., Sackett, D. L., and Cook, D. J. 1993. Users' guide to the medical literature. *JAMA* 270:2598–2601.

Haas, H., Fink, H., and Hartfelder, G. 1959. Das Placeboproblem. *Fortschritte der Arzneimittelforschung* 1:279–454.

Hacking, I. 1988. Telepathy: Origins of randomization in experimental design. *Isis* 79:427–51.

Haggard, H. W. 1929. *Devils, Drugs, and Doctors.* New York: Harper and Brothers.

———. 1933. *Mystery, Magic, and Medicine.* New York: Doubleday Doran.

———. 1934. *The Doctor in History.* New Haven: Yale University Press.

Hahn, R. A. 1985. A sociocultural model of illness and healing. In L. White, B. Tursky, and G. E. Schwartz, eds., *Placebo: Theory, Research, and Mechanisms.* New York: Guilford Press. Pp. 167–95.

Hailman, H. F. 1953. The blind placebo in the evaluation of drugs [correspondence]. *JAMA* 151:1430.

Hamilton, M. 1961. *Lectures on the Methodology of Clinical Research.* Edinburgh: E. and S. Livingstone.

———. 1974. *Lectures on the Methodology of Clinical Research,* 2d ed. Edinburgh: Churchill Livingstone.

Hampshire, C. H. 1933. Pharmacy in retrospect and prospect. *Lancet* 2:275–78.

Hampson, J. L. 1970. Letter to A. K. Shapiro, September 22.

Hampson, J. L., Rosenthal, D., and Frank, J. D. 1954. A comparative study of the effect of mephenesin and placebo on the symptomatology of a mixed group of psychiatric outpatients. *Bulletin of the Johns Hopkins Hospital* 95:170–77.

Harriman, P. L. 1947. *The New Dictionary of Psychology.* New York: Philosophical Library.

Hart, P. D. 1946. Chemotherapy of tuberculosis. *British Medical Journal* 2:805–9.

Haygarth, J. 1801. *Of the Imagination as a Cause and as a Cure of Disorders of the Body,* new ed. Bath, England: R. Crutwell.

Hediger, E. M., and Gold, H. 1935. U.S.P. ether from large drums and ether from small cans labeled "for anesthesia." *JAMA* 104:2244–48.

Henn, F. A. 1989. Psychosurgery. In H. I. Kaplan and B. J. Sadock, eds., *Comprehensive Textbook of Psychiatry.* Baltimore: Williams and Wilkins. Pp. 1679–80.

Henney, J. E. 1993. Combatting medical fraud. *New York State Journal of Medicine* 93:86–87.

Herink, R. 1980. *The Psychotherapy Handbook.* New York: New American Library.

Hewlett, A. W. 1913. Clinical effects of "natural" and "synthetic" sodium salicylate. *JAMA* 61:319–21.

Hill, A. B. 1951. The clinical trial. *British Medical Bulletin* 7:278–82.

———. 1952. The clinical trial. *New England Journal of Medicine* 247:113–19.

———. 1963. Medical ethics and controlled trials. *British Medical Journal* 1:1043–49.

———. 1970. Interview by A. K. Shapiro, London, England, August 20.

Hill, L. E., Nunn, A. J., and Fox, W. 1976. Matching quality of agents employed in "double-blind" controlled clinical trials. *Lancet* 1:352–56.

Hilts, P. J. 1995. Health maintenance organizations turn to spiritual healing. *New York Times,* December 27, C10.

Hinsie, L. E., and Campbell, R. J. 1960. *Psychiatric Dictionary,* 3d ed. New York: Oxford University Press.

———. 1970. *Psychiatric Dictionary,* 4th ed. New York: Oxford University Press.

Hippocrates. 1964. *The Theory and Practice of Medicine.* New York: Citadel Press.

Hoagland, R. J., Dietz, E. N., Myers, P. W., et al. 1950. Antihistaminic drugs for colds. *JAMA* 143:157–60.

Hoch, P. 1956. Symposium: An evaluation of the newer psycho-pharmacologic agents and their role in current psychiatric practice. Round-table discussion. In *Psychiatric Research Reports of the American Psychiatric Association.* Vol. 4. Washington, D.C.: APA.

Hoffer, A. 1967. A theoretical examination of double-blind design. *Canadian Medical Association Journal* 97:123–27.

———. 1970a. Letter to A. K. Shapiro, December 21.

———. 1970b. Letter to A. K. Shapiro, May 7.

———. 1970c. Letter to A. K. Shapiro, November 16.

———. 1970d. Interview by A. K. Shapiro, April 29.

Hofling, C. K. 1955. The place of placebos in medical practice. *GP* 11:103.

Hollingsworth, H. L. 1912. The Influence of caffeine on mental and motor efficiency. *Archiv für Psychologie* (Frankfurt am Main) 22:1–166.

Hollon, S. D. 1996. The efficacy and effectiveness of psychotherapy relative to medication. *American Psychologist* 51:1025–39.
Holmes, O. W. 1891. *Medical Essays, 1842–1882.* Cambridge, Mass.: Riverside Press.
Hooper, R. 1811. *Hooper Quincy's Lexicon Medicum.* London: Longman Brown.
———. 1848. *Hooper Quincy's Lexicon Medicum,* 8th ed. London: Longman Brown.
Horowitz, M. J. 1976. *Stress Response Syndromes.* New York: Aronson.
Horwitt, M. K. 1956. Fact and artifact in the biology of schizophrenia. *Science* 124:429.
Horwitz, R. I., and Horwitz, S. M. 1993. Adherence to treatment and health outcomes. *Archives of Internal Medicine* 153:1863–68.
House, J. S., Landis, K. R., and Umberson, D. 1988. Social relationships and health. *Science* 241:540–45.
Houston, W. R. 1938. Doctor himself as therapeutic agent. *Annals of Internal Medicine* 11:1416–25.
Howard, J., Whittemore, A. S., Hoover, J. J., et al. 1982. How blind was the patient blind in AMIS? *Clinical Pharmacology and Therapeutics* 32:543–53.
Huard, P., and Wong, M. 1968. *Chinese Medicine.* Translated by Bernard Fielding. New York: McGraw-Hill.
Hughes, J. R., and Krahn, D. 1985. Blindness and the validity of the double-blind procedure. *Journal of Clinical Psychopharmacology* 6:138–42.
Hume, E. H. 1940. *The Chinese Way in Medicine.* Baltimore: Johns Hopkins Press.
Hunter, R., and Macalpine, I. 1963. *Three Hundred Years of Psychiatry, 1535–1860.* London: Oxford University Press.
Hutt, P. B. 1983. Investigations and reports respecting FDA regulation of new drugs (pt. 1). *Clinical Pharmacology and Therapeutics* 33:537–48.
Imber, S. D., Frank, J. D., Nash, E. H., et al. 1957. Improvement and amount of therapeutic contact: An alternative to the use of no-treatment controls in psychotherapy. *Journal of Consulting Psychology* 21:309–15.
Imber, S. D., Pilkonis, P. A., Sotsky, S. M., et al. 1990. Mode-specific effects among three treatments for depression. *Journal of Consulting and Clinical Psychology* 58:352–59.
Jacobson, N. S., and Baucom, D. H. 1977. Design and assessment of nonspecific control groups in behavior modification research. *Behavioral Therapy* 8:709–19.
Jaeschke, R., Guyatt, G., and Sackett, D. L. 1993. Users' guide to the medical literature. *JAMA* 271:389–91.
Jaffe, J. H. 1970. Narcotic analgesics. In L. S. Goodman and A. Gilman, eds., *The Pharmacological Basis of Therapeutics,* 4th ed. New York: Macmillan.
Janet, P. 1909. *Neuroses.* Translated by E. Flammarin. Paris: F. Alcan.
———. 1924. *Principles of Psychotherapy.* New York: Macmillan.

———. 1925. *Psychological Healing: A Historical and Clinical Study.* Vol. 1. London: George Allen and Unwin.

Jarcho, S. 1993. *Quinine's Predecessor: Francesco Tosti and the Early History of Cinchona.* Baltimore: Johns Hopkins University Press.

Jastrow, M. J. 1913. The medicine of the Babylonians and Assyrians. *Lancet* 2:1137.

Jayne, W. A. 1962. *The Healing Gods of Ancient Civilizations.* New York: New York University Books.

Jevons, W. S. 1874. *The Principles of Science: A Treatise on Logic and Scientific Method.* New York: Macmillan.

Jones, J. 1981. *Bad Blood: The Tuskegee Syphilis Experiment.* New York: Free Press.

Jospe, M. 1978. *The Placebo Effect in Healing.* Lexington, Mass.: Lexington Books, D.C. Heath.

Kahn, R. J., McNair, D. M., Lipman, R. S., et al. 1986. Imipramine and chlordiazepoxide in depressive and anxiety disorders: II. Efficacy in anxious patients. *Archives of General Psychiatry* 43:79–85.

Kalinowsky, L. B. 1970. Biological psychiatric treatments preceding pharmacotherapy. In F.J.J. Ayd and B. Blackwell, eds., *Discoveries in Biological Psychiatry.* Philadelphia: J. B. Lippincott.

Kalinowsky, L. B., and Hoch, P. H. 1952. *Shock Treatments, Psychosurgery, and Other Somatic Treatment in Psychiatry,* 2d ed. New York: Grune and Stratton.

Karlowski, T. R., Chalmers, T. C., Frenkel, L. D., et al. 1975. Ascorbic acid for the common cold: A prophylactic and therapeutic trial. *JAMA* 231:1038–42.

Kast, E. C. 1961. Alpha-ethyltryptamine acetate in the treatment of depression, a study of the methodology of drug evaluation. *Journal of Neuropsychiatry* 1:114–18.

Kay, M. W. 1963. Letter to A. K. Shapiro, February 13 and 25.

Kazdin, A. E. 1988. *Child Psychotherapy: Developing and Identifying Effective Treatments.* Elmsford, N.Y.: Pergamon Press.

———. 1991. Effectiveness of psychotherapy with children and adolescents. *Journal of Consulting and Clinical Psychology* 59:785–98.

Kazdin, A. E., and Wilcoxon, L. A. 1976. Systematic desensitization and nonspecific treatment effects: A methodological evaluation. *Psychological Bulletin* 83:729–59.

Keats, A. S., Beecher, H. K., and Mosteller, F. C. 1950. Measurement of pathological pain in distinction to experimental pain. *Journal of Applied Physiology* 1:35–44.

Kefauver-Harris Amendments of October 10, 1962, to *Food, Drug, and Cosmetics Act. Code of Federal Regulations.* Washington, D.C.: U.S. Government Printing Office.

Kellert, S. R., and Wilson, E. O., eds. 1993. *The Biophilia Hypothesis.* Fort Meyers Beach, Fla.: Island Press.

King, L. S. 1958. *The Medical World of the Eighteenth Century.* Chicago: University of

Chicago Press.
———. 1963. *The Growth of Medical Thought.* Chicago: University of Chicago Press.
———. 1966. The road to scientific therapy. *JAMA* 197:92–98.

Kirsch, I. 1985. The logical consequences of the common-factor definition of the term placebo. *American Psychologist* 40:237–38.

Kirsch, I., and Henry, D. 1979. Self-desensitization and meditation in the reduction of public speaking anxiety. *Journal of Consulting and Clinical Psychology* 47:536–41.

Kissel, P., and Barrucand, D. 1964. *Placebo and Placebo Effect in Medicine.* Paris: Masson.

Kitchell, J. R., Glover, R. P., and Kyle, R. H. 1958. Bilateral internal mammary artery ligation for angina pectoris. *American Journal of Cardiology* 1:46–59.

Klein, D. F. 1995. Response to Rothman and Michels on placebo-controlled clinical trials. *American Society of Clinical Psychopharmacology* 6:3–4.

Klein, M. H., Dittman, A. T., Parloff, M. B., et al. 1969. Behavior therapy: Observations and reflections. *Journal of Consulting and Clinical Psychology* 33:259–66.

Klerman, G. L. 1986. Scientific and ethical considerations in the use of placebo controls in clinical trials in psychopharmacology. *Psychopharmacology Bulletin* 22:25–29.

Klerman, G. L., Weissman, M. M., Rounsaville, B. J., et al. 1984. *Interpersonal Psychotherapy of Depression.* New York: Basic Books.

Kligman, A. 1973. The double-blind dilemma [letter]. *JAMA* 225:1658–59.

Kline, N. S. 1956. *Psychopharmacology.* Washington, D.C.: American Association for the Advancement of Science.

———. 1959. *Psychopharmacology Frontiers.* Boston: Little Brown.

———. 1970. Monoamine oxidase inhibitors: An unfinished picaresque tale. In F.J.J. Ayd and B. Blackwell, eds., *Discoveries in Biological Psychiatry.* Philadelphia: J. B. Lippincott.

Knight, R. P. 1941. Evaluation of the results of psychoanalytic therapy. *American Journal of Psychiatry* 98:434–46.

Koelle, G. B. 1958. Symposium: Discussion and critique on methodology of research in psychiatry. Pharmacological approaches to the study of tranquilizing agents. In *Psychiatric Research Reports of the American Psychiatric Association.* Vol. 9. Washington, D.C.: APA.

Koteen, H. 1957. The use of a "double blind" study investigating the clinical merits of a new tranquilizing agent. *Annals of Internal Medicine* 47:978.

Kraemer, H. C., Pruyn, J. P., Gibbons, R. D., et al. 1987. Methodology in psychiatric research: Report on the 1986 MacArthur Foundation Network I Methodology Institute. *Archives of General Psychiatry* 44:1100–1106.

Kramer, H., and Sprenger, J. 1971. *The Malleus Maleficarum.* Translated by M. Summers. New York: Dover Publications.

Kramer, M. S., and Shapiro, S. H. 1984. Scientific challenges in the application of randomized trials. *JAMA* 252:2739–45.

Kremers, E., and Urdang, G. 1940. *The History of Pharmacy.* Philadelphia: J. B. Lippincott.

Kuhn, R. 1958. The treatment of depressive states with G-22355 (imipramine). *American Journal of Psychiatry* 115:459–64.

Kwit, N. 1969. Interview by A. K. Shapiro, October 4.

Landman, J. T., and Dawes, R. M. 1982. Psychotherapy outcome: Smith and Glass' conclusions stand up under scrutiny. *American Psychologist* 37:504–6.

Lasagna, L. 1955. The controlled clinical trial: Theory and practice. *Journal of Chronic Diseases* 4:353–67.

———. 1956. Placebos. *Scientific American* 193:68.

Lasagna, L., and Beecher, H. K. 1954. The optimal dose of morphine. *JAMA* 156:230–34.

Lasagna, L., Mosteller, F., von Felsinger, J. M., et al. 1954. A study of placebo response. *American Journal of Medicine* 16:770.

Laurence, D. R. 1970. Interview by A. K. Shapiro, August 19.

Laurence, D. R., and Bennett, P. N. 1987. *Clinical Pharmacology,* 6th ed. Edinburgh: Churchill Livingstone.

Leake, C. D. 1958. *The Amphetamines: Their Actions and Uses.* Springfield, Ill.: Charles C Thomas.

———. 1970. The long road for a drug from idea to use: The amphetamines. In F. J. J. Ayd and B. Blackwell, eds., *Discoveries in Biological Psychiatry.* Philadelphia: J. P. Lippincott.

Leber, P. 1986. The placebo control in clinical trials (a view from the FDA). *Psychopharmacology Bulletin* 22:30–32.

———. 1992. Telephone interview by A. K. Shapiro.

Lee, L. E., Jr. 1942. Studies of morphine, codeine, and their derivatives: XVI. Clinical studies of morphine, methyldihydromorphinone (Metopon), and dihydrodesoxymorphine D (Desmorphine). *Journal de Pharmacologie* 75:161–72.

Lee, M. S., Love, S. B., Mitchell, J. B., et al. 1992. Mastectomy or conservation for early breast cancer: Psychological morbidity. *European Journal of Cancer* 28A:1340–44.

Leighton, G., and McKinlay, P. L. 1930. *Milk Consumption and the Growth of School Children.* Edinburgh: Department of Health for Scotland, His Majesty's Stationery Office.

Lennox, W. G. 1957. The centenary of bromides. *New England Journal of Medicine* 259:887.

Leslie, A. 1954. Ethics and practice of placebo therapy. *American Journal of Medicine*

16:854.
Lesse, S. 1962. Placebo reactions in psychotherapy. *Diseases of the Nervous System* 23:313–19.
Leuret, F., and Bon, H. 1957. *Modern Miraculous Cures.* New York: Farrar, Straus, and Cudahay.
Levine, J., Schiele, B. C., and Bouthilet, L. 1971. *Principles and Problems in Establishing the Efficacy of Psychotropic Agents.* PHS Publication no. 2138. Washington, D.C.: U.S. Public Health Service.
Levine, J. D., and Gordon, N. C. 1984. Influence of the method of drug administration on analgesic response. *Nature* 312:755–56.
Levine, J. D., Gordon, N. C., and Fields, H. L. 1978. The mechanism of placebo analgesia. *Lancet* 2:654–57.
Levine, J. D., Gordon, N. C., Smith, R., et al. 1981. Analgesic responses to morphine and placebo in individuals with postoperative pain. *Pain* 10:379–89.
Lewis, C. T. 1953. *A Latin Dictionary.* Oxford: Clarendon Press.
Lewis, T. L., Karlowski, T. R., Kapikian, A. Z., et al. 1975. A controlled clinical trial of ascorbic acid for the common cold. *Annals of the New York Academy of Sciences* 258:505–12.
Lidren, D. M., Watkins, P. L., Gould, R. A., et al. 1994. A comparison of bibliotherapy and group therapy in the treatment of panic disorder. *Journal of Consulting and Clinical Psychology* 62:865–69.
Lieberman, M. A., Yalom, I. D., and Miles, M. B. 1973. *Encounter Groups: First Facts.* New York: Basic Books.
Lilienfeld, A. M. 1982. Ceteris paribus: The evolution of the clinical trial. *Bulletin of the History of Medicine* 56:1–18.
Lind, J. 1753. *A Treatise of the Scurvy.* Edinburgh: Sands, Murray, and Cochran.
Lipid Research Clinics Program. 1984. The lipid research clinics coronary primary prevention trial results: 1. Reduction in incidence of coronary heart disease. *JAMA* 251:351–64.
Lipman, R. S. 1989. Pharmacotherapy of the anxiety disorders. In S. Fisher and R. P. Greenberg, eds., *The Limits of Biological Treatments for Psychological Distress: Comparisons with Psychotherapy and Placebo.* Hillsdale, N.J.: Lawrence Erlbaum Associates.
Lipsey, M. W., and Wilson, D. B. 1993. The efficacy of psychological, educational, and behavioral treatment: Confirmation from meta-analysis. *American Psychologist* 48:1181–1209.
Lister, J. 1870. On the effects of the antiseptic system upon the salubrity of a surgical hospital. *Lancet* 1:4.
Loftus, E., and Klinger, M. R. 1992. Is the unconscious smart or dumb? *American Psy-*

chologist 47:761–65.

Longstreth, G. F., Fox, D. D., Youkeles, L., et al. 1981. Psyllium therapy in the irritable bowel syndrome. *Annals of Medicine* 95:53–56.

Louis, P.C.A. 1834. *Essay on Clinical Instruction.* Translated by P. Martin. London: S. Highley.

Luborsky, L. 1984. *Principles of Psychoanalytic Psychotherapy: A Manual for Supportive-Expressive Treatment.* New York: Basic Books.

Luborsky, L., and Spence, D. P. 1978. Quantitative research on psychoanalytic therapy. In S. L. Garfield and A. E. Bergin, eds., *Handbook of Psychotherapy and Behavior Change,* 2d ed. New York: Wiley.

Luborsky, L., Singer, B., and Luborsky, L. 1975. Comparative studies of psychotherapies: Is it true that "everyone has won and all must have prizes"? *Archives of General Psychiatry* 32:995–1007.

Macht, D. I. 1915. The history of opium and some of its preparations and alkaloids. *JAMA* 64:477–81.

Macht, D. I., Herman, N. B., and Levy, C. S. 1916. A quantitative study of the analgesia produced by opium alkaloids, individually and in combination with each other, in normal man. *Journal de Pharmacologie* 8:1–37.

Macht, D. I., Greenberg, J., and Isaacs, S. 1919–20. The effect of some antipyretics on the acuity of hearing. *Proceedings of the Society for Experimental Biology and Medicine* 17:22–23.

Majno, G. 1975. *The Healing Hand.* Cambridge: Harvard University Press.

Major, H.H.A. 1954. *A History of Medicine.* Vol. 1. Springfield, Ill.: Charles C Thomas.

Maloy, B. S. 1942. *A Simplified Medical Dictionary for Lawyers.* Chicago: Callaghan.

Mann, C. 1990. Meta-analysis in the breech. *Science* 249:476–80.

Mann, J. 1973. *Time-Limited Psychotherapy.* Cambridge: Harvard University Press.

Margraf, J., Ehlers, A., Roth, W. T., et al. 1991. How "blind" are double-blind studies? *Journal of Consulting and Clinical Psychology* 59:184–87.

Marini, J. L., Sheard, M. H., Bridges, C. I., et al. 1976. An evaluation of the double-blind design in a study comparing lithium carbonate with placebo. *Acta Psychiatrica Scandinavica* 53:343–54.

Marks, H. M. 1987. Ideas as reforms: Therapeutic experiments and medical practice, 1900–1980. Ph.D. diss. Cambridge: Massachusetts Institute of Technology.

———. 1988. Notes from the underground: The social organization of therapeutic research. In R. C. Maulitz and D. E. Long, eds., *Grand Rounds: One Hundred Years of Internal Medicine.* Philadelphia: University of Pennsylvania Press. Pp. 297–336.

———. 1992a. Letter to A. K. Shapiro, July 10.

———. 1992b. Telephone interview by A. K. Shapiro, June 8.

Marnham, P. 1981. *Lourdes.* New York: Coward, McCann, and Geoghegan.
Mason-Browne, N. L., and Borthwick, J. W. 1957. Effect of perphenazine (Trilafon) on modification of crude consciousness. *Diseases of the Nervous System* 18:2–8.
May, P.R.A., and Wittenborn, J. R. 1969. *Psychotropic Drug Response: Advances in Prediction.* Springfield, Ill.: Charles C Thomas.
McIlmoyl, J. 1953. The staff viewpoint on the nucleotide project. *Saskatchewan Psychiatric Services Journal* 5:13–15.
McLean, P. D., and Hakstian, A. R. 1979. Clinical depression: Comparative efficacy of outpatient treatments. *Journal of Consulting and Clinical Psychology* 47:818–36.
Means, J. O. 1876. *The Prayer-Gauge Debate.* Boston: Congregational Publishing Society.
Medical Research Council. 1948. Streptomycin treatment of pulmonary tuberculosis. *British Medical Journal* 2:769–82.
———. 1950. Streptomycin in Tuberculosis Trials Committee and the British Tuberculosis Association Research Committee. *British Medical Journal* 2:1073.
Medical Research Council, Special Committee. 1950. Clinical trials of antihistaminic drugs in the prevention and treatment of the common cold. *British Medical Journal* 2:425–29.
Medical Research Council, Therapeutic Trials Committee. 1934. The serum treatment of lobar pneumonia. *Lancet* 1:290–95.
Miller, J. Z., Nance, W. E., Norton, J. A., et al. 1977. Therapeutic effect of vitamin C: A co-twin control study. *JAMA* 237:248–51.
Miner, R. W., ed. 1955. Reserpine in the treatment of neuropsychiatric, neurological, and related clinical problems. *Annals of the New York Academy of Sciences* 61:1–280.
Minick, C. R., and Haimowitz, B. 1989. A passion for teaching: A profile of Dr. Walter Riker. *Cornell University Medical College Alumni Quarterly* 50:2–13.
Mitchell, P. 1993. Chlorpromazine turns forty. *Psychopharmacology Bulletin* 29:341–34.
Modell, W. 1955a. *The Relief of Symptoms.* Philadelphia: W. B. Saunders.
———. 1955b. Problems in the evaluation of drugs in man. *Journal of Pharmacy and Pharmacology* 2:577–94.
———. 1962. The protean control of clinical pharmacology. *Clinical Pharmacology and Therapeutics* 3:235–38.
———. 1967. Interview by A. K. Shapiro, New York City, October 31.
———. 1976. Origins and development of pharmacology. In W. Modell, H. O. Schild, and H. O. Wilson, eds., *Applied Pharmacology.* Philadelphia: W. B. Saunders. Pp. 7–28.
Modell, W., and Garrett, M. 1960. Interactions between pharmacodynamic and placebo effects in drug evaluations in man. *Nature* 185:538–39.
Modell, W., and Houde, R. W. 1958. Factors influencing clinical evaluation of drugs. *JAMA* 167:2190–98.

Modell, W., and Lansing, A. 1967. *Drugs.* New York: Time.

Modell, W., Gold, H., and Clarke, D. A. 1945. Quantitative observations on mercuhydrin and mercupurin. *Journal of Clinical Investigation* 24:384–87.

Moertel, C. G., Taylor, W. F., Roth, A., et al. 1976. Who responds to sugar pills? *Mayo Clinic Proceedings* 51:96–100.

Montaigne. 1946. *The Essays of Montaigne.* New York: Modern Library.

Morris, M. G. 1992. Interview by A. K. Shapiro, September 2.

Morse, W. 1934. *"Chinese Medicine" Clio Medica: A Series of Primers on the History of Medicine.* Vol. 7. New York: P. B. Hoeber.

Moscucci, M., Byrne, L., Weintraub, M., et al. 1987. Blinding, unblinding, and the placebo effect: An analysis of patients' guesses of treatment assignment in a double-blind clinical trial. *Clinical Pharmacology and Therapeutics* 41:259–65.

Motherby, G. 1785. *A New Medical Dictionary or General Repository of Physics,* 2d ed. London: J. Johnson.

———. 1795. *A New Medical Dictionary or General Repository of Physics,* 4th ed. London: J. Johnson.

———. 1801. *A New Medical Dictionary or General Repository of Physics,* 5th ed. London: J. Johnson.

Mulder, C. I., Emmelkamp, P.M.G., Mulder, J. W., et al. 1992. Immunological and psychosocial effects of a cognitive behavioral vs. an experiential group therapy program for asymptomatic HIV seropositive homosexual men. In *Abstracts of the Eighth International Conference on AIDS, July 19–24.* Amsterdam, The Netherlands. Abstract PoB3809.

Munjack, D. J., Brown, R. A., McDowell, D., et al. 1989. Actual medication versus therapist guesses: In a blind study, how blind is blind [letter to the editor]. *Journal of Clinical Psychopharmacology* 9:148–49.

Murphy, W. F. 1951. Problems in evaluating the results of psychotherapy. *Archives of Neurology and Psychiatry* 66:643.

Nagel, E. 1959. Methodological issues in psychoanalytic theory. In S. Hook, ed., *Psychoanalysis, Scientific Method, and Philosophy.* New York: Grove Press.

Nash, H. 1959. The design and conduct of experiments on the psychological effects of drugs. *Journal of Nervous and Mental Disease* 128:129.

———. 1962. The double-blind procedure: Rationale and empirical evaluation. *Journal of Nervous and Mental Disease* 134:34–47.

Nassif, E. G., Weinberger, M., Thompson, R., et al. 1981. The value of maintenance theophylline in steroid-dependent asthma. *New England Journal of Medicine* 304:71–75.

New English Dictionary on Historical Principles. 1933. Edited by J.A.H. Murray. Oxford: Clarendon Press.

New York Hospital Archives. 1992. Reports on and reprints of H. Gold, W. Riker, and H. Stewart. New York City.
New York State Journal of Medicine. 1993. 93:85–141.
Ney, P. G., Collins, C., and Spensor, C. 1986. Double blind: Double talk or are there ways to do better research. *Medical Hypotheses* 21:119–26.
Nowak, R. 1994. Problems in clinical trials go far beyond misconduct. *Science* 264:1538–41.
Nowlis, V., and Nowlis, H. H. 1956. The description and analysis of mood. *Annals of the New York Academy of Sciences* 65:345–55.
Noyes, A. P. 1948. *Modern Clinical Psychiatry,* 3d ed. Philadelphia: W. B. Saunders.
Ohashi, K. 1995. Memorandum on the origin of Rx, the symbol employed to the heading in the prescription. *Japanese Society for History of Pharmacy* 30:91–95.
O'Neill, M. 1993. A healer for the age of Aquarius. *New York Times,* September 3, Metro Report, p. 45.
Orne, M. T. 1962. On the social psychology of the psychological experiment: With particular reference to demand characteristics and other implications. *American Psychologist* 17:776–83.
Osler, W. 1892. *The Principles and Practice of Medicine.* New York: D. Appleton.
———. 1932. *Medicine in the Nineteenth Century.* In *Aequanimitas,* 3d ed. Philadelphia: P. Blakeston's Son.
Osmond, H. 1970. Letter to A. K. Shapiro, August 4.
Ostling, G. 1970. Letter to A. K. Shapiro, August 24.
Ottenbacher, K. 1992. Impact of random assignment on study outcome: An empirical examination. *Controlled Clinical Trials* 13:50–61.
The Oxford English Dictionary. 1989. 2d ed. Oxford: Clarendon Press.
Oxford English Dictionary: Compact Edition. See *Compact Edition of the Oxford English Dictionary.* 1971.
Pachter, H. M. 1951. *Magic into Science: The Story of Paracelsus.* New York: Henry Schuman.
Palmer, R. S. 1955. The hypotensive action of Rauwolfia serpentina and reserpine: A double hidden placebo study of ambulatory patients with hypertension. *American Practitioner and Digest of Treatment* 6:1323–37.
Park, L. C., and Covi, L. 1965. Nonblind placebo trial: An exploration of neurotic patients' responses to placebo when its inert content is disclosed. *Archives of General Psychiatry* 12:336–45.
Parker, W. B. 1908–9. *Psychotherapy: A Course of Readings in Sound Psychology, Sound Medicine, and Sound Religion.* Vols. 1–3. New York: Centre Publishing.
Parloff, M. B. 1980. Psychotherapy research: An anaclitic depression. *Psychiatry*

43:279–93.
———. 1982. Psychotherapy research evidence and reimbursement decisions: Bambi meets Godzilla. *American Journal of Psychiatry* 139:718–27.
———. 1986. Placebo controls in psychotherapy research: A sine qua non or a placebo for research problems? *Journal of Consulting and Clinical Psychology* 54:79–87.
Parr, B. 1809. *London Medical Dictionary.* London: J. Johnson.
———. 1820. *London Medical Dictionary.* Vols. 1 and 2. Philadelphia: Mitchell Ames and White.
Paulshock, B. Z. 1982. William Heberden, M.D., and the end of theriac. *New York State Journal of Medicine* 82:1612–14.
Penick, S. B., and Fisher, S. 1965. Drug set interaction: Psychological and physiological effects of epinephrine under differential expectations. *Psychosomatic Medicine* 27:177–82.
Pepper, O.H.P. 1945. A note on the placebo. *American Journal of Pharmacology* 117:409.
Perry, S. 1994. In reply [letter to the editor]. *Archives of General Psychiatry* 51:247–48.
Perry, S., and Fishman, B. 1993. Depression and HIV: How does one affect the other. *JAMA* 270:2609–10.
Perry, S., Fishman, B., Jacobsberg, I., et al. 1992. Relationships over one year between lymphocyte subsets and psychosocial variables among adults with infection by human immunodeficiency virus. *Archives of General Psychiatry* 49:396–401.
Pfeiffer, C. C. 1957. Critical discussion of research designs for determining the effect of therapy which may increase or decrease the schizophrenic state. *Modern Hospital* 88:104–10.
Phillips, E. D. 1987. *Aspects of Greek Medicine.* Philadelphia: Charles Press.
Pichot, P. 1970. Interview by A. K. Shapiro, Paris, France, September 2.
Pichot, P., and Oliver-Martin, R. 1974. *Psychological Measurements in Psychopharmacology.* Vol. 7. Basel: S. Karger.
Pierce, C. S., and Jastrow, J. 1885. On small differences of sensation. *Memoirs of the National Academy of Sciences* 3:75–83.
Plotkin, W. B. 1985. A psychological approach to placebo: The role of faith in therapy and treatment. In L. White, B. Tursky, and G. E. Schwartz, eds., *Placebo: Theory, Research, and Mechanisms.* New York: Guilford Press. Pp. 237–54.
Podmore, F. 1963. *From Mesmer to Christian Science.* New Hyde Park, N.Y.: University Books.
Pogge, R. 1963. The toxic placebo. *Medical Times* 91:773–78.
Prien, R. F. 1988. Methods and models for placebo use in psychopharmacotherapeutic trials. *Psychopharmacology Bulletin* 24:4–8.
Prioleau, L., Murdoch, M., and Brody, N. 1983. An analysis of psychotherapy v. place-

bo studies. *Behavioral and Brain Sciences* 6:275–310.

Propst, L. R., Ostrom, R., Watkins, P., et al. 1992. Comparative efficacy of religious and nonreligious cognitive-behavioral therapy for the treatment of clinical depression in religious individuals. *Journal of Consulting and Clinical Psychology* 60:94–103.

Quen, J. M. 1963. Elisha Perkins, physician, nostrum-vendor, or charlatan? *Bulletin of the History of Medicine* 37:159–66.

Quincy, J. 1787. *Lexicon Physico-Medicum . . .*, 10th ed. London: A. Bell.

———. 1794. *Lexicon Physico-Medicum . . .*, 11th ed. London: A. Bell.

Rabkin, J. G., Markowitz, J. S., Stewart, J., et al. 1986. How blind is blind? Assessment of patient and doctor medication guesses in a placebo-controlled trial of imipramine and phenelzine. *Psychiatric Research* 19:75–86.

Rachman, S., and Wilson, G. T. 1980. *The Effects of Psychological Therapy,* 2d ed. New York: Pergamon Press.

Randell, T. 1993. Morphine receptor cloned: Improved analgesics, addiction therapy expected. *JAMA* 270:1165–66.

Rapport, S., and Wright, H. 1952. *Great Adventures in Medicine.* New York: Dial Press.

Rawlinson, M. C. 1985. Truth-telling and paternalism in the clinic: Philosophical reflections on the use of placebos in medical practice. In L. White, B. Tursky, and G. E. Schwartz, eds., *Placebo: Theory, Research, and Mechanisms.* New York: Guilford Press. Pp. 403–18.

Reinharez, D. 1978. Errors in the placebo test. *Phlebologie* 31:313–20.

Remmen, E., Cohen, S., Ditman, K. S., et al. 1962. *Psychochemotherapy: The Physicians's Manual.* Los Angeles: Western Medical Publications.

Reyburn, R. 1990. Curiosities of homeopathic pharmacy: One hundred years ago. *JAMA* 264:1724.

Reznikoff, M., and Toomey, L. C. 1959. *Evaluation of Changes Associated with Psychiatric Treatment.* Springfield, Ill.: Charles C Thomas.

Rickels, K. 1968. *Non-Specific Factors in Drug Therapy.* Springfield, Ill.: Charles C Thomas.

———. 1986. Use of placebo in clinical trials. *Psychopharmacology Bulletin* 22:19–24.

Rickels, K., Raab, E., and Carranza, J. 1965. Doctor medication guesses: An indicator of clinical improvement in double-blind studies. *Journal of New Drugs* 5:67–71.

Rickels, K., Hesbacher, P. T., Weise, C. C., et al. 1970a. Pills and improvement: A study of placebo response in psychoneurotic outpatients. *Psychopharmacologia* (Berlin) 16:318–28.

Rickels, K., Lipman, R. S., Fisher, S., et al. 1970b. Is a double-blind clinical trial really double-blind? A report of doctors' medication guesses. *Psychopharmacologia* (Berlin) 16:329–36.

Riker, W. 1992. Telephone interview with A. K. Shapiro, New Jersey.

Rinkel, M. 1963. *Specific and Non-Specific Factors in Psychopharmacology.* New York: Philosophic Library.

Rinzler, S. H., Bakst, H., Benjamin, Z. H., et al. 1950. Failure of alpha tocopherol to influence chest pain in patients with heart disease. *Circulation* 1:288–93.

Rivers, W.H.R. 1908. *The Influence of Alcohol and Other Drugs on Fatigue.* London: Arnold.

———. 1927. *Medicine, Magic, and Religion.* London: Macmillan.

Robbins, F. C. 1993. Eradication of polio in the Americas. *JAMA* 270:1857–59.

Roberts, A. H., Kewman, D. G., Mercier, L., et al. 1993. The power of nonspecific effects in healing: Implications for psychosocial and biological treatment. *Clinical Psychology Review* 13:375–91.

Roccatagliata, G. 1986. *A History of Ancient Psychiatry.* New York: Greenwood Press.

Rose, G. 1982. Bias. *British Journal of Clinical Pharmacology* 13:157–62.

Rose, L. 1971. *Faith Healing.* Harmondsworth, Middlesex, England: Penguin Books.

Rosen, G. 1968. *Madness in Society.* Chicago: University of Chicago Press.

Rosenthal, D., and Frank, J. D. 1956. Psychotherapy and the placebo effect. *Psychological Bulletin* 55:294.

Rosenthal, R. 1966. *Experimenter Effects in Behavioral Research.* New York: Appleton-Century-Crofts.

———. 1970. Letter to A. K. Shapiro, August 10, 1970.

———. 1985. Designing, analyzing, interpreting, and summarizing placebo studies. In L. White, B. Tursky, and G. E. Schwartz, eds., *Placebo: Theory, Research, and Mechanisms.* New York: Guilford Press. Pp. 110–36.

Rosenthal, R., and Rosnow, R. L. 1975. *The Volunteer Subject.* New York: John Wiley and Sons.

Ross, O.B.J. 1951. Use of controls in medical research. *JAMA* 145:72–75.

Ross, S., and Buckalew, L. W. 1985. Placebo agentry: Assessment of drug and placebo effects. In L. White, B. Tursky, and G. E. Schwartz, eds., *Placebo: Theory, Research, and Mechanisms.* New York: Guilford Press. Pp. 67–82.

Rothman, D. J. 1991. *Strangers at the Bedside.* New York: Basic Books.

Roueché, B. 1960. Annals of medicine: Placebo. *New Yorker,* October 15, p. 85.

Rubin, S. 1974. *Medieval English Medicine.* New York: Barnes and Noble.

Sainz, A., Biegelow, N., and Barwise, C. 1957. On a methodology for the clinical evaluation of phrenopraxic drugs. *Psychiatric Quarterly* 31:10.

Salter, A. 1952. *The Case against Psychoanalysis.* New York: Henry Holt.

Sandifer, M. G., and Hawkings, D. R. 1958. A double-blind study of the effects of drugs on mood, mentation, and sedation. Paper presented at the convention of the American Psychiatric Association, San Francisco, May 15.

Sargant, W., and Slater, E. 1956. *An Introduction to Physical Methods of Treatment in Psychiatry,* 3d ed. Edinburgh: E. and S. Livingstone.

Schafer, A. 1982. The ethics of the randomized clinical trial. *New England Journal of Medicine* 307:719–21.

Scheff, T. J. 1979. *Catharsis in Healing, Ritual, and Drama.* Berkeley: University of California Press.

Schmideberg, M. 1958. Values and goals in psychotherapy. *Psychiatric Quarterly* 32:234.

Schmidt, F. L. 1992. What do data really mean? Research findings, meta-analysis, and cumulative knowledge in psychology. *American Psychologist* 47:1173–81.

Schulz, K. F., Chalmers, I., Hayes, R. J., et al. 1995. Empirical evidence of bias. *JAMA* 273:408–12.

Scriven, M. 1959. The experimental investigation of psychoanalysis. In S. Hook, ed., *Psychoanalysis, Scientific Method, and Philosophy.* New York: Grove Press.

Seigworth, G. R. 1980. Bloodletting over the centuries. *New York State Journal of Medicine* December:2022–28.

Shadish, W. R., Montgomery, L. M., Wilson, P., et al. 1993. Effects of family and marital psychotherapies: A meta-analysis. *Journal of Consulting and Clinical Psychology* 61:992–1002.

Shapiro, A. K. 1956. An attempt to demonstrate a catatonigenic agent in cerebro-spinal fluid of catatonic patients. *Journal of Nervous and Mental Disease* 123:65–71.

———. 1959. The placebo effect in the history of medical treatment. *American Journal of Psychiatry* 116:298–304.

———. 1960a. Attitudes toward the use of placebos in treatment. *Journal of Nervous and Mental Disease* 130:200–211.

———. 1960b. A contribution to a history of the placebo effect. *Behavioral Science* 5:109–35.

———. 1963. The psychological use of medication. In H. I. Lief, V. F. Lief, and N. R. Lief, eds., *The Psychological Basis of Medical Practice.* New York: Harper Brothers.

———. 1964a. Etiological factors in placebo effect. *JAMA* 187:712–14.

———. 1964b. Factors contributing to the placebo effect and their implications for psychotherapy. *American Journal of Psychotherapy* 18:73–88.

———. 1964c. A historic and heuristic definition of the placebo. *Psychiatry* 27:52–58.

———. 1964d. Placebogenics and iatroplacebogenics. *Medical Times* 92:1037–43.

———. 1964e. Rational use of psychopharmaceuticals. *New York State Journal of Medicine* 64:1084–95.

———. 1964f. Rejoinder. *Psychiatry* 27:178–81.

———. 1964g. Review: *Specific and Non-Specific Factors in Psychopharmacology,* edited by M. Rinkel. *Psychosomatic Medicine* 26:193–94.

———. 1968. Semantics of the placebo. *Psychiatric Quarterly* 42:653–95.
———. 1969. Iatroplacebogenics. *International Pharmacopsychiatry* 2:215–48.
———. 1971. Placebo effects in psychotherapy and psychoanalysis. In A. E. Bergin and S. L. Garfield, eds., *Handbook of Psychotherapy and Behavior Change.* New York: Aldine Publishing. Pp. 439–73.
———. 1976. Psychochemotherapy. In R. G. Grenell and S. Gabay, eds., *Biological Foundations of Psychiatry.* New York: Raven Press. Pp. 793–836.
———. 1978. The placebo effect. In W. G. Clark and J. Del Guidice, eds., *Principles of Psychopharmacology.* New York: Academic Press.
———. 1984. Opening comments. In J.B.W. Williams and R. L. Spitzer, eds., *Psychotherapy Research: Where Are We and Where Should We Go?* New York: Guilford Press. Pp. 106–7.
Shapiro, A. K., and Morris, L. 1978. The placebo effect in healing. In S. L. Garfield and A. E. Bergin, eds., *Handbook of Psychotherapy and Behavior Change.* New York: Aldine Publishing. Pp. 477–536.
Shapiro, A. K., and Shapiro, E. 1984a. Controlled study of pimozide vs. placebo in Tourette syndrome. *Journal of the American Academy of Child Psychiatry* 23:161–73.
———. 1984b. Patient-provider relationships and the placebo effect. In J. D. Matarazzo, S. M. Weiss, J. A. Herd, et al., eds., *Behavioral Health: A Handbook of Health Enhancement and Disease Prevention.* New York: John Wiley and Sons. Pp. 371–83.
Shapiro, A. K., and Struening, E. L. 1973a. Defensiveness in the definition of placebo. *Comprehensive Psychiatry* 14:107–20.
———. 1973b. The use of placebos: A study of ethics and physicians' attitudes. *Psychiatric Medicine* 4:17–29.
———. 1974. A comparison of the attitudes of a sample of physicians about the effectiveness of their treatment and the treatment of other physicians. *Journal of Psychiatric Research* 10:217–29.
Shapiro, A. K., Dussik, C. T., and Tolentino, J. C., et al. 1960. A "browsing" double blind study of iponiazid in geriatric patients. *Diseases of the Nervous System* 21:223.
Shapiro, A. K., Frick, R., Morris, L., et al. 1974. Placebo induced side effects. *Journal of Operational Psychiatry* 6:43–46.
Shapiro, A. K., Shapiro, E., Young, J. G., et al. 1988. *Gilles de la Tourette Syndrome,* 2d ed. New York: Raven Press.
Shapiro, A. K., Struening, E. L., Barten, H., et al. 1975. Correlates of placebo reaction in an outpatient population. *Psychological Medicine* 5:389–96.
Shapiro, A. K., Struening, E. L., and Shapiro, E. 1980. Reliability and validity of a place-

bo test. *Journal of Psychiatric Research* 15:253–90.

Shapiro, A. K., Struening, E. L., Shapiro, E., et al. 1983. Diazepam: How much better than placebo? *Journal of Psychiatric Research* 17:51–73.

Shapiro, A. K., Wilensky, H., and Struening, E. 1968. Study of the placebo effect with a placebo test. *Comprehensive Psychiatry* 9:118–37.

Shapiro, D. A., and Shapiro, D. 1982. Meta-analysis of comparative therapy outcome studies: A replication and refinement. *Psychological Bulletin* 92:581–604.

Shapiro, D. A., Barkham, M., Rees, A., et al. 1994. Effects of treatment duration and severity of depression on the effectiveness of cognitive-behavioral and psychodynamic-interpersonal psychotherapy. *Journal of Consulting and Clinical Psychology* 62:522–34.

Shapiro, E., Shapiro, A. K., Fulop, G., et al. 1989. Controlled study of haloperidol, pimozide, and placebo for the treatment of Gilles de la Tourette's syndrome. *Archives of General Psychiatry* 46:722–30.

Shear, M. K., Pilkonis, P. A., Cloitre, M., et al. 1994. Cognitive behavioral treatment compared with nonprescriptive treatment of panic disorder. *Archives of General Psychiatry* 51:395–401.

Shepard, O. 1930. *The Lore of the Unicorn*. Boston: Houghton Mifflin.

Shepherd, M. 1979. Psychoanalysis, psychotherapy, and health services. *British Medical Journal* 2:1557–59.

Shlien, J. M., Mosak, H. H., and Dreikurs, R. 1962. Effect on time limits: A comparison of two psychotherapies. *Journal of Counseling Psychology* 9:31–34.

Sifneos, P. 1972. *Short-time Psychotherapy and Emotional Crisis.* Cambridge: Harvard University Press.

Sigerist, H. E. 1958. *The Great Doctors.* New York: Doubleday.

Silverman, W. A. 1979. Controlled trials and medical ethics. *Lancet* 1:160–61.

———. 1989. The myth of informed consent: In daily practice and in clinical trials. *Journal of Medical Ethics* 15:6–11.

Silverman, W. A., and Chalmers, I. 1992. Sir Austin Bradford Hill: An appreciation. *Controlled Clinical Trials* 13:100–105.

Simmons, B. 1978. Problems in deceptive medical procedures: An ethical and legal analysis of the administration of placebos. *Journal of Medical Ethics* 4:176.

Sixty Plus Reinfarction Study Research Group. 1980. A double-blind trial to assess long-term oral anticoagulant therapy in elderly patients after myocardial infarction. *Lancet* 2:989–93.

Sledge, W. H. 1994. Psychotherapy in the United States: Challenges and opportunities. *American Journal of Psychiatry* 151:1267–70.

Sleisenger, M. H. 1958. Reply to Dr. Tomenius. *American Journal of Digestive Diseases*

3:415–16.
Sloane, R. B., and Staples, F. R. 1984. Psychotherapy versus behavior therapy: Implications for future psychotherapy research. In J.B.W. Williams and R. L. Spitzer, eds., *Psychotherapy Research: Where Are We and Where Should We Go?* New York: Guilford Press. Pp. 203–14.
Sloane, R. B., Staples, F. R., Cristol, A. H., et al. 1975. *Psychotherapy versus Behavior Therapy.* Cambridge: Harvard University Press.
Smith, J. A., and Wittson, L. L. 1957. Evaluation of treatment procedures in psychiatry. *Diseases of the Nervous System* 18:1.
Smith, M. L., and Glass, C. V. 1977. Meta-analysis of psychotherapy outcome studies. *American Psychologist* 32:752–60.
Smith, M. L., Glass, G. V., and Miller, T. J. 1980. *The Benefits of Psychotherapy.* Baltimore: Johns Hopkins University Press.
Smith Kline and French. 1962. "Do-nothing" drugs: Placebos in pharmaceutical research. *Psychiatric Reporter* 3:3.
Smyrnios, K. X., and Kirkby, R. J. 1993. Long-term comparison of brief versus unlimited psychodynamic treatments with children and their parents. *Journal of Consulting and Clinical Psychology* 61:1020–27.
Sollmann, T. 1912. Experimental therapeutics. *JAMA* 58:242–44.
———. 1916. The Therapeutic Research Committee. *JAMA* 67:1439–42.
———. 1917. The crucial test of therapeutic evidence. *JAMA* 69:198–99.
———. 1930. The evaluation of therapeutic remedies in the hospital. *JAMA* 94:1279–81.
Solomon, R. L. 1949. An extension of control group design. *Psychological Bulletin* 46:137–50.
Spiegel, D. 1993. Psychosocial intervention in cancer. *Journal of the National Cancer Institute* 85:1198–1205.
Sprott, D. A. 1968. A theoretical examination of double-blind design [letter to the editor]. *Canadian Medical Association Journal* 98:124.
Stallone, F., Mendlewicz, J., and Fieve, R. R. 1974. How blind is the double-blind? An assessment in a lithium-prophylaxis study [letter to the editor]. *Lancet* 1:619–20.
———. 1975. Double-blind procedure: An assessment in a study of lithium prophylaxis. *Psychological Medicine* 5:78–82.
Standards Reporting Trials Group. 1994. A proposal for structured reporting of randomized controlled trials. *JAMA* 272:1926–31.
Stanley, B. 1988. An integration of ethical and clinical considerations in the use of placebos. *Psychopharmacology Bulletin* 24:18–20.
Stein, M. 1992. Future directions for brain, behavior, and the immune system. *Bulletin*

of the New York Academy of Medicine 68:390–410.

Stein, M., Miller, A. H., and Trestman, R. L. 1991. Depression, the immune system, and health and illness: Findings in search of meaning. *Archives of General Psychiatry* 48:171–78.

Stein, S., Hermanson, K., and Spiegel, D. 1993. New directions in psycho-oncology. *Current Opinion in Psychiatry* 6:838–46.

Steinmark, S. W., and Borkovec, T. D. 1974. Active and placebo treatment effects on moderate insomnia under counterdemand and positive demand instructions. *Journal of Abnormal Psychology* 83:157–63.

Stevens, W. K. 1993. Want a room with a view: Idea may be in the genes. *New York Times,* November 30, C1, C13.

Strupp, H. H. 1994. Retrospective review: *Psychoanalytic Therapy,* by F. Alexander and T. M. French (New York: Ronald Press, 1946). *Contemporary Psychology* 39:355–57.

Strupp, H. H., and Binder, J. L. 1982. *Time Limited Dynamic Psychotherapy (TKDP): A Treatment Manual.* Nashville, Tenn.: Vanderbilt University, Center for Psychotherapy Research, Department of Psychology.

Strupp, H. H., and Hadley, S. W. 1979. Specific vs. nonspecific factors in psychotherapy. *Archives of General Psychiatry* 36:1125–36.

Sutton, H. G., 1865. Cases of rheumatic fever treated for the most part by mint water. *Guy's Hospital Report* 2:392.

Taber, C. W. 1905. *Taber's Medical Dictionary for Nurses.* N.p.: C. W. Taber.

Temoshok, L., Heller, B. W., and Sageviel, R. W. 1985. The relationship of psychological factors of prognostic indicators in cutaneous malignant melanoma. *Journal of Psychosomatic Research* 28:139–53.

Terry, C. E., and Pellens, M. 1928. *The Opium Problem.* New York: Bureau of Social Hygiene.

Tetreault, L., and Bordeleau, J. M. 1971. On the usefulness of the placebo and of the double-blind technique in the evaluation of psychotropic drugs. *Psychopharmacology Bulletin* 7:44–54.

Thompson, L. W., Gallagher, D., and Breckenridge, J. S. 1987. Comparative effectiveness of psychotherapies for depressed elders. *Journal of Consulting and Clinical Psychology* 55:385–90.

Thomson, R. 1982. Side effects and placebo amplification. *British Journal of Psychiatry* 140:64–68.

Thorndike, E. L., and Woodworth, R. S. 1901. The influence of improvement in one mental function upon the efficiency of other functions. *Psychological Review* 8:553–64.

Thorner, M. W. 1935. The psycho-pharmacology of sodium amytal. *Journal of Nervous*

and Mental Disease 81:161–67.

Tibbets, R. W., and Hawkings, J. R. 1956. The placebo response. *Journal of Mental Science* 102:60–66.

Tomenius, J. 1958. The double-blind test in the evaluation of the therapeutic effect of drugs. *American Journal of Digestive Diseases* 3:411–15.

Torrey, E. F. 1972. What western psychotherapists can learn from witchdoctors. *American Journal of Orthopsychiatry* 42:69–76.

———. 1992. *Freudian Fraud.* New York: Harper Collins.

Travell, J. 1953. Assessment of drugs for therapeutic efficacy. *American Journal of Physical Medicine* 34:129–40.

Trohler, U. 1978. Quantification in British medicine and surgery, 1750–1830, with special reference to its introduction into therapeutics. Ph.D. diss. London: University College.

Trousseau, A. 1833. *Dictionnaire de médecine* Paris: Libraire de la Faculté de Médecine. Translated in H. Bernheim, *Suggestive Therapeutics.* New York: G. A. Putnam's Sons, 1889.

Trouton, D. S. 1957. Placebos and their psychological effects. *Journal of Mental Science* 103:344–54.

Tuke, H. 1886. *Le corps et l'esprit: Action du moral et de l'imagination sur le physique.* Paris. Translated in H. Bernheim, *Suggestive Therapeutics.* New York: G. A. Putnam's Sons, 1989.

Turner, J. L., Gallimore, R., and Fox-Hemming, C. 1980. An annotated bibliography of placebo research. Manuscript 2063, pts. 1 and 2. Abstracted in *Journal Supplement Abstract Service Catalog of Selected Documents in Psychology* 10:1–296.

Turner, R. M., and Ascher, L. M. 1979. Controlled comparison of progressive relaxation, stimulus control, and paradoxical intention therapies for insomnia. *Journal of Consulting and Clinical Psychology* 47:500–508.

Twain, M. 1899. *Christian Science.* New York: Harper.

Tyler, V. E., Brady, L. R., and Robbers, J. E. 1976. *Pharmacology,* 7th ed. Philadelphia: Lea and Febiger.

Ubell, E. 1959. Why useless drugs often cure patients. *New York Herald Tribune,* October 10.

Uhr, L., and Miller, J. G. 1960. *Drugs and Behavior.* New York: John Wiley and Sons.

Usdin, M. E., and Efron, D. H. 1967. *Psychotropic Drugs and Related Compounds.* Washington, D.C.: U.S. Department of Health, Education, and Welfare, Health Services and Mental Health Administration.

———. 1972. *Psychotropic Drugs and Related Compounds,* 2d ed. Washington, D.C.: U.S. Department of Health, Education, and Welfare, Health Services and Mental Health

Administration.
U.S. Department of Health, Education, and Welfare. 1966. *Report on Current and Emerging Problems of the Food and Drug Administration.* Washington, D.C.: U.S. Department of Health, Education, and Welfare.
U.S. Food and Drug Administration (FDA). 1970. Adequate and well-controlled clinical evaluations. *Federal Register* 35:7250.
———. 1974. Guidelines for psychotropic drugs. *Psychopharmacology Bulletin* 10:184.
———. 1978. Guidelines for the clinical evaluation of psychotropic drugs: Antidepressants and antianxiety drugs. *Psychopharmacology Bulletin* 14:45–63.
U.S. Office of the Adjutant General. 1947. *Trials of War Criminals.* Vol. 2. Washington, D.C.: Government Printing Office.
U.S. Public Health Service. 1966. *Policy and Procedure Order No. 129, July 1.* Washington, D.C.: U.S. Government Printing Office.
Van Dyke, H. B. 1947. The weapons of panacea. *Science Monthly* 64:322.
Veith, I. 1972. *The Yellow Emperor's Classic of Internal Medicine,* new ed. Berkeley: University of California Press.
Volgyesi, F. A. 1954. "School for patients" hypnosis-therapy and psychoprophylaxis. *British Journal of Medical Hypnotism* 5:8.
Von Felsinger, J. M., Lasagna, L., and Beecher, H. K. 1955. Drug-induced mood changes in man: Personality and reaction to drugs. *JAMA* 157:1113–19.
Von Sholly, A. L., and Park, W. H. 1921. Report of the prophylactic vaccination of 1536 persons against acute respiratory diseases, 1919–1920. *Journal of Immunology* 6:103–15.
Waife, S. O., and Shapiro, A. P., eds. 1959. *The Clinical Evaluation of New Drugs.* New York: Paul B. Hoeber.
Walker, K. 1959. *The Story of Medicine.* Tiptree, Essex: Anchor Press.
Walton, A. H. 1958. *Aphrodisiacs: From Legend to Prescription.* Westport, Conn.: Associated Booksellers.
Watson, G. 1966. *Theriac and Mithridatium: A Study in Therapeutics.* Vol. 9. London: Wellcome Historical Medical Library.
Waxler-Morrison, N., Hislop, T. G., and Mears, B. 1992. Effects of social relationships on survival for women with breast cancer: A prospective study. *Social Science and Medicine* 33:177–83.
Wayne, E. J. 1956. Placeboes. *British Medical Journal* 11:157.
Webster's An American Dictionary of the English Language. 1838. New York: N.N.J. White.
Webster's New International Dictionary of the English Language. 1934. 2d ed. Springfield, Mass.: G. and C. Merriam.
Webster's Third New International Dictionary. 1961. Springfield, Mass.: G. and C. Merriam.

Webster-Stratton, C., Hollinsworth, T., and Kolpacoff, M. 1989. The long-term effectiveness and clinical significance of three cost-effective training programs for families with conduct-problem children. *Journal of Consulting and Clinical Psychology* 57:550–53.

Weinberger, M. A. 1973. The blind technique. *Science* 282:219–20.

Weintraub, W., and Aronson, H. 1963. Clinical judgment in psychopharmacological research. *Journal of Neuropsychiatry* 5:65–70.

Weisz, J. R., Weiss, B., and Donenberg, G. R. 1992. The lab versus the clinic: Effects of child and adolescent psychotherapy. *American Psychologist* 47:1578–85.

Welsh, A. L. 1958. *Psychotherapeutic Drugs.* Springfield, Ill.: Charles C Thomas.

White, L., Tursky, B., and Schwartz, G. E., eds. 1985. *Placebo: Theory, Research, and Mechanisms.* New York: Guilford Press.

White, L., Kando, J., Park, T., et al. 1992. Side effects and the "blindability" of clinical drug trials. *American Journal of Psychiatry* 149:1730–31.

White, S. 1985. Medicine's humble humbug: Four periods in the understanding of the placebo. *Pharmacy History* 27:51–60.

Whitehorn, J. C. 1958. Psychiatric implications of the "placebo effect." *American Journal of Psychiatry* 114:662–64.

Wickramasekera, I. 1985. A conditioned response model of the placebo effect: Predictions from the model. In L. White, B. Tursky, and G. E. Schwartz, eds., *Placebo: Theory, Research, and Mechanisms.* New York: Guilford Press. Pp. 255–87.

Wilkins, W. 1985. Placebo controls and concepts in chemotherapy and psychotherapy research. In L. White, B. Tursky, and G. E. Schwartz, eds., *Placebo: Theory, Research, and Mechanisms.* New York: Guilford Press. Pp. 83–109.

Williams, J.B.W., and Spitzer, R. L. 1984. *Psychotherapy Research: Where Are We and Where Should We Go?* New York: Guilford Press.

Williams, J.B.W., Rabkin, J. G., Remien, R. H., et al. 1991. Multidisciplinary baseline assessment of homosexual men with and without human immunodeficiency virus infection. *Archives of General Psychiatry* 48:124–30.

Wilson, C.W.M. 1962. An analysis of factors contributing to placebo responses. *Proceedings of the Royal Society of Medicine* 55:780–85.

Wilson, E. O. 1978. *On Human Nature.* Cambridge: Harvard University Press.

———. 1984. *The Biophilia Hypothesis.* Cambridge: Harvard University Press.

Wilson, J. R. 1960. *The Double Blind.* New York: Doubleday.

Witts, L. J. 1960. Controlled clinical trials. Papers presented at the conference of the Council for International Organization of Medical Scientists. Oxford: Blackwell Scientific Publications.

Wolberg, L. 1977. *The Technique of Psychotherapy,* 3d ed. New York: Grune and Stratton.

Wolf, S. 1950. Effects of suggestion and conditioning on the action of chemical agents in human subjects: The pharmacology of placebos. *Journal of Clinical Investigation* 29:100–109.
———. 1955. The evaluation of therapy in disease. *Transactions of the American Clinical and Climatological Association* 66:61–75.
———. 1959a. Placebos. In D. R. Lawrence, ed., *Quantitative Methods in Human Pharmacology and Therapeutics.* New York: Pergamon Press.
———. 1959b. The pharmacology of placebos. *Pharmacological Reviews* 2:689–704.
———. 1968. Telephone interview by A. K. Shapiro, Tulsa, Okla., May 17.
———. 1992. Telephone interview by A. K. Shapiro, Tulsa, Okla., August 20.
Wolf, S., and Pinsky, R. H. 1954. Effects of placebo administration and occurrence of toxic reactions. *JAMA* 155:339–41.
Wolf, S., and Wolff, H. G. 1947. *Human Gastric Function: An Experimental Study of a Man and His Stomach,* 2d ed. New York: Oxford University Press.
Wolf, S., Doering, C. R., Clark, M. L., et al. 1957. Chance distribution and the placebo reactor. *Journal of Laboratory and Clinical Medicine* 49:37.
World Health Assembly. 1976. Declaration of Tokyo. *Bulletin of the American College of Physicians* 17:15.
World Medical Association. 1964. Declaration of Helsinki. Pamphlet of the Eighteenth World Medical Assembly. New York: World Medical Association. Pp. 4–7.
World Psychiatric Association. 1977. Declaration of Hawaii. *British Medical Journal* 2:1204–5.
Wyckoff, J., Du Bois, E. F., and Woodruff, I. O. 1930. The therapeutic value of digitalis in pneumonia. *JAMA* 95:1243–49.
Young, J. H. 1961. *Toadstool Millionaires.* Princeton, N.J.: Princeton University Press.
———. 1967. *The Medical Messiahs.* Princeton, N.J.: Princeton University Press.
———. 1992. *American Health Quackery.* Princeton, N.J.: Princeton University Press.
Yusuf, S., Wittes, J., Probstfield, J., et al. 1991. Analysis and interpretation of treatment effects in subgroups of patients in randomized clinical trials. *JAMA* 266:93–96.
Zifferblatt, S. M., and Wilbur, C. S. 1978. A psychological perspective for double-blind trials. *Clinical Pharmacology and Therapeutics* 23:1–10.
Zilboorg G., and Henry, G. W. 1941. *A History of Medical Psychology.* New York: W. W. Norton.
Zorc, J. J., Larson, D. B., Lyons, J. S., et al. 1991. Expenditures for psychotropic medications in the United States in 1985. *Journal de Psychologie Normale et Pathologique* 148:644–67.
Zweig, S. 1932. *Mental Healers: Franz Anton Mesmer, Mary Baker Eddy, Sigmund Freud.* Translated by E. C. Paul. New York: Viking Press.